中国历代温病学·著作精选

著作精选

选 编 吴文清

第五辑

主 编 张志斌

副主编 吴文清

王致谱

海峡出版发行集团
THE STRAITS PUBLISHING & DISTRIBUTING GROUP

福建科学技术出版社
FUJIAN SCIENCE & TECHNOLOGY PUBLISHING HOUSE

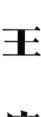

王 序

　　科学是"格致学"，包括自然科学与社会科学，属于科技文明的历史范畴，是知识体系及知识生产过程及相应的社会建制，是人类认知和智慧系统中的一种。中医药学是国学的重要组成部分，她体现了格物致知与致知格物的国学精髓，是延伸发展的深邃哲理，包括了科学史学、科学哲学、科学美学、科学社会学及各类分科之学。

　　人类生活在物质、精神、人群社会三维动态时空的复杂巨系统中，当今面临着新未知、新思考，中医药的学者们以多学科互融互鉴的方式，在科技文明历史范畴直面对世界认知的根本性问题，做新的探索，激活科技与人文的对话。在文明的视域中认识科学的意义，在科学的基础上促进文明的养育，对生生不息的新事物萌发新感悟，为中华民族的思想生机注入新活力。

　　人类社会各美其美，美人之美，美美与共，世界大同。重视始源科学（从哪里来），谋求发展科学（向哪里去）。人类总是要进化，没有一成不变，不忘根本而开放包容、以我为主而面向未来，和而不同是终极理想。这一点，正是中医药学谋求发展必须遵循的原则。不忘根源，注重中医古代原始文献的研究传承是一件重要的工作。

　　国学系农耕文明，重人伦，以"天人合德"为宇宙观、世界观、人生观。人生豪迈，家国情怀，是创新的动力。天然纯朴，保护自然，不过分地向自然索取是中华文明的特色，而创造科技文明，始于历史传承。中华民族优秀的传统文化从未断裂过，具有深广博大的包容性。中医药学是中华民族优秀传统文化的组成部分，本草学、四诊法、针灸学、方剂学等与不同的文明相互包容，在碰撞中相互融合，推进人类文明的进步。在这种碰撞发展中，前辈医家们不断总结经验，为我们留下很多宝贵的文献遗产。从东汉张仲景的《伤寒杂病论》到明末清初发展起来的温病学说，为我们现在面对突然威胁的疫病，提供了可资参考依照的宝贵历史资料。

以历史范畴看待当今科技文明的进步。一方面是"可上九天揽月，可下五洋捉鳖"的航天登月与深海探察，面对暗物质、暗能量、暗知识的发现与研发，为人类的生产生活造福；另一方面是"绿水青山枉自多，华佗无奈小虫何"，虽有基因分析，然病毒变异而疫苗跟不上防疫，治疫中医不能丢，需要中西医并重。

本次武汉的COVID-19病状，先有伏燥，继而感受寒邪形成寒燥疫，之后，再转为寒湿疫。主病在肺，涉及炎症反应、呼吸窘迫综合征及多器官毒性反应，临床全过程寒热错综、湿燥夹杂、虚实互见。史可为鉴，复习文献，提取证候要素，以"毒、寒、湿、燥、瘀、虚"为病机，结合临床特征，苔白厚腻，短气、胸痞转而气短不足以息，呼吸窘迫，毒损肺络，络痹，血氧交换障碍，致使血氧骤降，诸经络脏腑缺氧，心悸怔忡，逆转厥脱。另据尸检病理解剖报告，两肺水肿，渗出大量黏液在肺内及胸腔，此黏液即是痰饮。由文献、临床、尸检结合，支持寒湿疫的诊断。关于治疫处方遣药，挺立一线的中医师们意志坚定多有创新，发挥了临床优势。对于毒、戾疫病的传播传变要纳入人群—自然—社会的复杂巨系统考虑，中医更重视人体的反应状态，邪与正既是对立的又是关联的。要符合邪与正对称消长，辩证交替的运动规律，平秘阴阳。

本次瘟疫全球大流行千年不遇，据运气学而论近三百年寒疫亦少见，中医药学人面临新认知、新考验。《疫证集说》记载："盖治疫，就温寒两面而言，却是温疫多而寒疫少。"自明末、清代及近现代，医家尊奉温病学派，以温邪上受首先犯肺、卫气营血为证治纲领，抗疫治病多获良效。温病学可谓是中医药学的伟大创造，高等中医教育专设有温病学科。本次寒燥、寒湿大疫的阻击战，中医药学人早期介入，全过程参与，应予认真总结，充实中医疫病学的规范内涵，切实抓紧抓好这次守正创新的良好机遇。

人类需要对自己负责任，科技文明承接过去，直面今天，展望未来。希冀人类对世界的认知发生根本改变，各民族的先进文化融汇贯通，美美与共。新型冠状病毒肺炎全球大流行，缘起"时令不正，疫疠妄行"。《素问·遗篇刺法论》记有"三年化疫"之说。丁酉年（2017年）暑夏酷热干旱，地球年平均气温升高2℃已有数年。己亥年（2019年）全球三大洋飓风频发为水祸，岁末暖冬而后阴雨，观天地阴阳、万物生灵，戾气灾疫是必然。国学以仁德至尚，道法自然，疫遂黎民之际，政令德化，举国战疫，已获阶段性成效。心若在，梦就在，张开双臂，去迎接科技文明突破预期的到来！

张志斌研究员、王致谱研究员、吴文清副研究员，是我院医史文献专业的学者，他们曾经参与主编了大型古籍整理丛书《温病大成》，受到业界的好评。在当前的新型冠状病毒肺炎全球大流行的形势下，他们重编一套精悍实用的疫病诊治相关校点本《中国历代温病学著作精选》，值得鼓励。我虽染病未愈尚在康复阶段，不敢懈怠，感谢作者的信任，故谨以数语，乐观厥成。

中国工程院院士
中央文史研究馆馆员　　王永炎
中国中医科学院名誉院长

2020 年 4 月

自序

2020年新春伊始，新型冠状病毒肺炎（COVID-19），以迅雷不及掩耳之势席卷全球。人类猝不及防地陷入健康危机，甚至面临生存威胁。这不禁让人回想起，2003年春天的那场传染性非典型肺炎（SARS）使医学界经受的严峻考验。两场突如其来的灾难，大有后浪推前浪的趋势，迫使人们反思诸多的医学和社会问题。

曾几何时，由抗生素发明所引起的激动，使人们几乎产生了疾病将被征服的错觉。但是疫病，这个古老的幽灵，并不因科学昌明而隐退，它同样与时俱进，仍然徘徊在现代社会，伺机而动，再次吞噬人类的生命。艾滋病、SARS、埃博拉病、禽流感、新型冠状病毒（下文简称"新冠"）肺炎等不断出现的新型疫病，把一个又一个严峻的问题推到人类的面前，那就是现代免疫手段的发展永远赶不上病毒的变异。"道高一尺，魔高一丈"，曾经使人类在疾病面前无比自信的现代医学，正面临着最为无奈的考验。

在病毒变异，来势凶猛，而来不及研制疫苗、没有特效药的情况下，如何寻找有效的防治措施可能将成为世界医学界面临的重要使命。中医学治疗传染病的特色恰恰是不重在抓病原，而重在抓住人体对疫病的反应状态。这里的病原当然是指西医所说的病原（细菌、病毒等微生物）。所以，中医可以在西医病原尚不明确的紧急状况下，运用中医思维，中医理论和实用有效的治法从容应对。这一点通过2003年中医治疗SARS的实践，已经引起了世界医学界的关注。因此，我们在2006~2008年，整理出版了一套大型中医文献丛书《温病大成》。该丛书入选国家新闻出版总署第三届"三个一百"原创出版工程。

　　2020年应对新冠肺炎疫情，有许多中医药专家、医护人员与全国西医院校及军队医护人员一起，无所畏惧地逆风而行，奔赴疫情最为严重的湖北武汉抗疫第一线。从密切接触人群的防控到轻型、普通型患者及重型、危重型患者的治疗，中医药全程参与、全程发挥作用。实践证明，中西医结合能较快地改善发热、咳嗽、乏力等症状，缩短住院天数，提高核酸转阴率，有效减少轻型和普通型向重型、重型向危重型的发展，提高治愈率、减少病亡率。在一线医疗实践经验基础上，国家卫健委等主管部门以中医专家共识性的病因病机分析为依据，制定了一批中医诊疗方案，为抗击新冠肺炎起到了重要的作用。在新冠肺炎的治疗期、预防期和恢复期，中医的辨证用药都与温病的理论体系密不可分，对中医温病理论体系的研究，再次成为中医学术界关注的焦点。

　　中医治疗传染病的优势建立在数千年抗疫经验的基础上。回顾历史，看看中医学是如何在与疫病斗争中发展起来的，她的那些独特的思维是如何产生的，以及她的产生与发展对中华民族的繁荣昌盛起到了什么样的作用。这对我们今天在新的社会条件下如何与疫病做斗争，能提供有益的借鉴。

　　在西方历史上，瘟疫流行常常带来人口数量大幅度下降。如发生于公元6世纪的世界上第一次鼠疫流行，使欧洲南部失去了1/5的人口；发生于14世纪的第二次鼠疫流行，整个中东地区失去了1/3人口，其中城市有1/2的居民死亡。但是在我国古代，人口数维持相对恒定，瘟疫流行并没有引起大幅度的人口数量下降。自西汉一直到明代，我国人口数基本上在4600万到6000万之间波动，总人口数增长并不明显。

　　尤其值得注意的是清代。美国学者威廉·麦克尼尔撰写出版的《瘟疫与人》[1]一书中谈到了一个令人迷惑的现象，中国清代瘟疫高频率流行，人口却出现激增，从1700年的约1.5亿，至1794年增长到3.13亿，而同时期的欧洲总人口仅有1.52亿，而且是低度增长 。其中的原因可

---

[1] 威廉·麦克尼尔.瘟疫与人[M].余新忠、毕会成，译.北京：中国环境科学出版社，2010.

能很多，但产生于明末、成熟于清代的温病学说也许正可以用来解释威廉·麦克尼尔的疑惑。

从现存的文字记载看，清代疫病流行的频次超过此前任何一个时期，尤其是经济文化发达、水陆交通便利、人口相对集中的江浙地区，疫病流行尤为严重。但是此时中医温病学已经诞生，并在大江南北盛行。同样也是在江浙地区，成为温病学说学术发展的中心，对温病学说发展做出杰出贡献的"温病四大家"——叶桂（天士）、薛雪（生白）、吴塘（鞠通）、王雄（孟英），均是江浙人士。他们在与疫病的斗争实践中，提出各种辨病与辨证的方法，使温病学说进一步发展起来。正是由于温病学说的产生与盛行，使清代的中国在疫病流行明显较前代严重的情况下，人口却得到了大幅度的增长。在此，笔者引用一段本人在2007年的旧作《中国古代疫病流行年表》[1]中一段文字及相关图表，大概可以显示中国古代疫病流行与人口增长之间的比较关系。

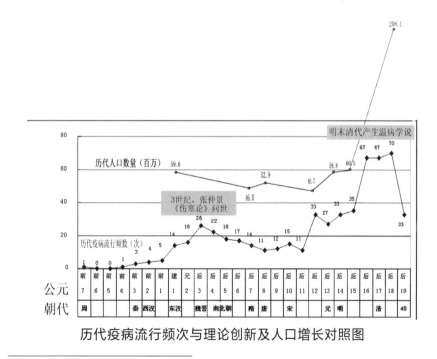

历代疫病流行频次与理论创新及人口增长对照图

〔1〕张志斌.中国古代疫病流行年表[M].福州：福建科学技术出版社，2007：130-132.

清代中国的人口数量有了大幅度增长，至乾隆年间，达到了2亿多……中医学在保护中国人民健康方面起到了重要作用，而又在与瘟疫作斗争的实践中发展起来。

目前，在党中央的英明决策与领导下，通过全体中西医医务人员的浴血奋战与全国人民团结一致的努力，抗击新冠肺炎在国内已经取得阶段性的胜利。在没有特效药、没有疫苗时，中医药是个好的选择。因为她有3000年的悠久历史，许多经验非常宝贵。包括这次武汉抗疫的选方用药，很多都是参考了古代中医药文献。（张伯礼向外媒介绍中国"方舱"经验：普遍采用中医药治疗）。

但是，我们必须清醒地看到，在全球范围内，形势依然很严峻，而国内，也必须提高警惕。《温病大成》出版之后，得到了很高的评价。但是，《温病大成》项目毕竟是从古文献抢救的角度出发，工作理念首先是"集大成"，要"尽量做到搜罗全面"。因此，也有读者提出，丛书篇幅太大，急用时查询不易。是否可以从文献角度再做进一步地精选，减少篇幅，让使用更为方便快捷？为回应这一要求，我们决定集中有经验的学者，精选出较为经典而实用的温疫温病相关的中医著作，重新进行整理，出版一套更为精悍的校点丛书。为当前及今后更好地应对类似传染病的突发性公共卫生事件，尽到我们医史文献工作者应有的社会责任。

2007年，我们编纂《温病大成》之时，除了"集大成"之外，还有一个工作理念是"精要求"。所谓"精要求"，体现在精选书种、精选版本、精心整理，这一点在本次编选时体现得更为突出。从大型到精悍型，图书品种的进一步精选是不言而喻的。而版本，因为前一次选择是建立在全国各图书馆普遍调研的基础上，本次就不再重新进行底本与校本的选择。我们将本次重编的重点，放在编排与整理方面。用心于做一些更为适应目前传染病诊治临床刚需的改变，更为重视瘟疫温病学术的传承，并使著作更为简洁精悍。

　　中医温病学说著作自明末到中华人民共和国成立之前的发展中，在起病急、传染与发展快、发热症状明显者为温病或瘟疫（包括寒疫）的共识基础上，大致又可以分为三大类。一类姑且称之谓"瘟疫类"，以吴有性（又可）《温疫论》为代表，以及按"感受戾气、寒温不同"的医学思路与表里九传辨证思想发展起来的温病学著作；另一类姑且称之谓"温病类"，以叶桂（天士）、薛雪（生白）、吴塘（鞠通）的温病学名著为代表，以及按卫气营血及三焦辨证思路发展起来的温病学著作；还有一类是出现在近代，以具体病名（部分与西医病名吻合）为阐述重点的专病著作，姑且称之为"专病类"。本丛书根据这样的三种分类，再从学术内部的发展特点出发，进行编排整理。此外，根据临床需要，还涉及体现中华人民共和国成立之前广大中医师治疫经验的温病医案。由于温病医案分散在不同的著作中，与前面三类著作收入全书不同，温病医案只选择与温病相关的医案节选收入。

　　根据上述原则，本丛书分为6辑，第1~3辑属瘟疫类；第4辑属温病类；第5辑属专病类；第6辑为瘟疫温病医案。

　　由于形势紧迫，时不我待，此丛书的编纂整理，也稍稍有一点"急就章"，欠缺与讹误恐怕在所难免。忐忑之余，希望得到读者们的批评指正。是为序。

张志斌

2020 年 4 月 23 日

校点说明

一、前设"提要"一篇，介绍本书的一般状况（作者、成书年、卷数等）、学术特色以及本次校点版本情况。

二、尽力选取最佳底本与校本（包括主校本与他校本）。本次校勘采用"以本（底本）为主"与"以善为主"相结合的"本善兼顾"法。

三、凡底本不误而校本有误者，不改不注。底本引文虽有化裁，但文理通顺，意义无实质性改变者，不改不注。惟底本有误或引文改变原意时，方据情酌改，或仍存其旧，加校记说明。

四、本书采用横排、简体，现代标点。容易产生歧义的简体字，则仍使用原繁体。版式变更造成的文字含义变化，今依现代排版形式予以改正，如"右×药"改"右"为"上"，不出注。

五、该书药名有与今通行之名用字不同者，为便利当代读者使用，一般改用通行之名（如"山查"改作"山楂"、"蔔子"改作"卜子"、"梹榔"改作"槟榔"、"兜苓"改作"兜铃"、"葳灵仙"改作"威灵仙"、"山棱"改作"三棱"、"姜蚕"改作"僵蚕"、"礬"改作"矾"等）。药物异名、或能体现时代用药特征的药名不改。

六、底本中医名词术语用字与今通行者不同者，为便利当代读者使用，一般改用通行之名（如"足指"改作"足趾"、"脉濇"改作"脉涩"等）。但经典医著中的名词术语虽与今通行者不同，不予改动。

七、底本目录与正文有出入时，一般依据其实际内容予以调整，力求目录与正文标题一致，不另加注。

八、凡底本中的避讳字（影响理解原意者）、异体字、俗写字，或用字不规范（如"欤"误作"与"、"歇止"误作"歇指"等），或笔画差错残缺，均径改作正体字，一般不出注。若显系笔误或误用之字，则径予改正（如"毋"误作"母"、"口"误作"日"、"太"误作"大"、"人"误作"人"、"已"误作"巳"等），不出注。通假字（如"已"通"以"），一般不改。

九、原底本中的双行小字，今统一改为单行小字。

十、书中疑难冷僻字及重要特殊术语，酌情予以简要注释。

十一、为了保持原书旧貌，书中的观点及理论不作任何删改，药物剂量亦采用旧制，个别当今已禁用或改用替代品的药物也未作改动，请读者见谅。

中国历代温病学著作精选

第五辑 总目录

吊脚痧方论

◎ 清·徐子默 撰

提　要

《吊脚痧方论》为霍乱专著。徐子默撰于道光二十五年（1845 年），不分卷。作者认为自道光元年(1821 年)流行猖獗的疫病，与古代医书中所论的"霍乱"不同，而用吊脚痧之名与之相区别。这是极有价值的见解。

全书篇幅短小，分总论、论吊脚痧与霍乱相似不同、论吊脚痧有吊不吊之别、论病机、论吊脚痧为寒闭、论脉象、论用药、论进药法、论用药须察气体、论舌色、论吊脚痧重症必坐守服药、论病发深夜急先自治、预防吊脚痧法、吊脚痧方、论吊脚痧诸方、吊脚痧所忌、吊脚痧所需共 17 节内容。书中详细地描述了吊脚痧的症状："或吐或泻，或吐泻并作，有腹痛者亦有不痛者，吐泻数次后，即两腿抽搐，或手足并皆弯挛，痛愈甚，抽亦愈甚，顷刻肌肉尽削，渐觉气短声嘶，眼窠落陷，渴欲饮冷，周身冷汗如冰，六脉渐无，或半日即死，或夕发旦死，旦发夕死，甚至行路之人，忽然跌倒，或侍疾问病之人，传染先死"。从这些描述来看，此吊脚痧即为现代医学上所讲之霍乱病。作者认为霍乱虽然好发于夏秋之际，然由寒而起，"乃寒邪聚结中州，上冲于胃，胃窍一闭，即刻作吐，下冲于脾，脾窍一闭，即刻作泻。"治疗吊脚痧，创温经通阳法，主张根据不同主症，选用大建中汤、小建中汤、桂枝汤、四逆汤、真武汤、吴萸汤、六味回阳饮、黄连进退汤、干姜人参汤、乌梅丸、十四味大建中汤、参附汤等方，同时强调"必合众方以相参，主一方以用药。"这种从寒立论，温经通阳的思想，对其后的一些医家如赵海仙、江曲春、俞成甫、蒋希曾等人影响较大。此外，作者根据经验体会，总结出一些特色进药法，如急病急治、吊脚痧重症必须坐守服药、重症重药、热药冷服等，在防治疫病过程中，具有重要意义。

该书初刊于道光二十五年（1845 年），据《全国中医图书联合目录》记载，其版本多达 31 种，现存最早刻本为道光二十五年（1845 年）鄞县董氏刻本，藏于国家图书馆，今即取该版本为底本予以校点。

目　　录

吊脚痧方论

吊脚痧方论

嘉兴徐子默先生　手定

鄞邑董氏　重镌

总　论

古无吊脚痧之名，自道光辛巳夏秋间，忽起此病。其症或吐或泻，或吐泻并作，有腹痛者，亦有不痛者，吐泻数次后，即两腿抽搐，或手足并皆弯挛，痛愈甚，抽亦愈甚，顷刻肌肉尽削，渐觉气短声嘶，眼窠落陷，渴欲饮冷，周身冷汗如冰，六脉渐无。或半日即死，或夕发旦死，旦发夕死，甚至行路之人，忽然跌倒，或侍疾问病之人，传染先死。医以霍乱之法治之，百不救一，后知其病起三阴，改用温经通阳之药，而参、姜、附、桂，病家每以暑热为疑，因循误事，或分两过轻，药不及病。富贵之家，聚讼愈多，贫贱之辈，速治者少。余创用温经通阳之法，遇素所见信者，必苦言相劝，或候其服药，坐守片时，治之未有不生者。若待六脉全无，冷汗频出，虽欲挽回无及也。所可悯者，穷乡僻壤之间，延医不及，城市夜深之际，求治亦难，殆坐视经时，病势已剧，医治无济耳。大抵此症逢[1]暑热愈炽，值天寒稍衰。一交冬令，鲜有一日半日便死者，用药虽轻亦效，以其势缓也。若在夏秋之间，其症虽轻，而其势骤，倘不用药急治，多有无及者矣。兹将病原治法，详载于篇，俾病家可照症选方、照方用药，为思患预防之计，惟愿士君子平时识之、临时用之，是所深望焉。

---

[1] 逢：原作"缝"，据文义改。

论吊脚痧与霍乱相似不同

霍乱之症，吐泻者为轻，不能吐泻者为重，或取嚏，或引吐，或攻下，或外治挑刮，或内服痧药。因其病由于热闭，嚏则开其肺气，吐则开其胃气，下则开其脾气，挑刮开其皮毛经络之气，痧药开其脏腑之气，总取其通，通则气行，而热亦泄矣。从无愈吐愈重，愈下愈剧者，此吊脚痧之不同于霍乱也。盖霍乱为病发于阳，吊脚痧为病发于阴；霍乱为热，吊脚痧为寒；霍乱初起，心中不爽，不吐不泻，必须引吐引泻，使其热毒一出，中脘即松，中脘松，则四肢必温；吊脚痧初起，心中不爽，非吐即泻，必须治吐治泻，倘阴寒不散，中脘关住，即四肢渐冷，更参之病机外象，何致涉于疑似哉。

论吊脚痧有吊不吊之别

吊脚痧为寒，寒主收，收则筋脉抽掣也。热症之筋脉抽掣，不甚痛，而手足温和；寒症之筋脉抽掣，必大痛，而手足作冷。其先吐下而后抽掣者，无论手足温与不温，即为寒症，若未吐下而手足先冷后抽掣者，更为寒症无疑。间有不抽掣者，一为寒轻，一则气败也。寒轻者外象亦轻，自是轻症；气败者外象必重，虽不吊亦能伤命，不可不知。

论病机

足之三阳，从头走腹，阳脉以腹为止也。足之三阴，从颈走足，阴脉与颈为齐也。阴寒直中三阴，故吊脚者多，吊手者少。症之轻重，以吐泻辨之。吐者轻，泻者重。先吐后泻、先泻后吐者皆重。吐泻一二次即止者为轻，吐泻三四次不止者为重。吐泻一二次，手足即冷，脉渐细隐者亦重。吐泻三四次，手足温和，脉仍分明者尚轻。轻者或可缓治，重者急救犹恐无及也。盖中焦以上为阳，中焦以下为阴，阴不犯阳，则清气安于上而无吐症；阳不陷阴，则浊气安于下而无泻症。若兼吐泻，则清浊混淆，阴阳易位，三焦失其所司矣。故患是症者，胸中未有不格塞气闷，迫至龙雷之火上腾，其人必烦躁，渴欲饮冷，或撒衣被，此内真寒而外假热也。喻嘉言云：地气加天，非日光照射不能消散。此言深得仲景治三阴之旨，亦即吊脚痧用热药之法也。倘误进凉剂生冷，必速其危；或无食而药专消食，徒致消气，终不能除其塞闷耳。

论吊脚痧为寒闭

热霍乱以吐泻为通，吊脚痧以吐泻为闭。盖霍乱之症，或因触臭，或因暑热，或因饮热饱食，其人先本有热，而又气闭，但得吐泻，热气一泄，正气即通矣。若吊脚痧之症，乃寒邪聚结中州，上冲于胃，胃窍一闭，即刻作吐。下冲于脾，脾窍一闭，即刻作泻。脾胃属中土，而旁达四肢，中土一衰，无气可布，先冷足，后冷手。先冷足者，责在脾肾也；先冷手者，责在脾肺也。四肢厥冷，经络之气闭矣。经络之气闭，则寒邪踞住要路，不使正气出入，血液因冷逼而凝矣。血液一凝，故筋脉渐缩而不能伸也。症之轻者，或用姜汁烧酒，或煮滚椒桂调涂，亦可化寒。如气渐败，须用火灸。然不服温经通阳之药，则外热总不能胜内寒，故治闭必先助气，助气必先温阳。尝见富贵人不惜参、术，而惧姜、桂，若遇重症，则姜、桂稍轻，参、术终无济耳。此条更明畅，愚揣此症暴来，求其寒不骤闭，可待药治则莫妙，蒜灸一法放在后。

论 脉 象

吊脚痧之脉，最忌一见吐泻，六脉尽伏，重按如鱼翔虾游。或病尚未发，而寒邪已中，脉先沉细如丝，病起即难寻按。此第一危险之候。其外象必冷汗频出，周身如冰，咽中作怯力状，脱在顷刻间矣。若由渐而重者，必左手先闭，渐至右手；必两寸先闭，渐至关尺。或病势虽重，六脉虽细，犹分明者，尚可救治。如外象初起不重，而六脉如丝，或尽伏者，必致转重，极难挽回。倘尽伏之脉，或因进药而顿起，反洪大者，仍死，脉微续者可生。至脉复之后，总需手足转温，吐泻渐止，方可无虑也。其有两寸洪大而兼数，关尺模糊者，若其人但吐而不泻，则是热霍乱病。倘兼泄泻，则为吊脚痧中之格阳症矣。其人必烦躁发狂，渴欲饮冷，须辨其寸关洪大之有力无力。有力者，按之如有线索，尚为可救。无力者，按之东荡西浮，不循线索，则难治矣。再兼手足厥冷更凶。然此症见此脉者，亦不过十中之一二耳。

论 用 药

治吊脚痧之药，首在温经通阳，以祛寒邪，以归阴火。选用之方，不外大建中汤、小建中汤、桂枝汤、四逆汤、真武汤、吴萸汤、六味回阳饮、黄连进退汤、干姜人参汤、乌梅丸、十四味大建中汤、参附汤诸方。然必合众方以相参，主一方以用药。如大小建中汤，建立其中气者也。中气虚寒，当中作痞，须参用之。桂枝汤、四逆汤、吴萸汤，则四肢厥冷、阴寒下利、腹中疼痛者宜取用也。真武汤，取其镇定北方，不使阴寒水势上泛，而蛟龙各宅其位也。参附汤、姜附汤，则治冷汗欲脱、元气尽败，救阳中之阳也。十四味大建中汤、六味回阳饮，则救阴竭阳危、阴阳并脱也。乌梅丸、黄连进退汤，则救阴伤口渴，烦躁，呕吐下利，中脘隔住，津液不能上供也。以此数方为主，症轻者分两从轻，症重者分两加重。《内经》云：有者求之，无者求之。按症用药，庶几不泥于古，不离于古矣。至于病退调理，别有平法。

论 进 药 法

汉秤一两，合之今秤，只三钱三分。仲景用姜、桂、参、附，每至二三四两，即以今秤折算用之，闻者无不骇异。故重症用重药，须知进药之法。盖吊脚痧之重者，初起即不能用轻剂，服后要手脚温，如不能温，要吐泻止，不能止，要中脘松，腹不痛，手足不吊。若俱不效，必须一煎加重一煎，一剂加重一剂。若照常病服药，方虽是而病不及待矣。此一说也。又病势方盛时，进药须令人先尝之。如舌上舐之不辣者，非徒无益，反恐因汤水以助寒也，必须尝之味辣者方可服。此又一说也。再病至津液下迫而口渴，阴火上升而烦躁，即是格阳之症。若热药热服，恐拒而不下，随饮随吐者有之，必须热药冷服。但冷服，则药味尤要上口即辣，否则寒为寒助矣。盖热药冷服，冷味可去浮阳，热性可祛阴寒，格阳症中两得之法。然阳无阴不入，阴无阳不化，所以仲景于四逆汤中，有加猪胆汁法，如无胆汁，可用黄连代之，亦与古法相合也。总之，药味宜辣，此进药之法也。

论用药须察气体

吊脚痧之症，多死虚寒饱食肥胖劳顿之人。虚者，本原不足，正气易败也。寒者，素有腹痛便溏，腹胀气滞诸恙，寒气再中，元阳必败也。饱食者，寒邪一闭，气不能升也。肥胖者，气分不足，肾精亏损，寒气一中，脏气先竭也。劳顿者，脾肾气伤，寒气乘虚而入，周身并乏也。凡治虚体，于温药中多加参、术。治寒体，无论有无冷汗、厥逆，即重用参、附、姜、桂。饱食之体，必重用消食，佐以温通。肥胖劳顿之体，须大补肺脾肾，佐以温阳，方为合法。其有热体而患吊脚痧者，则用温经通阳之药，须如分而止。倘过分，则阴伤矣。阴气受伤，吊脚痧虽愈，而病必淹缠。大抵手足已温，吐下已止，阳回之后，热药即不可造次也。如服附、桂而口苦，咽中燥痛，或胸前热，是热象已见，方中宜忝用苦降辛通救阴之法，而黄连可稍重，然亦不过七八分而已。欲用凉药，先以川连探试为稳。其余凉药，多性滞也。若进黄连而热象不减，然后稍用滋阴之品，如麦冬、生地、丹皮、石斛之类，审症用之。然必须手足温、吐下止，见有热象者，方可用耳。若遽投凉剂，恐寒气复起，不可救矣。总之，吊脚痧之来，其治要急速；吊脚痧之去，其治要次第。有热象者，用清凉复阴；无热象者，用开胃健脾，或佐平肝之法，大意不出乎此。

论舌色

热霍乱之舌色必红，吊脚痧之舌色多白。以寒邪结于胸中，故舌现白苔。如病初起，舌上无苔，虽极口渴，而舌不燥者，即吊脚痧之证据。后现白苔，为寒邪透发也，仍宜温药，若转黄苔，方用清凉。倘医家专用纯阳药，如用桂不用芍，用姜、附、桂，不用归、芍、茯苓、牡蛎，则阳药固能治寒，而纯阳实能伤阴。每见吊脚痧，舌现镜面红色，而仍杂白苔成堆者，盖胃中之寒邪未尽，肾中之阴精已涸也，最为难治。此为立方不识阴阳者戒。

论吊脚痧重症必坐守服药

吊脚痧重症，与常病不同，初煎不效，二煎再进无益，一剂无功，若次日再进二剂，已无及矣。昔薛立斋治一格阳症，烦躁发狂，渴欲饮冷，按之六脉如丝，立斋以六味回阳治之，用附子三钱，姜、桂等味俱重，病家再三请减，不得已减半而进，诸症更甚。幸立斋坐守，复切脉曰：手冷过肘，足冷过膝，六脉如丝，如此轻剂，只到得胸前，助其浮阳耳，必照前方分两方妥。重用一帖，而诸症悉平。设改用凉药，或不服重剂，必死。吊脚痧如此死者，不计其数，病家宜知之。

论病发深夜急先自治

深夜忽发吊脚痧，无从延医，而吐泻不止，及至天明，冷汗频出，已无救也。必须病家先自切脉，看其两手之有脉无脉，再看其神气之明白糊涂，可知轻重。轻者或可缓治；重者，急取生姜三四两，用滚水打烂，大杯中沥取姜汁半杯，不必重温，沥出即灌，如灌下即吐，加川连数分，再灌，如仍吐，加桂枝八分，乌梅八分，半夏二钱，共煎浓汤，生姜二三两，取汁和入，候冷再灌，可以止其吐矣。外用火炉隔衣运腹及两腿。其吊痛者，一面火烘，一面捶敲，由上敲下。初烘、初敲之时，病人必多烦躁，或腹中痛，或足吊难忍之极，不冷烘热，切勿听从停止。待热气一透，又有姜汁内助，自必其势渐缓，然后再商进药之法。如此救治，未有不愈者。故欲防此病，莫若家中多藏生姜，以备急需。

预防吊脚痧法

暑热之时，切忌饱食贪凉露卧。或微觉不爽，胸前泛泛，顷刻非吐即下，急宜服药。胸前不快者，用鲜藿香叶十片、砂仁末五分，炒冲、广皮钱半、焦曲钱半、广木香五分、甘草三分，煎汤饮之。无论热痧受暑，皆可治也。胸前泛泛者，加法夏钱半、炒干姜六分；腹中痛者，加淡吴萸四分、开口川椒三分；手足作冷者，加桂枝五分、薄荷钱半；头痛畏寒者，加桂枝五分、苏叶钱半、生姜二片、杏仁三钱，随服随应。此治吊脚痧之平药也。

吊脚痧方

气闷，胸前泛泛，周身不爽，未吐泻者

藿香钱半　广皮钱半　茯苓四钱　淡干姜八分，炒　法夏钱半　杏仁三钱，去油尖　蔻仁五分，冲　六曲二钱　陈佛手一钱

用河水二碗，煎至八分，温服。

呕吐

川连四分，吴萸炒　桂枝八分　法夏钱半　淡干姜八分，炒　当归二钱，酒炒　白芍钱半，炒　茯苓四钱　广皮钱半　生姜三片

用河水二碗，煎至七分，温服。

服后仍呕吐者，急用生姜两许，捣汁和入，冷服。如仍不止，加乌梅肉钱半同

煎，仍捣生姜三两，取汁和入，冷服，无有不止者。常有呕吐极甚，连蚘而出者，此寒气逼虫上游也。照方加淡吴萸四分、开口川椒三四分、乌梅肉钱半同煎，仍加生姜汁，冷服。盖虫得苦则降，得辛则下，得酸则收也。忌食甜物。药忌甘草。

厥逆

人参一钱，另冲　麦冬三钱，去心　北五味五分　淡附子八分　桂枝一钱　归身三钱，酒炒　炒白芍钱半　云茯苓五钱　生姜二两，捣汁冲　法夏钱半　左牡蛎四钱　甘草五分

用河水二碗，煎至六分，入人参、姜汁温服。此生脉散、四逆汤之大意也。

如兼呕吐，去甘草、麦冬，加川连二分、广皮钱半。

兼下利，去麦冬，加吴萸四分、焦术钱半。

兼腹痛，去麦冬加吴萸四分、广皮钱半、杏仁二钱。

兼中脘闷，去麦冬、五味，加川连四分、开口川椒四分姜汁炒、广皮钱半盐水炒。

兼吊脚者，去五味，加木瓜钱半。一煎不效，二煎，参、附、生姜，各加一半。阳不回者，再进一剂。倘无力用人参，以东洋参代之，可用二钱。

下利

人参钱半，另煎　焦冬术三钱　茯苓六钱　淡干姜八分，炒　桂枝八分　淡吴萸三分　归身三钱，米炒　炒白芍二钱　甘草六分　肉果霜一钱　五味八分　左牡蛎四钱，煅　淡附子八分

用河水二碗，煎至七分，温服。如服后利仍不止，加御米壳三钱。

腹中痛者，减冬术一半，去肉果霜，加小茴香钱半、广皮钱半。

如中满呕吐，加川连、法夏。

腹满停食，加六曲二钱；面食停者，加焦麦芽三钱；肉积，加山楂二钱；元气虚者，切不可用槟榔、枳实。

烦躁

川连五分　淡附子六分　麦冬三钱，去心　炒白芍三钱　桂枝七分　北五味六分　茯苓六钱　左牡蛎一两，煅　淡干姜八分，炒黑　归身三钱，盐水炒　甘草四分

用河水二碗，煎至八分，冷服。

按：烦躁有三，此方所治，乃阴竭烦躁，格阳于上之症也。盖烦出于心，躁出于肾，阳上格故心烦，阴先竭故肾躁。若无中满下利兼症，方中生地、熟地、丹皮、知

母，更验。临症酌之。

若大便或溏或下，宜加焦冬术。

口渴

人参钱半，另煎　川连二分，酒炒　川石斛三钱　淡干姜一钱，炒　麦冬三钱，去心　茯苓四钱　炒白芍钱半　焦冬术钱半　归身三钱，酒炒　桂枝六分　甘草四分　桔梗三分　乌梅钱半

用河水二碗，煎至八分，冷服。

如无痞满格阻者，酌加地黄。余治小儿虚寒下利，烦躁口干，或唇赤，舌绛，目红，往往加地黄三钱，极效。按：此症口渴，非热极而渴，实由下利之后，津液下迫，上焦脂膏，盖为下拔，若任意饮水，愈下愈渴矣。

冷汗

人参钱半，另煎　附子钱半　黄芪五钱　淡干姜钱半，炒　五味八分　当归三钱　焦冬术三钱　左牡蛎六钱，煅　桂枝钱半　茯苓六钱　炒白芍三钱　炙甘草八分　麦冬三钱，去心

用河水二碗煎，至八分，温服。如兼烦躁者，冷服。凡冷汗微出，即宜服此。若至周身冷汗，气喘，则无及矣。

方中参、附两味，难以限定。能下咽者，须一剂加重一剂，总以汗止转热为度。若迟缓须臾即危。大抵微汗出者，十救其八，大汗出者，不能救一二也。按：附子入足少阴，回元阳，本为斩关夺将之品，近时药肆中泡制极淡，功效甚微，若遇危险之症，须生用一半方效。如当冷汗不止时，仅用淡附子数分，何济于事。即服二三钱，亦不为多也。

又：用附子必与生姜合用，始热而速，若不用姜，则附子之热性甚迟，难以立效。而附子又得桂始行。盖冷汗乃真阳外脱，温经则阳回矣。然必靠定手足厥冷一条，方可用。

论吊脚痧诸方

吊脚痧所用之方，大抵分病不分药。其间加减轻重，不过呕吐多者，治呕药多

一二味，下利多者，治下药多一二味。呕吐忌甜，则减甘草，中脘格塞，则减白术之类。如腹痛，则以温通为主。或但下不吐，则呕吐方亦可通用也。盖一药能治数病，其所以稍为分别者，以一病必有一二味主药，此从仲景寒邪直中三阴各条选药，故药味不取变换。况吊脚痧之发，无不数症并见，其专见一二症者甚少，虽病象或殊，其实皆寒邪也。如当不及求治之时，只须按症选方，照方进药，急先自治，再行延医可耳。

吊脚痧所忌

初起即忌汤水，愈渴愈要禁阻。解渴之法，以乌梅三个，生姜一两捣碎，煎滚一大杯，作二次与服。

—　忌饮食及生冷之物。即吐泻已止，手足已温，必须一周时后，方可用锅焦粥，饮进之，如食后平安，然后渐加。

—　吐泻后数日之内，切忌面食、油腻、水果、虾、蟹、菱、芋、山茹、鸡鸭蛋、诸豆及发物。

吊脚痧所需

—　要用纯姜汁灌。此条吐下稍缓即慎用之。

—　用取嚏法试其轻重。有嚏者尚轻，气闭者无嚏，气败者亦无嚏。

—　要手炉、脚炉热烘，取其助正气，使寒邪不能凝。此条须察病情及天气而后用，不致贻误。

—　要人捶敲，取其流通气血。

—　用烧酒姜汁涂其腿足。然惟轻者效，重者不效。

—　要蒜头去皮，捣碎，不拘多少，铜条炒热，于脐下三指名曰关元穴，乘热批之。用布紧扎。

又一方：加盐于蒜上，用艾灸亦妙。[1]

---

〔1〕又一方……妙：书末尾有"鄞邑实性堂董印送壹千部；鄞邑潘氏印送伍百部"字，删。

时疫白喉捷要

◎清·张绍修 撰

提　要

　　《时疫白喉捷要》，又名《治喉捷要》《白喉捷要》《治喉症神效方》等，不分卷，张绍修（善吾）于同治三年（1864 年）在陈雨春先生所刻"白喉咙证论"的基础上撰成。

　　全书仅 5000 余字，分 12 小节。前 2 节论病与法，首论白喉证情与传变，次述白喉辨证治法。中 7 节论方。最后 2 节列不治之重症及 4 个白喉验案。张绍修认为白喉乃时行疠气为病，传染甚速，至危至险。书中较为详细地描述了白喉的症状："初起恶寒发热，头痛背胀，遍身骨节疼痛，喉内或极痛，或微痛，或不痛而喉内微硬，有随发而白随现者，有至二三日而白始现者，或有白点白条白块，渐至满喉皆白"，经治疗后，喉内之白或收紧，或稀疏，或微小，或转黄，"久之必然退净"。对白喉的治疗，宗郑梅涧，主张清凉解毒、滋润养阴为主。特立除瘟化毒散、神功辟邪散、神仙活命汤三方，根据轻重病情分别选用，使疫毒下行泻出。喉间白点退后，当用清凉养阴之品，可选用清心涤肺汤"彻尽余毒"，养正汤养阴善后。

　　作为中国医学史上第一部以白喉命名的中医喉科专著，该书对后世医家影响较大。《全国中医图书联合目录》中记载张绍修所著白喉著作甚多，基本均在《时疫白喉捷要》基础上增补若干内容而成。今取其最早刻本即浙江中医药研究院所藏同治三年（1864 年）年刻本为底本，以国家图书馆所藏同治七年（1868 年）经纶堂刻本、中国中医科学院图书馆所藏光绪十五年（1889 年）世德堂刻本等版本为校本，进行校点。

凤 序

　　施药不如传方，口传不如笔授。然有可传之方，而未敢自信，则不传；自信矣，而未共信，亦不传。张善吾之治白喉也，博览医书，而复深以阅历所遇危险之症，皆能立起沉疴，信可传已。况当时疫流行，其方可传而不传，安能以善吾一身化为千万身而普济于世？常君仙珊深明岐黄术，偶患此症，甚危险也，服善吾药，信任甚专，而果收其效。病痊后，取其所编之方，捐资付梓，以广传于世，普济于时，盖身亲验之，而益信之，故以此传。

　　时同治三年甲子花朝　湘西黄昌凤瑞庵氏序于酌雅书屋

常　序

　　救世难矣，寿世尤难；自寿难矣，寿人尤难。寿人之道，医其一也；医之列科，喉其一也。喉科中复有白喉一症，不见于古方，不传于今世，杀人尤烈。吾尝欲起岐伯而问之，列方救世，且灾梨以寿世久矣，愿尤虚也。近吾郡之治白喉者不乏，往往自许扁鹊，人颂华佗，卒无良者，此而欲救世得乎，犹奉为秘传，以自神其术，问寿世果无愧乎。浏阳茂才张善吾，专习此业，吾初未闻其名，然城厢每多获其救，共知其良也已久。白喉者，昔无是说，道光中盛行于江浙，近日湖以南时有之。病者苦无良医，十难瘥一；医者苦无良法，十难救一。邑之陈雨春先生，独得秘诀，哀民命，惜生灵，曾刻《白喉咙证论》一篇在世，世卒鲜有信者。同治癸亥冬，余来会垣，偶出探亲，适闻周文尧阶得此症颇剧，饮善吾药就瘥，吾由是始闻善吾之名。自顾羸弱，数觉喉痛，窃叹世无良医，或有之，余未能遇，遇之初无由知，兹闻善吾名，不可不一见也。他日有缘往拜，得闻所欲闻，兼治痼疾，大是快事。愿未果，喉骤痛，览镜，白点莹然，惊急，因向周丈转致善吾。明日，善吾果至，急视之，洵所谓白喉也。出刀圭吹之，又赠少许传饮药秘方，嘱连饮二帖，谆谆再三，约明日自至始去。余由是始识善吾之面。余善病，颇解药性，屡求医，得药不敢率尝，兹获善吾方，颇然之。三帖毕，初无补，翌日善吾自来，又更一方，仍饮三帖，余亦无疑。此后善吾日必来，来必更一方，方必饮三帖为度。饮至七日，白未退，痛转剧，家人忧甚，爱吾者咸有所荐，余未敢信，善吾问而知之，喜甚，又三日，病竟瘥。计饮凉药凡三十二帖，余由是始知善吾之技。是日，余稍可，相见欣然，甫坐定，即叩之。善吾因言曰[1]："吾治此症，已近十年，饮无僻药，吹无奇方，经余治者，未有不起，但恐误饮禁药在先、久病入膏肓、信未坚此三者耳。"又曰："此症初起，类伤寒，误投表剂，或多用硝、黄，败矣。"又曰："此证有四，有火毒内甚而白者，此为疫症；有由蛾风治之不善，久而成白者，此为风症；有无恶寒发热，喉内起白皮，随落随长，此为虚寒；有阴虚咽喉久而成白者，此为痨症。疫症杀人最速，且多传染，宜急治之；风症症异治同，

---

　　〔1〕曰：原作"由"，据1936年上海千顷堂石印本《（重校）痢疾论》附录"白喉症论"中常序改。

宜败毒去风清火，表不治，补死，泻危，专用吹药，或恃针灸，均危；虚症宜附、桂；痨症宜熟地，误危。别有喉痈，治同疫症，前周尧阶所患者是也。"此皆古方书所论未及，至善吾一旦尽发之，余由是悉闻善吾之所言。善吾来余寓，见益密，交益深，知无不言，言无不尽，竟成莫逆。医以外，旁论及诗书、世道、家庭及少时从师取友诸事。因转以家，星桥、荣蘩两兄问余询其故，始知皆昔年窗友，此余与善吾固新交而兼旧谊者也。余告以星桥去世，不胜郗歔。荣蘩兄来郡，急请往见，时治筵为招之，一见难舍，余由是始知善吾之心。酒酣，余请就学所治白喉诸症，善吾唯唯不让，亦不拒，连饮数觥，始向余言曰："余之学治此症也，经明师数人矣，而复旁搜医籍，阅历有年，既不敢矜其奇，又何敢私其术。子欲得，吾悉语子。吾已传数人矣，唯借此求金者不传，语汝吾何患焉？"遂谈及诸症，语以诸方，余始恍然于白喉之症，且惊且喜之不尽也。重为之请，与仅传之于余，曷若传之于世，以救斯世，且寿万世，其为功大而能久也乎。善吾然之。今年春，余复进省汇稿属余，余由是深服善吾之见，急付剞劂，以成善吾之美，又从而歌之。歌曰：名以闻[1]徵兮，识以见徵，徵之古今兮，善吾是徵。是为序。

同治三年岁在甲子仲春月清明前一日　世愚弟长沙常麟仙珊顿首拜撰

---

〔1〕闻：1936年上海千顷堂石印本《（重校）痢疾论》附录"白喉症论"中常序作"文"。

目　　录

专治时疫白喉咙症论

湖南长沙府浏阳县张绍修善吾氏　谨著

白喉有时疫一症，其发有时，其传染甚速，其病至危至险，治者每多束手无策。修考之诸书，临症日久，窃以为其治有十难焉。昔陈雨春先生论云：此症乃足三阴受病，传之于肺，似与他经无涉，其有兼及他经者，皆后之传变者也。何者？此症初起，舌微硬，苔黄，颊颔微肿，及至溃决，舌肿短而硬，悬雍垂肿甚，喘渴心烦。十二经中，惟太阴之脉，上膈挟咽连舌本，散舌下；少阴之脉，循喉咙，挟舌本；厥阴之脉，循喉咙之后，上入颃颡，下络舌本。凡病此者，两关及左尺脉多沉数而躁。以此观之，此证之属足三阴明矣。时未传及他经，不察其源，治以他经之药，其难一也。大抵其症初起，恶寒发热，头痛背胀，精神倦息，遍身骨节疼痛，喉内有极痛者，有微痛者，初无形迹可见，似伤寒伤风表症，若投以麻、桂、细辛、羌、防、升、柴、苏叶之类，致毒涣散，无可挽回，其难二也。彼其恶寒发热，乃毒气初作于内，至二三日喉内现白，现后寒热自除，或者不悟，误以为表药有功，岂知白现后，即不服表药而发热亦止耶，一起误服羌、防、麻、桂，非徒无益，而又害之，其难三也。按：此病热症多，寒[1]症少。有以色白为寒者，不知此症初发于肺，肺属金，其色白，为五脏六腑之华盖，处至高之位，毒气自下熏蒸而上，肺病日深，故其本色日著。治宜解三经之毒，使之下行，勿令蓄积于肺。若因色白，拟[2]为寒症，以附、桂、炮姜投之，一遇火症，是谓抱薪救火，愈炽愈烈，其难四也。即有知为火毒，不可轻用升提开散之品，辄以芒硝、大黄下之。不思此症已传至上焦气分，与中下焦无涉。既上焦气分受伤，又以硝、黄攻伐太过，使中、下焦有损，元气愈伤，其难五也。见症确，服药当守方。有火毒甚者，初起用消风散毒引热下行之剂，治法良

---

〔1〕寒：原作"误"，据《时疫白喉捷要》光绪三十年甲辰（1904年）浙江官书局重刊本改。
〔2〕拟：《时疫白喉捷要》光绪三十年甲辰（1904年）浙江官书局重刊本作"疑"。

是。乃日服二三剂而白不退，连服十数剂而白愈有加，是犹杯水车薪，与事无济。治者当详审病源。或舌苔黄黑，喉干唇焦，小便短涩微黄，大便泄泻带黑，是谓火毒凝结，内病不除，白何能净？愈发白，愈守方，久久投之，自有效验。若另[1]更别方，必生变故，其难六也。察之既精，图治不容缓，此乃瘟疫之变症，杀人最速。过七日不起，庸医辨症未明，投以平淡之剂，不求有功，但求免过，是谓优容养奸。迨延至五六日，毒气重矣，元气伤矣，善治者不得不以猛剂攻之，然病已垂危，成则无功，一旦不起，病家不咎优容之过，反云猛剂非宜，此非误于后而实误于前，其难七也。有非白喉而转为白喉者，初起喉痛红肿，或恶寒发热，或不恶寒发热，一边肿，名曰单蛾，两边肿，名曰双蛾，治之稍缓，则气闭不起，宜用生土牛膝，引热下行。大便闭，用大黄，否则不必用。此与白喉症异治同，倘不预防，转为白喉，为祸甚烈，其难八也。又有痨症白喉，阴虚火燥，痛极而水米难下，渐至朽烂，形容枯槁，面目憔悴，必需补剂，使元气充满，而喉痛自愈。若以时行疫症白喉，误认阴虚，差之毫厘，失之千里，其难九也。更有一种白喉，无恶寒发热等症，喉内起白皮，随落随长，的是寒症，非附、桂不愈，即误服消风、败毒之药，亦无大损者。以时行疫症白喉，认为此症，为害不浅，其难十也。知此十难，临症审治，十不失一，难不终难。修持此法，活人多矣。时疫流行，而益不敢自秘，谨将看法、治法、方法，编次成书，非敢云济世之良方，亦足为刀圭之一助云尔。

白喉咙看法

初起恶寒发热，头痛背胀，遍身骨节疼痛，喉内或极痛，或微痛，或不痛而喉内微硬，有随发而白随现，有至二三日而白始现，或有白点、白条、白块，渐至满喉皆白，所治皆同。服药后，喉内或白收紧，或白稀疏，或白微小，或白转黄，久之必然退净。

---

[1] 另：原作"令"，据《时疫白喉捷要》光绪三十年甲辰（1904 年）浙江官书局重刊本改。

白喉咙治法

初起用粉葛、姜虫、蝉蜕以散风热，以牛子、连翘、金银花、土茯苓消肿败毒，生地、黄芩、元参、栀仁、豆根、麦冬、石膏清热，木通、泽泻、车前仁引热下行。重者再加马勃、龙胆草，外用生土牛膝兜，或于未服药之先，既服药之后，煎水间[1]服。再以万年青捣汁，或服或噙。轻者以除瘟化毒散主之，重者以神功辟邪散主之，再重者以神仙活命汤主之。轻则日服一二剂，重则日服三四剂，将疫毒由上焦引至中焦，由中焦引至下焦，自大便出。大便泻泄，火毒下行，此为吉兆；大便闭塞，少加熟大黄，如仍闭塞，改用生大黄，大便泄即去。服十余剂愈者有之，服二三十剂愈者有之，以白点退净为度。其分量、药味之加减，剂数之多寡，需临症制宜，不必另更别方，连日投之，自然全愈，屡试屡验。白点退完，当用清凉之品，以清心涤肺汤主之，日服一剂，彻尽余毒，再服养阴之剂，以养正汤主之。脾胃素虚者，用四君子汤，加生何首乌、金银花，总赖以圆机行活法也。

以上白喉治法，凡单蛾、双蛾、喉痈以及喉内肿满，均可依法治之，但药味需酌量加减。慎之，慎之。

除瘟化毒散

粉葛二钱　黄芩二钱　生地三钱　栀仁二钱　姜虫二钱,炒　浙贝三钱　豆根二钱　木通二钱　蝉蜕一钱　甘草五分　冬桑叶二钱,引

此方白喉初起宜之，凡单蛾、双蛾以及喉痈[2]皆可服。

神功辟邪散

粉葛二钱　生地四钱　木通二钱　连翘二钱　姜虫三钱,炒　浙贝三钱　银花二钱　马勃二钱,绢包煎　蝉蜕一钱　黄芩二钱　牛子二钱　麦冬三钱,去心　青果三个,引

神仙活命汤

龙胆草一钱　金银花二钱　黄芩三钱　生地四钱　土茯苓五钱　生石膏三钱　木通二钱

---

〔1〕间：原作"开"，据《时疫白喉捷要》光绪三十年甲辰（1904 年）浙江官书局重刊本改。

〔2〕痈：原作"痛"，据《时疫白喉捷要》光绪三十年甲辰（1904 年）浙江官书局重刊本改。

马勃三钱，绢包煎　浙贝三钱　车前仁二钱　浙贝母三钱　蝉蜕一钱　姜虫三钱　生青果五个，引

以上二方，白喉重者宜之，日服二三剂，少则不效。凡单蛾、双蛾、喉痈以及喉内红肿，去土茯苓、金银花、马勃，其余药均可斟酌加减服之。

清心涤肺汤

生地三钱　浙贝二钱　黄柏二钱　麦冬三钱，去心　花粉二钱　知母二钱　天冬二钱　黄芩二钱　姜虫一钱，炒　甘草五分

日服一剂，以二三剂为度。体气素弱者，加条参，或加生玉竹亦可。

养正汤

玉竹五钱　淮药四钱　茯苓三钱　熟地四钱　生地三钱　酒芍二钱　花粉二钱　麦冬三钱，去心　首乌四钱，制　女贞子三钱

银花四君子汤

党参五钱　白术四钱　茯苓三钱　甘草一钱　生首乌四钱　金银花二钱　冬桑叶二钱，引

瓜霜散吹药

西瓜霜一两，将皮硝灌入西瓜内，秋风吹透，瓜面上起白霜即是　人中白一钱，火煅　辰砂二钱　雄精二分　冰片一钱

共研细末，再乳无声，如非白喉，减去雄精。

无治之症

白块自落，喉干无涎，音哑无声，两目直视，痰壅气喘，七日不退，面唇俱青，药不能下，服药大便不通，未服药大便泄，大便连泄不止。

喉症医案

旧窗友常启繁兄令弟仙珊先生偶患白喉，初起恶寒发热，寝食维艰，余视之的

是时疫白喉，即以除瘟化毒散治之，日服三剂，病加沉重，改用神功辟邪散，仍日服三剂，连日投之，病无增减，渠家惊恐异常。余曰："此症危险，虽四五日服药十余剂，实因药不胜病，虽不见减，并未有加，特恐信任不坚，另更别方，必生败症。"又以神仙活命汤投之，白点稀疏，渠家犹未之知也，而余已知其大有起色矣。十日内食不下咽，投药三十余剂而白退完，方能饮食，以清心涤肺汤收功。后谈及诸症，始知常君深明医术，故信之无疑，因是君赠余诗数首，余和之，内有一联结句云：幸君更识岐黄术，任我频频馈紫梨。

周君尧阶先生偶患喉症，自头至胸皆肿，口不能张，食不能下，经十余日，众医束手，延余往视，尚无败症，细探之，颈上左右各一核，知为喉痈，非白喉也。以生土牛膝兜煎水，服数次，引热下行，次以除瘟化毒散服二剂，喉内痰涎涌出，不移时，吐脓，一日夜约三四碗之多，其病消减。复用神功辟邪散、神仙活命汤二方加减，去土茯苓、金银花、马勃，日服二剂，服至十余剂全愈。

同邑周姓之女孩，年五岁，患白喉，唇白面青，精神疲倦，无恶寒发热等症，喉内白块随落随长，饮食如常，经此半月，服消风败毒之剂不效。余诊其脉沉迟无力，知为虚寒，投附子理中汤而愈。然此症甚少，并非时疫白喉者比也。

马姓之媪，年逾六旬，患喉痛，忽然音哑无声，无恶寒发热，而喉内并无白点，此为风寒入肺，投羌防麻绒而愈。但表药为白喉所最忌，非临症确实，不可妄投也。

跋 [1]

　　道光中叶以来，有白喉一症，染之者多至不救，吾湘患此几于十室而九。浏邑张善吾茂才，精熟岐黄，于此症尤为应手，无论贫富，有求必至，并不以此居奇。今岁将为鄂渚之游，恐其经验之方不能遍传，慨然付梓，以公诸世，患是症者，除阴虚寒症外，果属时疫火毒之症，依方试之，百不一失。昔范文正有言"不为良相，必为良医"，先生之谓矣。

同治甲子春月　善化韩俊谨跋

---

　　[1] 跋：底本原无标题，据文义补之。

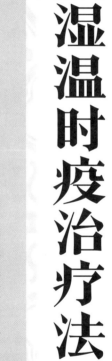

湿温时疫治疗法

◎ 民国·绍兴医学会同人 编

提　要

　　《湿温时疫治疗法》，又名《医学卫生湿温时疫治疗法》，湿温时疫专著，何廉臣、陈樾乔主稿，绍兴医学会同人编，成书于1913年。以近代编书的规格，分为4章。

　　1912年春夏之交，杭州时疫流行，绍兴医学会同人根据该会会员调查之报告，结合各会员临证之实践，对湿温时疫的病名、病因、病机、病状、治疗及预防、护理等进行了系统论述。故此书颇有教材的模式。第一章为"病名之定义"，简述中西医对该病的定名；第二章为"病因之原理"，论述湿温时疫发生的原因、机理；第三章"病状及疗法"，详述湿温时疫的分类及各类病证的诊治方法；第四章"卫生及预防"，论述已病之调护及未病之预防方法。后附治验良方135首。

　　关于病名，本书认为"无传染性者，谓之湿温时病；有传染性者，则为湿温时疫"。临床施治时，将之分为急性时疫、慢性时疫两种，其中急性时疫是"血分温毒病"，其邪"伏于血络"，治以清热救燥熄风为主；慢性时疫则"纯是气分湿秽病"，当权衡湿热孰轻孰重分别论治：湿多者，病发自太阴脾，"以轻开肺气为主"，治宜藿朴夏苓汤，热多者，其病多发于阳明胃肠，治当通里达外，使伏邪从汗利而双解，可选用枳实、栀子、豆豉合刘氏桔梗汤再加茵陈、贯仲之清热解毒。至于湿温之变证，又分为湿热之化痧气、化霍乱、化疟疾、化泄泻、化黄疸、化水痘之不同，一一分别施治。对于湿温时疫的预防，指出要注意饮食清洁、环境干净、病人的隔离等，有现实指导意义。书后所附的方剂，如连朴饮、纯阳正气丸、藿香正气散、藿朴夏苓汤等，均为古今治疗湿温之良方。

　　据《全国中医图书联合目录》记载，该书最早的版本为1913年绍兴医学书报社铅印本，今以天津市医药技术情报站所藏1913年绍兴医学书报社铅印本之复印件为底本，以《中国医学大成》本和《珍本医书集成》本作校本进行校点。

序

　　中医重气化，西医重形质，形质为有形之医学，气化为无形之医学。无形之医学，其学深；有形之医学，其学浅。此中医之优于西医者，固已彰明较著矣。而学医者，往往弃中学西，是何异却步而求前焉？尤有拓拾形质之说，欲以压倒中医者，真荒唐绝伦。虽然知形质不知气化者，固不足以言医；而知气化不知形质者，亦不足以言医。二者实如鸟之有翼，车之有轮，大有相辅而不可相离之势。第以彻悟气化，自然洞明形质。若徒知形质，未必窥见气化，此则鄙人所敢断言。故学医者，宜讲求气化为唯一之方针，庶不致误人者还以自误。然鄙人之为是言者，非凭空结撰，实有所见而云然。民国元年春夏之交，时疫流行，本会特派鄙人赴杭调查。五月二十二日出发，渡江晋省，初至全浙报馆，继至警察署。咸谓杭城今年罹于疫者，约死万人。奔走五六天，历数十医家，言春温为患者多数。惟王香岩先生热心研究，细谈病原，言杭城疫症，均发自劳动界，症属湿温疫邪伏气为病。良由冬伤寒水之脏，兼之劳役外扰惊恐内因，至春夏之交湿热行令而发见症。始则恶寒发热，胸痞肢酸，腰痛，头晕且痛，呕恶便泄，病在少阴、阳明。重则阳明经表热未解，少阴经里气先溃，致神昏谵语，舌焦卷短，种种危殆恶症毕具。若初起用宣化清解透邪由外而出，或发疹瘄，或微汗而解，不知内陷昏蒙。倘医者不知里虚受邪，妄用刚燥，致动内风，变为危殆之症。当经同人等讨论，急要治疗法。指明是症开始必仿普济解疫丹或银翘散等类，从气分宣化云云。调查毕，即回绍开会，本会同人特撰《医学卫生湿温时疫治疗法》。编就病名、病因、病状、卫生四章，急性、慢性时疫二种，选录应验一百三十五方。俱从理气宣化，并不拘于形质，而屡试屡验，堪为医家指南针、病家救命符也。爰笔数言，编诸弁首，辞之工拙，所不计也。是为序。

民国二年暮春　瀛峤胡震[1]序

---

　　〔1〕胡震：字瀛峤（1844—1931），绍兴人。晚年在绍兴城内建"寿明斋眼科病院"，被奉为眼科泰斗。曾任神州医学会绍兴分会第一任会长。其文多散见于当时《绍兴医药学报》，并编辑有《良验良方》。

目　　录

湿温时疫治疗法

湿温时疫治疗法

本会各职员公同研究稿

今年春夏之交，吾绍发生一种时疫，蔓延各乡，迄今未熄。绍兴各报揭载之后，本会历经开会，公同研究，思所以预防而扑灭之，俾尽本会之义务。兹据调查之报告，各会员临症之实验，佥云此种时疫，确系湿温，并非疠疫，亦非大疫。绍地滨海居湿，实为年年之风土病，苟能治疗得法，十中可活八九，现经博采众议，引据经典。凡本病之差别变化，逐症之治疗方法，以及卫生预防，罔不审慎周详，竭诚公布，以贡一得之愚。且一隅三反，夏秋之时病，半含在内，医师视之，可得临症之一助。惟念病机千变，随症消息，全赖明达者自己体会。所谓示人以规矩，不能示人以巧妙者焉。今将研究所得，编为四章，条列如下，愿阅者随时赐教，以匡不逮，本会幸甚。

第一章 病名之定义
第二章 病因之原理
第三章 病状及疗法
第四章 卫生及预防

第一章 病名之定义

第一节 病名

西医名曰小肠坏热病，东医名曰肠窒扶斯（译即小肠发炎烂溃之谓），中医名曰湿温时疫。

第二节　定义

《内经》曰：热病者，皆伤寒之类也。《难经》曰：伤寒有五，有中风，有伤寒，有湿温，有热病，有温病。后汉张仲景，撰用《内经》、《难经》而作《伤寒论》，其自序曰：余宗族素多，尚余二百。建安纪元以来，未及十稔，其死亡者三分有二，伤寒十居其七。由是观之，则伤寒为外感病之大症。但推求古医书，皆以伤寒为外感病之总名。故凡中风、湿温、热病、温病，后人通称曰类伤寒。其实伤寒自伤寒，湿温自湿温，界限分明，不容混淆。昔喻嘉言谓湿温一症，原藏疫疠在内。今据本会各会员之经验，大抵无传染性者，谓之湿温时病；有传染性者，则为湿温时疫。浏览泰西日本各医籍译本，所云小肠坏热病、肠窒扶斯，其病状悉与吾国湿温时疫同，而译本仍称曰伤寒。可见习新医学者，于吾国医书，未尝研究，从可知矣。

第二章　病因之原理

第一节　病因

西历千八百八十年，亥勃氏及古弗氏发明细菌学后，乃知各种传染病，多本于肉眼不可见之细菌及原虫所起。本病之发病素，实缘亥勃氏、格氏所精密研究之窒扶斯杆菌。其状为末端纯圆之小杆。此菌发育，常为二枚，或数枚，互相重叠，其末梢有无色圆形之部位。在新鲜标本及悬滴中，呈极活泼固有之运动。盖菌体之侧部及末端，具有鞭毛八枚，或十二枚，故得营其运动者。西医又用累富氏之染色法，以显微镜窥之，则知菌体之形状。吾国向无显微镜，故不能确指细菌之状态。然古人于各种传染病，多知为霉气之秽毒，盖已发觉细菌之朕兆者矣。据此以观，病因之来，虽中外之说不同，而公认为有一种之发病素，其理则一也。

第二节 传染

发病素之传播也，中外公认为不洁之井水、河水以及粪溺秽浊之所致。考吾国古医书，言之凿凿，实亦不可少者。其言传染病之发生也，则由于水土郁蒸，或发于河井沟渠，或发于山川原陆。第其所以发生时疫者，或由于腐烂之草木，或由于污水之潜热，或由于埃墙粪溺之秽浊，或由于死狗、死猫之臭毒。故在东南热地，地气卑湿，一到首夏迄于初秋之时，光热吸引，遂使一切不正之杂气，升降流行于上下之间。凡在气交之中，无男无女，无老无幼，无少无壮，不能不共相传染，疫病之所以盛行一时者，实由于此。其传染也，始则风为之媒介，或水为之媒介，继则病人之口气、汗气、粪溺之气，及其衣服、器具，在在皆可以传播者也。

第三章 病状及疗法

第一节 西医之诊断疗法

泰西之小肠坏热病，日本之肠窒扶斯，其病状悉与吾国湿温时疫同，后文当详言之。惟西医疗法，极为简单。所言病历之经过，亦不能如中医之详细美备。盖西医专重剖解，唯知本病固有之解剖的变化，为窒扶斯杆菌盘踞于小肠淋巴滤胞，因而淋巴细胞，骤形肥大，变为髓状肿胀，渐趋于回肠瓣面，侵及大肠，而成肠溃疡。甚至脾脏肿大，心脏筋肉带缓，右侧部扩张，心脏筋纤维变化，肝脏细胞屈细，尿管之上皮细胞、胃肠及唾腺之腺细胞，亦成混浊性肿胀及脂肪变性。此等病理解剖，可谓精微之至，中医多难能也。庸讵知西医之偏执解剖，遂使印定眼目，而疗法反不能达完全之目的。即如本病之窒扶斯杆菌，因知繁殖肠部，仅用甘汞下之，以冀排泄其肠内之毒质，减轻其热候之下降。并用实芰答利斯叶浸以利其尿，硫酸以退其热，或且撒里矢尔酸，注射皮下，以杀菌防腐，为唯一之妙法。近有试用血清疗法者，究之治法之幼稚，尚不能得十分之把握。噫！窒扶斯杆菌，虽盘踞于肠间，而不知浸淫各脏，皆起变化，岂可不一一顾及之耶。故内科学之诊断疗法，西医固执呆板，转不若中医之临机活变者也。人谓西医善治外症，中医善治内症，洵不诬哉。

第二节　中医之诊断疗法

湿温症之现状不一，故变症亦极复杂。本病之最紧要者，当分为急性时疫、慢性时疫之二种，试详述如下。

一　急性时疫

急性时疫，纯是血分温毒病。虽其初感受之气，有因寒、因湿之不同，而寒郁之久，悉从火化，湿郁之极，必兼燥化。前哲叶天士、徐灵胎两医师尝言之。此即《素问》重阴必阳之精理也。其邪伏于血络，《内经》所谓内舍于营是也。然有肝络郁而相火劫液，液结化燥者，有心络郁而君火烁血，血热生风者，现症既异，治亦不同，兹当分别如下。

大凡肝络郁而相火劫液，液结化燥者，多发自少阳胆经，首犯胃经血分。

▲舌色　必鲜红起刺，或鲜红而舌根强硬，或纯红而有小黑点，或纯红而有深红星。间有红点如虫碎状者，或纯红而苔黏有裂纹，如人字、川字、爻字不等，或裂如直槽者。

▲脉息　强滑而盛躁，或右大而左弦数。

▲脸色　必面赤如朱，眼白均现红丝。

▲症状　必壮热而渴，不恶寒，反恶热，目眩耳聋，口苦，干呕。胸腹热甚，按之灼手。热汗时出，神多烦躁，甚至如醉如狂，扰乱惊窜，或发疹发癍，小便短数热，大便燥结。

▲治法　宜清解胆火之郁，救胃液之燥，以预防肝经风动。先用犀地桑丹汤，清营透络，俾伏邪从癍疹而解，或从战汗而解。若癍疹及战汗出后，伏火犹炽，则用拔萃犀角地黄汤急下之，使伏火从大便而解。亦有火毒内结，清透之而癍疹不显，反从下后而癍疹始发，或有透发不应，只用清火解毒，如犀羚白虎汤，加金汁、白颈蚯蚓、甘萝根汁，癍疹反大透而伏火始解。解后用千金生地黄煎，清余火而复胃液。若虚羸少气，气逆欲吐，用竹叶石膏汤去竹叶，加鲜竹茹、鲜茅根、清蔗浆，配姜汁数滴，和胃气而复清津。

又如心络郁而君火烁血，血热生风者，多发自厥阴肝经。最易上蒸脑筋。

（舌色）　焦紫起刺如杨梅，或舌苔两旁有红紫点，或舌红无苔而胶干，或泛涨而似胶非胶，或无液而干黏带涩。

（脉息）　多弦紧抟数。

（神色）　多昏沉蒙闭，或如醉如痴，尸厥不语。

（症状）　必热深厥深，手足反冷，咽干舌燥，头颈动摇，口噤齿龄，腿脚挛急，时发瘛疭。甚或睾丸上升，宗筋下注，少腹里急，阴中拘挛。或肠燥，有似板硬，按之痛甚，弯曲难伸，冲任脉失营养，当脐上下左右，按之坚硬，动跃震手，虚里穴及心房，亦必动跃异常。

（治法）　宜急救血液之燥，熄风火之亢，以预防阴竭阳越。急用犀羚镇痉汤，或滋液救焚汤，重加瓜霜紫雪丹，先清其神而熄风；继用龙胆泻肝汤，或平阳清里汤，咸苦寒降以泻火；终用阿胶鸡子黄汤，滋阴液以镇肝阳。

以上所述之急性时疫，伤人最速，治失其时，或治不得法，凡一二三日即殒命者，多属此类。幸而今年夏季，尚居少数耳。至其暴亡之理由，上海神州医药总会同社友余伯陶君，发明最精。试节述其言曰：凡疫症传染之易，死亡之速，在愚夫愚妇，皆谓有邪祟凭乎其间，实则非真有所谓疫鬼也。即古人傩以逐疫，亦不过藉以镇人心顺民情耳。然其一触即殒者，皆缘人之呼吸出入机关。司其职者，唯口与鼻，口鼻二部，最与脑经直接。盖鼻之气通于脑，口之气通于胃，亦通于脑。疫邪中人，顷刻震撼全脑，脑中血管爆裂，而其人已无生理矣。此其所以传染也易，此其所以死亡也速。此论发明急性的热症时疫，可谓理精词卓。其他阴性霍乱，如俗称瘪螺痧、吊脚痧之类，几次暴吐暴泻，其命即殒者，皆由脾胃阳竭，肺气虚脱，心脏麻痹使然耳。

二　慢性时疫

慢性时疫，纯是气分湿秽病。据湿温本症而论，当须分别湿多热多，兼寒兼风之界限，现症与治法，判分两歧，试详述如下。

湿多者，湿重于热也。其病发自太阴肺脾，多兼风寒。

（舌色）　苔必白腻，或白滑而厚，或白苔带灰兼黏腻浮滑，或白带黑点而黏腻，或兼黑纹而黏腻，或舌苔满布，厚如积粉，板贴不松。

（脉息）　模糊不清，或沉细似伏，断续不匀。

（神色）　多沉困嗜睡。

（症状）　必凛凛恶寒，甚而足冷，头目胀痛昏重，如裹如蒙，身痛不能屈伸，身重不能转侧，肢节肌肉，疼而且烦，腿足痛而且酸，胸膈痞满，渴不引饮，或竟不渴，午后寒热，状若阴虚，小便短涩黄热，大便溏而不爽，甚或水泻。

（治法）　以轻开肺气为主，肺主一身之气，肺气化则脾湿自化，即有兼邪，亦与之俱化。宜用藿朴夏苓汤，疏中解表，使风寒从皮腠而排泄；芳淡渗利，使湿邪从内肾膀胱而排泄，汗利兼行，自然湿开热透，表里双解矣。虽然，湿热自内而出，恒结于中焦而成痞满，必有痰食错杂其间。前方中，痰郁，加星香导痰丸；食滞，加沉香百消曲，或生萝卜汁，和生姜汁少许最妙。既开浊秽之郁闭，亦消痰食之停留，随症均可加入。若兼神烦而昏蒙者，此由湿热郁蒸过极，内蒙清窍。前方去蔻仁、厚朴，加细辛二三分、白芥子钱许、鲜石菖蒲根叶钱半，辛润行水，豁痰开蒙；再加水芦二三两、灯芯钱许，轻清甘淡，泄热导湿，蒙闭即开。若兼大便不利者，此由湿阻气滞，或夹痰涎，前方去藿、朴、豆豉，加蔻仁拌捣瓜蒌仁，苏子拌捣郁李净仁等品，此皆味辛质滑，流利气机，气机一开，大便自解，即汗亦自出矣。

热多者，热重于湿也。其病多发于阳明胃肠，虽或外兼风邪，总属热结在里，表里俱热。此时气分邪热，郁遏灼津，尚未凝结血分。

（舌色）　苔必黄腻，舌之边尖，红紫欠津，或底白罩黄，混浊不清，或纯紫少白，或黄糙起刺，或苔白底绛，黄中带黑，浮滑黏腻，或白苔渐黄而灰黑。伏邪重甚者，苔亦厚而且满，板黏不松。

（脉息）　数滞不调。

（面色）　或如油腻，或如烟熏。

（症状）　必心烦口渴，渴不引饮，甚则耳聋干呕，口秽喷人，胸腹热满，按之灼手，甚或按之作痛。

（治法）　宜先用枳实栀豉合刘氏桔梗汤，再加茵陈贯仲之清芬解毒，内通外达，表里两彻，使伏邪从汗利而双解。渐欲化燥，渴甚脉大，气粗逆者，重加石膏、知母、芦根汁等，清肺气而滋化源。其次用清芳辟疫汤，辛凉芳烈，轻清甘淡，泄热化湿，下行从膀胱而解，外达从白㾦而解，或瘰疹齐发而解。即或有邪传心经，神昏谵烦，亦须辨明舌苔。如舌苔黄腻，仍属气分湿热，内蒙包络清窍，宜用昌阳泻心汤，加竹沥和姜汁少许，辛润以达之，苦寒以降之，清淡以泄之，使湿热浊邪，无地自容，其闭自开。极重者，再加太乙紫金丹。如昏蒙而厥者，可用厥症返魂丹。如舌色紫干，或纯绛，或圆硬，或黑苔，神昏谵语，或笑或痉，甚则晕厥，闭目不语。此由湿温化火，窜经入络，内陷心脏，陡动肝风也。治宜大剂犀地清神汤，重加瓜霜紫雪，清心透络，泻肝熄风。或用加减神犀汤合犀珀至宝丹，清营解毒，通血宣窍。急救得法，尚可十全三四。

然以本会员等所经验，凡昏蒙痉厥，多属胃热蒸脑。脑筋起炎，神即昏蒙，头摇目瞪矣。延及脊脑筋亦发炎，则手足发痉，甚则角弓反张矣。盖胃为五脏六腑之海，其清气上注于目，其悍气上冲于头，循咽喉，上走空窍，循眼系，入络脑，脑为元神之府，所以胃热蒸脑，无不发现神经诸病也。

治宜辨明舌苔，如黄燥黑燥而有质地，此胃肠实火，浊热壅闭，清窍因之亦闭，宜犀连承气汤急下之，以决壅闭。阴虚者，加鲜生地、元参、活水芦根、鲜冬瓜子等轻清滑利之品，滋燥养阴足矣。若阴柔滋腻药多，虽用大黄，亦恐不解，是滋阴转致伤阴也。

如舌苔黄厚而滑，脉息沉数，中脘按之微痛不硬，大便不解。此黏腻湿热，与有形渣滓相抟，按之不硬，多败浆色溏粪。宜用小陷胸汤合朴黄丸，或枳实导滞丸等，缓化而行。重者合神芎导水丸，或陆氏润字丸等，磨荡而行。设使大剂攻下，走而不守，则必宿垢不行，反行稀水，徒伤正气，变成坏症。若舌苔黄如沉香色，或黄黑而燥，脉沉实而小，甚者沉微似伏，或四肢发厥，或渴喜热饮，脘腹按痛，痞满燥实坚悉具，痞满者湿热气结，燥实坚为燥矢，甚则上蒸心脑，下烁肝肾，烦躁谵语，舌卷囊缩，宜犀连承气汤急下之。阴伤者，加鲜生地、元参、知母、川柏之类足矣。盖速下其邪，即所以存津液也。

若舌色黑润，少腹按痛，大便色黑如漆，反觉易行，其人喜笑如狂，小便色黑自利，是胃肠蓄血，累及膀胱，宜桃仁承气汤急下之。或合犀角鲜地黄汤，以凉血逐瘀。发黄，小便不利，腹满者，茵陈蒿汤缓下之。其间有气虚甚而邪实宜下者，参黄汤。阴亏甚而邪实宜下者，千金生地黄汤去芒硝，或养荣承气汤缓下之。即极虚不任下者，宜用雪羹，加鲜生地汁、鲜冬瓜汁、元参、瓜蒌仁、蜂蜜等汁，稍加姜汁之类，咸滑以去著，辛润以清燥。慎勿当下不下，徒用滋腻，俾邪无出路，转致伤阴。亦勿迟回顾虑，致令失下，失则邪愈盛，正愈衰，后即欲下而不可得矣。以上皆慢性时疫初期、中期之疗法也。至于末期之传变，不一而足，或由失治，或由误治，全在临症施治者。辨明脏腑现症，气血虚实，对症发药，庶可收良好之效果。

第三节 湿温之化症

湿温本病，一切现症及治法，前文已详言之。惟其化症不一，最宜注重。如湿温化痧气，湿温化霍乱，湿温化疟疾，湿温化泄泻，湿温化黄疸，湿温化痢疾，湿温化水痘，湿温化肿胀，变幻多端，辨认须的，庶无误药之弊。本会既抱人道主义，索性和盘托出，俾资医师之研究，今将所化各症治疗方法，分列如下。

甲 湿温化痧气

湿温化痧气，当分为急痧症、慢痧症二种。

急痧症，初起即胸膈紧闷，四肢麻木，躁扰昏乱，大叫腹痛，青筋外露，斑点隐隐。继即闭目不语，昏厥如尸，手足反冷，脘腹灼热，脉多沉伏，舌多灰苔，或黄腻带紫。此由湿秽阻滞气极，温毒内陷清窍，症势最急最险。法宜内外兼治。外治如用飞龙夺命丹搐鼻以取嚏，刺两手少商穴，以开肺气，真薄荷油搽碗盖口，即刮后颈背脊至尾闾止，连刮数十余次，以现紫色点为度。观音急救散，速点两眼角以解痧毒。内治宜芳香宣窍，清芬化浊，清快露一两，和入行军散三分，或瓜霜紫雪三四分，取效最捷。若兼食积，必胸脘高突，不可抑按，欲吐不得，欲泻不能。当先进飞马金丹三五粒，使上吐下泻，以开达之。此种急痧，稍一失治，或缓治，其人即毙。

慢痧症，初起乍寒乍热，继则纯热无寒，或背微寒，头重晕痛，四肢倦怠，甚或麻木，肌肉烦疼，胸脘痞满，恶心欲呕，心膈闷乱，甚则神识如蒙。右脉濡滞，或弦滞。舌苔白腻如粉，口黏不渴。治法宜芳香化浊。藿香正气散去术、草，加红灵丹一二分，最效。若舌苔黄腻，心烦口渴者，湿秽化火，偏于热重也，周氏化浊汤，去川朴，加鲜竹叶、青连翘、青蒿露清化之。若苔兼厚腻，腹满便秘者，浊滞黏涎，胶结于内也。前方去玉枢丹，加控涎丹通逐之。轻则枳实导滞丸缓下之。下后，则以吴氏四苓汤加茵陈、贯仲，芳淡苦泄，肃清余热，以善其后。

乙　湿温化霍乱

湿温化霍乱，往往猝然而起，症有湿霍乱、热霍乱、寒霍乱、干霍乱之分别，此等险急之症，尤宜辨清界限，详述如下。

偏于湿重者，为湿霍乱。症必上吐下泻，胸痞、腹痛，口腻不渴，小便短少。脉多弦滞，或沉而缓。舌苔白滑。治宜辛淡泄湿，芳香化浊，霍朴胃苓汤加紫金丹，最妙；王氏蚕矢汤、燃照汤等，亦效。

偏于热重者，为热霍乱。上吐黄水，或呕酸水，暴注下逼，泻出稠黏，心烦口渴，胸闷腹疼，溺赤短热。脉多弦急。舌苔黄腻，或黄多白少。治宜苦辛通降，清凉芳烈，藿香左金汤、连朴饮二方，奏功皆捷。惟霍乱一症，不拘湿重热重，夹食者多，方中均可加山楂炭、六和曲、佛手片、焦鸡金之类。

若湿重而外中阴寒、内伤生冷者，则为寒霍乱，如俗称瘪螺痧、吊脚痧，多属此类。其症吐泻清水，多生腥气，胸膈坚满，脘腹痛甚，手冷至臂，足冷至股，溺短或秘。甚则几次吐泻，即眼眶内陷，胭纹皱瘪，两足筋吊，冷汗自出。脉多沉微欲绝，或沉细似伏。舌苔㿠白无神。症势最急最凶。法宜内外并治，标本兼顾。外治如回阳急救散调葱汁，按入脐中，再贴暖脐膏一张，艾灸二三十壮，白芥子末二三钱，烧酒调糊，罨于胸膈之间。樟脑精酒调烧槽，以洋绒布蘸药，搽擦手足。内治，初起用椒附白通汤合半硫丸，冲霍乱定中酒，通脉回阳，立止吐泻，最为力大而效速。或用新加附子理中汤合来复丹，或用加减附子理中汤合纯阳正气丸，务在一日之内，速令阴散阳回，六脉渐起，手足渐和。次用附姜归桂汤，于回阳之中，兼顾营气，或用参芪建中合二陈汤，调脾胃，和营卫，庶免热药偏胜之弊，过刚则折之虞。又次用附姜归桂参甘汤，气血双补，刚柔并济。若阳已回，身温色活，手足不冷，吐泻渐除，则用辛温平补汤，平调脏腑营卫，俾不致有药偏之害。若诸症尽除，而气液两亏，心神不安者，则用麦门冬汤合半夏秫米汤，或参麦茯神汤，养液安神，以调理之。然其间竟有寒散湿开，阳回肢温之后，而胃肠伏热发现，口大渴，心大烦，气上逆，上脉转洪大者，往往用人参白虎汤、竹叶石膏汤加鲜石斛、鲜生地及西瓜汁，而热势始减，诸病渐瘥。各会员历经实验，始信重阴必阳之《经》旨，为精确不磨也。

若湿遏热伏，又夹酸冷油甜，猝成干霍乱者，其人欲吐不得吐，欲泻不得泻，眩冒烦躁，肠中绞痛，甚则肢厥转筋。脉多弦坚细数，或沉弦似伏。舌苔灰白，或黄腻带灰。俗称绞肠痧者，即此症也。治法以涌吐为首要，速进飞马金丹三五粒。俟吐后，或泻后，则用周氏化浊汤，冲生萝卜汁，以消化之。继用香砂二陈汤，以平调之。

丙　湿温化疟症

偏于湿重者，为湿疟。症必寒重热轻，脉必弦滞，余如湿温本症之湿重者，大同小异。治以清脾饮加减达原饮，温脾化湿，以和解之。

偏于热重者，为温疟。症必热重寒轻，脉多弦数，或右脉洪盛，余如湿温本症之热重者同。治以桂枝白虎汤，或柴胡白虎汤，清胃泄热，以凉解之。

惟疟久不止，必入肝络。朝凉暮热，热自阴来，口燥不渴，两胁酸痛，神多虚烦，甚或惊惕，或极疲倦，或多盗汗。脉多右浮大无力，左弦数无力，甚则细劲。舌色焦紫起刺，或舌紫而无胎有点，或舌紫而罩白苔。此肝络血热，因而肝气失调也。治法惟青蒿鳖甲煎合新绛旋覆花汤、秦艽鳖甲汤，加桑叶、丹皮、银胡，最效。加味逍遥散合半贝丸，亦验。若已化三阴疟，俗称"四日两头"，则属寒湿伤脾，脾阳内郁，久则多成疟母，乃脾胀也。治法以疟疾五神丹为最验，外贴阿魏消痞膏，以缓消之。次以丁蔻理中丸一钱五分，和鳖甲煎丸一钱五分，每服三钱，用向日葵叶七片，生姜一钱，大红枣四枚，煎汤送下，约三星期即效，屡验不爽。

丁　湿温化泄泻

湿胜者为湿泻，《内经》所谓"湿胜则濡泄"也。其症腹中微痛，大便稀溏，小便淡黄，口腻不渴，胸痞肢懈，身重神疲。脉右缓滞。舌苔滑白而腻。治法以藿朴胃苓汤为主。兼风者，名飧泄，左关脉弦，必兼肠鸣腹痛。原方加炒白芍、川芎。兼寒者，名洞泄，脉右软迟，泻如鸭粪，腹中绵痛，溺色青白。原方加炮姜、吴茱萸。热胜者，为热泻，《内经》所谓"暴注下迫，皆属于热"是也。泻出如射，粪多稠黏，气极臭秽，肛门热痛难忍，肠鸣腹痛，痛一阵，泻一阵，涩滞不畅，里急后重，俨如痢疾，小便赤涩，口渴喜凉。脉数。苔黄。治法以藿香左金汤为主。

夹食者，脉右关沉滑，症必咽酸嗳臭，恶闻食气，腹痛甚而不泻，得泻则腹痛随松。原方加净楂肉、六和曲、焦鸡金。甚则热结旁流，治以小承气汤加黄连，下其积热，则泻自止。

夹痰者，右脉弦滑，必兼头晕恶心，气虽上逆，而咯痰不出，或时泻，或时不泻，泻出白如胶潺。原方加星香导痰丸，或节斋化痰丸，祛其痰热，则泻亦止。

戊 湿温化黄疸[1]

脾湿胜者为阴黄。色如熏黄而晦，胸腹痞满，口腻不渴，小便不利，身冷而痛。脉右缓滞。舌苔滑白，或兼灰黑。治以温脾化湿，茵陈五苓散加除疸丸主之，茵陈胃苓汤亦主之。若渐次化热，脉转弦滑，舌苔黄腻，口干而不多饮者，藿香左金汤加绛矾丸主之。

胃热胜者为阳黄。色如橘黄而明，身目如金，遍身无汗，但头汗出，渴欲饮水，二便俱秘。脉右浮滑而数。舌苔黄腻而糙。治以清胃解毒，茵陈蒿汤缓下之。下后，以栀子柏皮汤、三丰伐木丸清化之。

惟湿热入肝，肝火逼胆，胆汁入血，血蓄发黄，名曰胆黄。面目指甲一身尽黄，兼露青筋，小便自利而清，粪色反白。脉左弦涩，右弦滑。舌色紫黯，苔现黄腻。治以通络逐瘀，代抵当汤重加竹茹、茵陈主之，轻则叶氏绛覆汤合当归龙荟丸缓通之。或加除疸丸，奏功亦速。

己 湿温化痢疾

痢之为病，见于夏秋居多，他时则间有之。本三焦肠胃之疾，其初虽或兼风寒，或兼暑燥而发，而总由于湿热积滞，郁伏肠中，蕴酿而成。凡人患痢疾时，其肠中之黏膜，必有红肿之处，其处生出之脓液，即白痢也。若血管烂破，有血液流出，即赤痢也。脓血兼下，即赤白痢也。若青黄赤白黑杂下，即五色痢也。诊断、治疗之法，必先别其有表邪，无表邪，为湿重，为热重，夹虚夹实，伤气伤血之故，而治要得

---

〔1〕湿温化黄疸：后有"（未完）"字，删。

矣。乃或谓先泻后痢，自脾传肾为逆候，而杂药乱投者，讵知痢疾鲜有不先泻而后痢者。治如其法，生者甚多，何逆之谓？或谓通则不痛，专以攻下为事者；或兼未详询胸腹有无胀痛拒按，但见下痢频数，而惟事止涩者；或一见痢疾，专从里治，置表分寒热无汗不理，致内陷而增重者；或执赤为热，白为寒，不审其证之真寒真热，而妄施温凉者；或在痢言痢，不究其人血气偏虚之故，惟以槟朴丑军攻逐为事者，皆一偏之成见，未可与言治法也。本会各职员等，临症实验，凡赤痢、赤白痢、五色痢等，起病之初，属于实热性质者，则由病原菌所酿成之病毒，充满于肠内。宜先之以通利剂，扫荡腹内之郁毒，而后以调理剂作后疗法，乃为至当之顺序。若不先扫荡病毒，而惟下痢之，是恐先访遏之则死于腹满热盛苦闷之下，是即由逆治致逆症者也。此时之逆症，与实症相一致。又如白痢、赤白痢、五色痢等，属于气血两虚者，多起于胃肠运化不足，非起于肠内聚积病毒者，宜乎虚冷者温化之，虚热者清润之，以调和胃肠气液，为至当之治法。若谓不扫除腹内之病毒，则病根不尽，宜投下剂以廓清之，则其痢益急，莫知所止，每死于肉脱厥冷困惫之下。此即由误治致急症者也。此时之急症，与虚症相一致。虚实二因，最关病人之生命，为医者切宜慎重，庶免草率误人之弊。兹将赤痢、白痢、赤白痢、五色痢等四种证治，分列如下。

赤痢初起，每兼暑燥之气而陡发。其症身热口渴，脐腹大痛，如刺如割，里急后重，下利频进，或肠垢带血，或纯下鲜血，日夜数十度，或百余次。面赤唇红，或兼吐酸，或兼呕苦，胸腹如焚，按之灼手。甚或冲任脉动，胯缝结核肿大，小溲赤涩，或点滴而痛。六脉洪数，或左兼弦劲。舌苔黄燥如刺，或红刺如杨梅状。此由血分温毒，与积滞相并，内攻肠胃，劫夺血液下趋，即《内经》所谓"肠澼下血，身热者死"是也，症势最急最险。若以痢势太频，妄用提涩，或但用凉敛，必至肠胃腐烂而死，即以楂、曲、槟、朴、香、连、芩、芍、银花炭等普通治痢之法，以治此种毒痢，亦必胃肠液涸而死。急救之法，初用加味三黄汤，或拔萃犀角地黄汤，日夜连进二三剂，纯服头煎，以先下其毒。次用鲜生地二三两，鲜茅根一二两，金汁一二两，以代大黄，重用甘苦咸寒之品，以滋液救焚，养阴解毒。连进一二剂后，如尚有积热未净者，则用五汁饮清润滑降，以调理之。终用三参冬燕汤，滋养气液，以复其元。以上为重性赤痢而设。若轻性赤痢，症虽腹痛，里急后重，下痢频进，而但下肠垢如红酱者，治以加味白头翁汤，重用西瓜翠衣、白茅根、鲜贯仲等，已足奏功。或先服更衣丸一二次，排除其肠内之温毒热积，继服加味白头翁汤，奏效尤捷。终用黄连阿胶汤，加鲜铁皮石斛、鲜稻穗、鲜茉莉花等，以善其后。

白痢初起，每兼生冷油腻而夹发。其症胸腹滞闷，腹绵痛而后坠，或但后重偏甚，忽思饮，饮亦不多，忽思食，食亦乏味，小便热涩，痢下色白，或如豆汁。舌苔腻浊白滑，或黄。《内经》所谓"肠澼下白沫"是也。治宜胃苓汤，加沉香、百消曲，首先温化其湿食。待湿开热透，食化苔松，即用枳实导滞汤，下其积滞。一经积去痛减，可用香砂二陈汤，加荷叶拌炒谷芽，调理脾胃以善后，或用七味白术散，亦效。

赤白痢者，《内经》所谓"肠澼便脓血"是也。先辨其白多红少，或红多白少。白多者，虽属大肠，而内关脾脏，每有因过食瓜果，痼冷在肠。其症胸腹胀痛，肠鸣下痢，痛一阵，痢一阵，下痢后，乃后重不畅。苔白且呕。脉多弦滞。治宜藿朴胃苓汤，加公丁香、紫金片，温化冷滞以止痛。若下痢频进，腹痛拒按，舌滑而厚者，宜先服备急丸五七粒，速攻其积，积去而痢自减，继以醉乡玉屑调理之。赤多者，虽属小肠，而内关肝脏，每多因瘀血与食滞互结，横截气机，致气上下升降不利。其症脘腹剧痛，下痢紫黑血丝，甚或夹有瘀血块。舌色紫暗。脉多弦涩，甚或弦劲。速用加味桃仁承气汤，去其瘀积，轻则四汁饮，送五仁丸，亦足见功。继用人参芍药汤，加驻车丸，酸甘化阴，酸苦泄肝，待痛止痢减，即用四炭阿胶汤，清余热，滋任阴，以善其后。

若赤白痢初起，见头痛怕冷，身热无汗者，均属有表，当从汗解。如口舌不燥渴，胸腹不闷痛，舌或无苔，或淡白且滑，为湿温兼风而发。宜喻氏仓廪汤，日夜连进二三服，水煎热服取汗，汗透而痢便减。若见心烦躁渴，面色腻滞，唇舌红赤，小便赤热，苔上黄燥或滑者，为湿温兼暑所化。宜藿朴夏苓汤，加青蒿、薄荷、连翘、滑石、六神曲等，连进三四服，得汗透而痢亦自止。此表分阴阳之两大法也。此而一误，为呕为呃，不寐不食，神昏耳聋而危矣（俗称伤寒带痢疾，皆属此类）。

五色痢者，即青黄赤白黑杂下也。青者胆汁，黄者粪，赤者血，白者脓，黑者宿垢，最重难治。仲景所谓五液注下，脐筑痛，命将难全是也。症虽有虚有实，毕竟虚多而实少。实症属毒火，昼夜一二百次，不能起床，但饮水而不进食，其痛甚厉，肛门如火烙，扬手掷足，躁扰无奈。脉弦劲紧急，不为指挠。舌色纯红，甚或焦黑。其势如焚，救焚须在顷刻，若二三日外，肠胃朽腐矣。急宜重用三黄甘草汤，或拔萃犀角地黄汤，昼夜连进，循环急灌，服至脉势和柔，知病可愈。但用急法，不用急药，改以犀角五汁饮，急救津液。终用三参冬燕汤，滋养阴气以善后。虚症属阴亏，张石顽所谓痢下五色，脓血稠黏，滑泄无度，多属阴虚是也。不拘次数多寡，便见腰膝酸软，耳鸣心悸，咽干目眩，不寐多烦，或次数虽多，而胸腹不甚痛，或每痢后而烦困更增，掣痛反甚，饮食不思，速用猪肤汤合黄连阿胶汤，加茄楠香汁，甘咸救阴，苦味坚肠。若虚坐努责，按腹不痛，一日数十度，小腹腰膂抽掣酸软，不耐坐立，寝食俱废者，阴虚欲垂脱之候也。急宜增损复脉汤，提补酸涩以止之，迟则无济。幸而挽救得转，可用参燕麦冬汤，滋养气液，以善其后。若痢止后，犹有积滞未净，郁在下焦，小腹结痛，心烦口燥，夜甚不寐，宜用加味雪羹煎，标本兼顾，肃清余积。

总而言之，孕妇及体虚人，不论赤痢、白痢、赤白痢等，最为难治。惟归连石斛汤，加佛手花、代代花、鲜茉莉花等，最稳而灵，取其既能润肠祛积，开胃运气，又不伤胎碍虚也。临症时，从此方加减，庶免贻人口舌之讥。

庚 湿温化水痘

水痘者，小如蚕豆，大如豌豆，表皮隆起而为水泡，中多凹陷，始初为透明浆液状，继则变为不透明乳液状，且带脓性，常混有多数之圆形细胞，惟色淡浆稀，故曰水痘。皆由湿温兼风，郁于肌表而发。约有黄赤二种：色黄而含有气水者，曰黄痘（东医名含气性水痘）；色赤而含有血液者，曰赤痘（东医名出血性水痘）。亦有夹疹而出者，有夹正痘而出者，若先水痘收功后，而后发疹或正痘，其疹及痘必轻。此症多发于小儿，大人亦偶有之。将发时，身俱发热，皮肤如灼，或苦痒。最初发现于颜面，渐次及于躯干四肢，三五日后，水痘干燥，成为灰色，或类褐色之痂皮，至七日，则不留瘢痕而剥落。然亦有留皮肤瘢痕者。因患者搔破水疱之际，真皮受损伤所致。其见点，起发，灌浆，结痂，速则止于五六日之间，缓则约历二周至三周。辨法：虽同一水痘，同为皮薄色娇，而黄色水痘，一出如豆壳水疱；赤色水痘，一出有红点水疱，皆从水疱脓疱而结痂，然总不似正痘之根窠圆净紧束也。治法：黄色水痘，当用五叶芦根汤透解之，继与加味五皮饮，解其皮肤之余湿；赤色水痘，当用加味翘荷汤，清解之，继用防风解毒汤，清其皮肤之余热。终则统用三豆甘草汤以善后。

辛　湿温化肿胀

湿温所以化肿胀者，或因本病延久而发，或因宿病夹症而发。有但肿而不胀者，有但胀而不肿者，有肿而兼胀者，有肿胀而兼气喘者。辨其症，肿在外，属水；胀在内，属气。肿分阳水、阴水，胀分气实、气虚。因湿热浊滞致水肿者，为阳水；因肺脾肾虚致水溢者，为阴水。浊气在上为实胀，中气不运为虚胀。辨其位，肿在头面四肢，胀在胸腹脏腑。试举其大要而条治之。

阳水肿者，热蒸湿浮，袭入皮肤也。肿由面目先起，自上而下，皮肤如灌气状，以指按之，随手而起。大便不爽，小便黄热，时或赤涩。甚则气粗而喘。皆由气郁不舒所致。治在肺而发散之，《内经》所谓"开鬼门"是也。轻则香苏五皮饮，重则麻杏三皮饮，使湿热从微汗而泄，汗透则肿自消。继以茵陈胃苓汤，健运脾胃以善后。

阴水肿者，湿重热轻，郁结脉络也。肿自两足先起，由下而上，皮肤如裹水状，以指按之，窅[1]而不起。大便溏滑，溺短浑浊，时或点滴。甚则气短而喘。皆由水停不行所致。治在肾而渗利之，《内经》所谓"洁净府"是也。轻则椒目五苓散，重则麻附五皮饮，使水湿从溺道而泄，溺畅则肿自消。继以香砂春泽汤，温补脾肾以善后。若面目一身俱黄，黄而且肿者，名曰黄肿。必先观其色之明暗。如黄色鲜明，溺色老黄且涩者，此热重于湿也。治宜茵陈蒿汤，送下神芎导水丸，速泻其黄以退肿，继以吴氏二金汤调理之。如色黄昏暗，溺色淡黄不利者，此湿重于热也。治宜茵陈胃苓汤，送下三丰伐木丸，急去其黄以消肿，继以茵陈五苓散调治之。惟其间肿而且胀者，首推胃苓五皮汤，最稳而灵；肿而且喘者，五子五皮饮，亦多奏效。

气实胀者，或因食积，或因痞块，先有物在胃肠中，而后胀形于外也。按之则坚，腹胀不减。先宜消导以化之，早服程氏和中丸，晚服叶氏宽膨散，效者甚多。如

---

〔1〕窅：读 yǎo。眼睛眍进去。喻深远。

或不效，必是久病入络，络郁则胀也。当先辨其湿滞在络者，开郁通络饮，调下宽膨散主之；瘀积在络者，香壳散煎汤，调下代抵当丸主之。甚则间服巢氏阴阳攻积丸，不拘湿积、瘀积、虫积，皆能奏效。此即《内经》"去郁陈莝"之稳法也。切不可大剂峻攻，医者虽取效一时，病者虽暂快数日，往往一二旬间，胀反愈坚，中气伤残而毙。草医包治胀病，每结恶果者，多由于此。

气虚胀者，多因病后不讲卫生，不知禁忌，一复再复，脾胃久伤而化胀。此虚气在于统腹膜之中，徐洄溪所谓"胀俱在肠外三焦膈膜之间"是也。其外虽胀，其中无物，按之则濡，扣之有声，抑之不痛，时胀时减。切不可攻，攻之即死。宜用温补兼辛通法。早服程氏白术丸，补其虚以化滞，夜服局方禹余粮丸，暖水脏以通阳，耐心静养，缓缓奏功。继以半硫理中丸，温补脾阳以宽之；济生肾气丸，温通肾阳以消之。此即《内经》宣布五阳之正法也。外治惟针法，最能取效。若病家急于求效，医家急于建功，每见速死则有之。而病之能痊，一无反复者，则百不见一二也。医家病家，切宜慎重。

以上湿温化症，但举其大要而言，其余变症甚多，未能一一曲尽，阅者谅之。

编撰者敬告

第四章　卫生及预防

第一节　已病之卫生

吾绍近今治病，一病之安危，惟责之医家一人，一医之良否，专系乎前方一剂。其药宜多煎，宜少煎，宜先入，宜后入，宜多水，宜少水，非所知也；药品之道地与否，制炼之合法与否，亦非所辨也。此外寝处不合法，寒暖不适宜，饮食不知节，病情不知察，更无论矣。似此，则医家之功一，而病家之过十，纵有卢扁，能愈病乎？况重大危险之病机，早晚不同，顷刻传变，而惟恃一日一至之医，一日一服之方，治变幻不测之病，庸有幸乎。余故曰：已病之卫生，为病家必要之智识，亦为病家应尽之义务。故凡良医之能愈病，必先在开化病家，使病家诸人，看护周到，有助医之力，不掣医之肘，夫而后病之误治也，始可以归罪于医。兹择其最紧要、最易实行者，条列如下。

一、衣被宜洁净也。清洁为各病所不可缺之要件，若患时疫病而不洁，则其病屡犯于危殆，且能致害于病者之家族及医师。故病者须日日更换衣服，卧床被褥，尤须清洁。一切旧衣被等，凡可蒸发之物，必须安置空屋，锁闭箱中。又如被覆过暖，亦能致病加重。重病即死者，以热郁于内而气不宣达也。竟有闷毙许久，而旁人但知其熟睡者，迨呼之不应，揭其盖覆，始知其人已死，莫不曰死于急痧，近年来闻见颇多。

二、饮食宜节制也。湿温时疫，本属胃肠伏邪，早已失其消化力，最宜忍饥耐饿，平卧安静。不但油腻腥发，面蘖炙煿薰灼脏腑者，固宜禁绝，即瓜果生冷，凡能冰伏脾胃者，亦宜禁不入口。最妙以萝卜汤、陈干菜汤，疏导其胃肠，渴则饮清快露和开水少许，或但饮细芽茶，输运其津液。病势轻减后，可略进流动性之滋养品，如薄粥、薄藕粉，及开水冲熟之鸡蛋等，每日之次数宜多，每次之食量宜少，不过以之略充饥肠而已。病将就痊时，凡各种未熟之果实油类，及一切之固形物而不易消化者，均不宜入口。前哲庞安常先生云：凡病新瘥，只宜先进白稀粥，次进浓者，又次进糜粥，亦须少少与之，不得早吃肉食，他如酒肴甘脆肥鲜生冷等物，皆不可犯。王孟英先生曰：瘥后必小便清，舌苔净，始可吃粥饭，鲫鱼台鲞之类，油腻酒醴甜食新鲜补滞诸物，必解过坚矢新粪，始可徐徐而进，切勿欲速，以致转病。此皆阅历有得之名言欤。

三、卧房宜宽绰，窗户宜开爽也。二者皆注意室内之空气，常使新鲜，最为病理卫生之首要。王孟英先生曰：人烟稠密之区，疫疠时行者，以地气即热，秽气亦盛也。故住房不论大小，必要开爽通气，扫除洁净，庶清风徐来，疫气自然消散。反是，则热气、浊气，益为疫气树帜矣。凡时疫流行，罹此者，每多被褐茹藿之子，荆户蓬室之人，皆由于此。

四、侍人宜勿杂，灯火宜少燃也。吾绍病家习惯，凡病时疫，最怕鬼祟。不但夜间红烛高烧，即日中于病室床内，亦必以多燃灯火为阳光。而满屋皆侍病之人，骈肩并足，交头接耳，七口八啐，汗露交流。岂知人气最热，灯火最毒，浊气多而清气少，即使无病者久居此室，亦必头目昏晕，胸膈气闷，况在患时疫之人乎。口鼻之所吸受，肺胃之所浸淫，往往轻者重，重者即死，皆此等恶习惯阶之厉也。凡疫皆然，亦凡病皆然，正不独湿温时疫一种耳。

五、择医宜精，任医宜专也。王孟英先生曰：选医难于选将。选得矣，或徒有虚名而无实学，或饱学而非通才，或通才而无卓识，或见到而无胆略，或有胆而少周详，皆不足以愈大证也。然则如何而可服其药耶？但观其临证时，审问精详，心思周到，辨证确切，方案明通，言词直爽近情，举止落落大方者，虽尚未谋面之人，亦一见而知为良医矣，其药可服也。周雪樵先生曰：病者之安危，即为医家之荣辱。苟始终信任之，医家之于病人，自有密切之关系。若朝暮易医，则各骋意见，各施治法，势必温凉杂投，筑室道谋，无一人任其咎而后已。而最为偾事者，则病家之略知医药者也，愈病不足，掣肘有余，最为良医之阻力。凡于方药之有力量者，必不敢服，曰：恐其误治也；于方药之能速效者，又不敢服，曰：嫌其霸道也。及得至平易之方，则安然服之。病而不效，则又归其咎于医，曰：今固无良医也。有如是之病家，而后投其所好，乃有今日之所谓名医。故医师之良者，不但不沾染病家之习气，尤贵开通病家之智识。

六、购药宜谨，察药宜慎也。徐洄溪先生曰：当时药不市卖，皆医者自取而备之。迨其后有不常用之品，后人欲得而用之，寻求采访，或误以他物充之，或以别种代之。又肆中未备，以近似者欺人取利，此药遂失其真矣。药失其真，药性必殊，即审病极真，处方极当，奈其药非当时之药，则效亦不可必矣。今之医者，惟知定方，其药则惟病家取之肆中，所以真假莫辨，虽有神医，不能以假药治真病也。陆定圃先生曰：药之伪者不必论，即寻常药品，肆中人粗心，往往以他物搀混，必亲自检视，方免舛误。有桐乡陈李氏子，夏月霍乱，延医定方，有制半夏二钱，适药肆人少，而购药者众，误以制附子与之。服后腹即大痛、发狂、口中流血而卒。李归咎于医，医谓药不误，必有他故。索视药渣，则附子在焉，遂控药肆于官，馈以金乃已。此皆不辨药品而致误也，可不儆且惧乎。

第二节　未病之预防

疾病之预防法，《内经》摄生一章，语皆精卓，但程度太高，难于履行。兹择其浅近而易于从事者，节录上海医学研究所通告如下。

一　房屋务祈洒扫，勿被尘污。四壁宜用石灰刷新，或兼用除秽药水浇洒，以杜湿毒之患。

一　垃圾为秽气所乘，不宜任意倾倒，宜倒在桶内，候清道夫挑除。挑后，勿再作践。大街小巷，时常清洁，可免一切疫疠。

一　晨起须将窗户洞开，以出炭气而入养气。夜则不然，卧不息灯，与贪凉露宿，均宜切戒。

一　罐坛瓶钵一切器皿，积储宿水，最易生蚊，如内地已设自来水，宜将此项屏弃勿用。天井、阴沟，须时常冲洗，勿任闭塞。若将火油灌入阴沟，以免秽湿，斯为更妙。

一　停棺于家，最能遗患。设死者系患传染之症，其害更不堪设想。故丧家宜将棺柩速葬为要。

一　蚊蝇最能传病，故食物必须遮盖，以免蚊蝇散毒。碗盏用时，须先洗净。卧宿须垂帐子，勿使蚊虫吮血，致生传染之病。

一　各种生冷之物，俱有微生物含其中，故食物必须煮透、煮熟。各物亦勿越宿再食，且勿与未煮之物置在一室，庶微生物不致侵入。水未煮过，慎勿入口，嗬嚼水、冰冻水，皆与人有害，瓜果亦易致病，均宜少食。

一　吐痰于地，最为秽德，且易传病，宜向磁盂或阴沟吐之，方可无患。

一　有汗之衣，亟宜洗濯，慎勿于汗干之后，再穿身上，致滋疾病。

一　登山凭眺，涉野环观，用深呼吸法，吸收新鲜之空气，最为预防时疫之要法。（新增）

一　时疫盛行之际，室中宜焚点辟瘟集祥香，以辟除其秽恶不正之气。入病人室，宜啖囫囵皮蛋一枚。能饮者，佐以高粱酒少许。男妇老幼，俱宜佩太乙辟瘟丹一颗，以绛帛囊之，当心悬挂，不可近亵。（新增）

一　无论老少强弱之人，虚实寒热之症，常以炒香枇杷叶泡汤代茗，肃清肺气，可杜一切痧秽时邪。尤必慎起居，节饮食，薄滋味，谨嗜欲，夏令当茹素三五旬。其一切腥膻发物，俱宜远戒，房劳亦宜撙节。（新增）

一　食井中，每交夏令，宜入白矾雄精之整块者，解水毒而辟蛇虺也。水缸内，宜浸鲜石菖蒲根及降香。

选录急性时疫方

犀地桑丹汤　见吴坤安先生《感症宝筏》，照原方略有加减。

白犀角八分　鲜生地八钱　冬桑叶三钱　粉丹皮二钱　生山栀三钱　青连翘三钱　老紫草三钱　青子芩钱半　青蒿脑钱半　元参心二钱　池菊花三钱　白知母三钱

先用活水芦根二两，鲜茅根二两，嫩桑枝一两，鲜竹叶五十片，煎汤代水。

按：犀角之功，取其透络热，清脑炎。凡温热邪陷血分，神昏发痉，斑点隐隐者，确有捷效。但原支犀角，只有一条统黑，或两条统黑，余皆灰白之色，因中医向有白入气分、黑入血分之说，故方中每写定黑犀角。岂知同一犀角，白色最多，黑色最少，以致黑色者价增一倍，白色者往往染成黑色，欺人渔利。其实此说不必拘泥，庶几家况平常者，尚可购服。

拔萃犀角地黄汤　见邵步青先生《温毒病论》。

白犀角一钱　鲜生地两半　生锦纹三钱　小川连一钱　青子芩二钱

犀羚白虎汤　见王孟英先生医案。

白犀角一钱　羚角片钱半　生石膏八钱　白知母四钱　生甘草八分　陈仓米三钱，荷叶包　双钩藤钱半　滁菊花二钱

先将犀、羚二味，用水四碗，煎成二碗，代水煎药。

千金生地黄煎　见《千金要方》。

生玉竹三钱　天花粉三钱　地骨皮三钱　辰茯神三钱　生石膏四钱　白知母三钱　鲜生地汁　麦冬汁各二瓢，冲　鲜竹沥一瓢　生姜汁四滴，同冲　净白蜜半钱

竹叶石膏汤　见仲景方。

西洋参一钱　生石膏三钱　生甘草八分　原麦冬钱半　仙露夏一钱　鲜竹叶三十片

犀羚镇痉汤　见陆定圃先生《冷庐医话》

白犀角八分　羚羊角钱半　鲜生地八钱　青连翘三钱　元参心二钱　新银花二钱　滁菊花三钱　甘中黄一钱　生甘梢六分　莲子心二分

滋液救焚汤　见喻嘉言先生《医门法律》。

白犀角一钱　鲜生地一两　玄精石一钱　原麦冬二钱　西洋参钱半　大麻仁三钱　生甘草三分　真阿胶一钱　柏子仁二钱　紫石英三钱　西牛黄一分　调服。

瓜霜紫雪丹　见方省庵先生《喉科》。

白犀角　羚羊角　青木香　上沉香各五钱　寒水石　石膏　灵磁石　飞滑石各五两　元参　升麻各一两六钱　飞朱砂五钱　生甘草八钱　公丁香二钱　麝香一钱二分　金箔一两　西瓜硝八钱　冰片三钱　制法照局方紫雪。

龙胆泻肝汤　见宋神宗《和剂局方》。

龙胆草八分　生山栀钱半　青子芩二钱　银胡一钱　鲜生地五钱　车前子钱半　生甘梢八分　归须八分　建泽泻钱半　细木通八分

平阳清里汤　见梁特岩先生《舌鉴辨正》。

生石膏六钱　生甘草六分　青子芩钱半　白知母三钱　小川连八分　生川柏六分

先用白犀角六分，羚角一钱，煎汤代水。

阿胶鸡子黄汤　见沈樾亭先生《验方传信》。

真阿胶钱半　左牡蛎五钱　大生地四钱　生白芍三钱　女贞子三钱　黄甘菊二钱　鸡子黄一枚　童便一盅

选录慢性时疫方

藿朴夏苓汤　见石芾南先生《医原》。

杜藿香钱半至二钱　真川朴八分至一钱　姜半夏二钱至三钱　光杏仁二钱至三钱　白蔻仁八分, 冲　生米仁四钱至六钱　带皮苓三钱至四钱　猪苓钱半至二钱　建泽泻钱半至二钱

先用丝通草三钱或五钱，煎汤代水。

附加减法：兼风者，汗出恶风。兼寒者，恶寒无汗。前法酌加苏梗、桔梗、豆豉、葱白、生姜之类。邪在经络，一身掣痛，酌加桂枝、酒炒防己、秦艽之类，以升

毛窍经络之壅。兼暑者，面赤，口渴，心烦，前法去蔻仁、半夏、厚朴，酌加青蒿脑、鲜荷叶，清香辟秽，连翘、山栀、滑石，轻清微苦淡渗，以解暑湿热之结。

星香导痰丸　见朱丹溪先生《心法》。

制南星三两　生香附三两　皂角水浸一周时，晒　法半夏三两　广橘红五两　姜汁糊丸

按：丹溪翁自言，此家传秘方，治痰嗽无火累验。

沉香百消曲　见德轩《普济方》。

上沉香一两　五灵脂　制香附各一斤　炒香黑白丑各二两

按：原书云：此方秘于道藏，善能消水、消食、消痞、消痰、消气、消滞、消瘀、消痢、消蛊、消膈，并痰迷心窍等症。修合济人，费小功大，药到病除，无不即愈。

枳桔栀豉汤　本会各职员经验方。

生枳壳一钱至钱半　焦山栀二钱至三钱　苏薄荷八分至一钱　苦桔梗一钱至钱半　淡豆豉二钱至三钱　青连翘二钱至三钱　青子芩一钱至钱半　生甘草四分至六分　西茵陈二钱至三钱　贯仲二钱至三钱　鲜竹叶三十片

按：此方从长沙枳实栀豉汤，合河间桔梗汤，加茵陈、贯仲二味。治湿温时疫之热重于湿，兼受风邪而发者，屡投辄效。

清芬[1]辟疫汤　见徐涧溪先生医案。

活水芦根二两　鲜茅根一两　鲜薄荷钱半　鲜青蒿三钱　泽兰叶三钱　鲜石菖蒲叶钱半　解毒万病丹一粒，温水磨冲

按：此方清芬辟秽，凉血解毒，乃湿温时疫，湿从燥化，温从火化之良剂。凡治身热神昏，闷乱烦躁，甚或呕吐厥僵，其形如尸等症，投之辄效。盖火邪逆上，诸窍皆闭，非此等清凉芳烈之药，不能即令通达。本会各职员，历经治验，故敢新定其名曰清芬辟疫汤。

解毒万病丹　见徐灵胎先生《兰台轨范》。

雄黄精五钱　山慈姑二两　川文蛤二两　千金霜二两　红芽大戟二两　麝香三钱　飞辰砂五钱

---

〔1〕芬：原作“芳”，据《珍本医书集成》改。下同。

上七味，各研细末，和匀，以糯米粥为剂，每料分作四十粒。按：四十粒太重，可分作八十粒。

按：洄溪先生曰：此秘药中之第一方也，用药之奇，不可思议。专治一切药毒。菰子、鼠莽、恶菌疫死，牛马河豚等毒，及时行瘟疫、山岚瘴疟、缠喉风痹、黄疸、赤眼、疮疖热毒上攻，或自缢、溺水、打扑伤损、痈疽发背、鱼脐疮肿、百虫蛇犬所伤。男子妇人，癫邪狂走，鬼胎鬼气，并宜服之。由是观之，此丹确为杀菌之第一要剂。其方下，明注曰"恶菌疫死"。则凡属疫症之由于恶菌者，医者可推广其用矣。惟中医通称曰恶菌，西医则通名曰毒菌。因其微细之极，又名曰细菌；且因善能腐败物质，又名霉菌。习新医学者，辄诋中医之不知毒菌，则其于中国医书，未尝博览，已可概见。但取中医学说之可非难者一二端，指摘之，以概全体，而弃我所长。新学之士，习闻其说，遂以中医为一无可取，致使新旧之见，势同冰炭，两者益不相容。然如斯互相抵触之弊，将谁受之？受其弊者非他，吾国之人民而已。窃愿中西之二大医术，日渐融和，共图医道之大进步，则本会各职员，实深厚望焉。

昌阳泻心汤 见王孟英先生《重订霍乱论》。

鲜石菖蒲钱半 青子芩 仙露夏各一钱 小川连六分 紫苏叶三分 真川朴八分 鲜竹茹三钱 淡竹沥一羹瓢，冲 生姜汁四滴，冲

先用炒香枇杷叶一两，活水芦根二两，煎汤代水。其枇杷叶，必须先刷毛净，剪去大筋，然后略炒微黄色为度。

按：菖蒲，一名昌阳，辛香不燥，善能扫涤浊邪，昌发清阳之气，合诸药以为剂，共奏蠲痰泄热、展气通津之绩。凡治湿热秽浊之邪，内蒙清窍，已历试不爽矣。

太乙紫金丹 同前。

山慈姑 川文蛤各二两 红芽大戟 白檀香 安息香 苏合香油各一两五钱 千金霜一两 明雄黄 琥珀各五钱 梅冰 当门子各三钱

以上十一味，各研极细，再合研匀，浓糯米饮杵丸，绿豆大，外以金箔为衣，每钱许，凉开水下。专治霍乱痧胀，岚瘴中恶，水土不服，喉风中毒，蛇犬虫伤，五绝暴厥，颠狂痫疽，鬼胎魔魅，及暴湿温疫之邪，弥漫熏蒸，神明昏乱，危急诸证。

按：薛一瓢先生曰：此方比苏合丸而无热，较至宝丹而不凉，兼玉枢丹之解毒，

备二方之开闭，洵为济生之仙品，立八百功之上药也。由是推之，此丹合前解毒万病丹二方，真中医杀菌解毒之灵丹，不论时疫、大疫、疬疫，凡见方下详注各症，均可酌用，以奏捷效。

厥症返魂丹　见王肯堂先生《类方准绳》。

真麝香　生玳瑁　雄黄精　白芥子　飞辰砂各二钱五分

上药同研如粉，于磁器中熔安息香和丸，如绿豆大。每服五丸，小儿只服一丸。

按：昏厥一症，最为急候，轻则渐苏，重则即死。因怒而得者为气厥，因瘀而得者为血厥，因痰而得者为痰厥，因食而得者为食厥，因酒而得者为酒厥，因痉而得者为痉厥，因痛而得者为痛厥，因惊而得者为惊厥，卒中而得者为暴厥，其状如尸者为尸厥。其症皆忽然昏晕，默然不语，不省人事，均以此丹，随症加入汤引急救之。历试辄验。

犀地清神汤　见石芾南先生《医原》。

白犀角八分至一钱　鲜生地六钱至一两　新银花二钱至三钱　青连翘二钱至三钱　广郁金三钱, 磨汁, 冲　鲜石菖蒲钱半, 后入　梨汁　竹沥各一羹瓢, 冲　生姜汁二滴, 冲

先用活水芦根二两，灯芯三十支，煎汤代水。煎成，冲入犀角汁、郁金汁、梨汁、竹沥、姜汁等，乘热即服。

按：湿热浊邪，化燥伤阴，内陷心宫，神昏谵妄，舌赤无苔，此时用药，最要空灵。神昏为内闭之象，闭则宜开；心宫乃虚灵之所，虚则忌实。此方四味用汁，地黄用鲜者，取其滑利；少加姜汁，凉药热饮，取其流通，此即阴阳开阖之理也。余氏春山曰：热为湿郁，不能外达下行，每见恶寒足冷。若拘伤寒恶寒之说，投以温散，其寒反甚。但用芦根、灯草，甘淡通阳利窍，滚煎热服，下咽即觉热从外达，津津汗出而解，屡验不爽。故此方合前诸药以为剂，甘润救阴，清凉芳透，既无苦寒冰伏之虞，又乏阴柔浊腻之弊。如此制方，确有精义，本会各职员，屡用辄效，特表彰之。

加减神犀汤合犀珀至宝丹方　医学会正会长何廉臣君经验方。

犀角尖八分　鲜生地二两, 拌捣　淡豆豉三钱　银花二钱　连翘三钱　粉丹皮钱半　元参心　老紫草各三钱　大青叶二钱　金汁一两, 冲　犀珀至宝丹一颗, 去壳研细, 先用药汤调服, 犀角仍磨汁冲

犀珀至宝丹 同前。

白犀角五钱 羚羊角五钱 琥珀三钱 麝香一钱 蟾酥五分 原桃仁三钱 藏红花二钱 血竭三钱 辰砂五钱 郁金三钱 石菖蒲三钱 穿山甲二钱 杜赤豆五钱 桂枝尖二钱 连翘心三钱

以猪心血为丸，金箔为衣，每丸计重五分。大人每服一丸，小儿每服半丸，婴儿每服半丸之半丸。

按：此丹专治一切时邪内陷血分，瘀塞心房，不省人事，昏厥如尸，目瞪口呆，四肢厥冷等症。又治妇人热结血室，及产后瘀血冲心，小儿痘疹内陷，急惊暴厥，中风中恶等症，用之得当，奏功极速，历验如神。

犀连承气汤 见吕楂村先生《伤寒穷源》。

白犀角一钱 小川连一钱 生锦纹二钱 小枳实钱半 元明粉三钱 真川朴五分

小陷胸汤合朴黄丸 小陷胸汤见张仲景先生《伤寒论》。

瓜蒌仁六钱 仙露夏三钱 小川连八分 朴黄丸三钱

上药煎成，绢筛滤清服。

朴黄丸 见程钟龄先生《医学心悟》。

真川朴 广陈皮各十二两 制锦纹一斤四两 广木香四两

上用荷叶水泛为丸，如绿豆大，每服三钱，开水送下，小儿二钱。

枳实导滞丸 见李东垣先生《脾胃论》。

小枳实 六神曲各五钱 制锦纹一两 小川连三钱 青子芩 生晒术各三钱 浙茯苓三钱 建泽泻二钱

神芎导水丸 见刘完素先生《河间六书》。

生锦纹 青子芩各二两 炒黑丑 飞滑石各四两 小川连 川芎 苏薄荷各五钱

共为细末，滴水为丸，如小豆大，温水下十丸至十五丸，每服加十丸，日三服，冷水下亦得。

按：此丸泻湿热，消酒食，清头目，利咽喉，能令胃肠结滞宣通，气和而愈，屡用辄效。

陆氏润字丸 见陆养愚先生《三世医验》。

酒炒锦纹一两　制半夏　前胡　山楂肉　天花粉　白术　广陈皮　枳实　槟榔各一钱二分五厘

每药须晒干为末，姜汁打神曲为丸，如梧子大，每服二三钱。

按：此丸，善治湿热食积，胸满不食，腹痛便闭及夏秋赤白痢等症，最稳最灵。

桃仁承气汤　见仲景方。

原桃仁三钱　生锦纹二钱　元明粉钱半　川桂枝三分　生甘草六分

按：此汤乃仲景原方，吴又可去桂枝、甘草二味，加当归、赤芍、丹皮各二钱，亦名桃仁承气汤。吴鞠通去元明粉、桂枝、甘草三味，加细生地六钱，丹皮四钱，泽兰二钱，人中白二钱，名加减桃仁承气汤。同一治蓄血症，凉血通瘀之功，较原方尤胜。

犀角鲜地黄汤　见孙真人《千金要方》。

白犀角一钱　鲜生地一两　粉丹皮三钱　赤芍二钱

茵陈蒿汤　见仲景方。

西茵陈五钱　焦山栀四钱　生锦纹二钱

参黄汤　见石芾南先生《医原》。

别直参钱半　生锦纹钱半

千金生地黄汤　见《千金要方》。

鲜生地二两　生锦纹一钱　生甘草八分　芒硝一钱　大红枣四枚

养荣承气汤　见吴又可先生《温疫论》。

鲜生地一两　油当归三钱　生白芍二钱　白知母三钱　生锦纹一钱　小枳实钱半　真川朴五分

雪羹　见王晋三先生《古方选注》。

漂淡陈海蜇四两　大荸荠六个

飞龙夺命丹　见王孟英先生《重订霍乱论》。

飞辰砂二两　明雄黄　灯芯炭各一两　人中白八钱　飞青黛　明矾各五钱　梅冰　麻黄各四钱　真珠　牙皂　当门子　蓬砂各三钱　西牛黄二钱　杜蟾酥　火硝各钱半　飞真金三百页

上十六味，各研极细，合研匀，磁瓶紧收，毋令泄气。以少许吹鼻取嚏。重者再用凉开水调服一分，小儿减半。

按：王孟英先生自按云：此丹芳香辟秽，化毒祛邪，宣气通营，全体大用，真有斩关夺隘之功，而具起死回生之力也。

观音救急丹　见甬东王松堂先生《经验各科秘方辑要》。

真朱砂　雄黄精各六两　荜茇二钱　梅冰二钱半　明矾一两　月石二两　牙硝四两，后下　当门子二钱五分　真佛金二百张

上药研末，用磁瓶收贮。每装一分，黄蜡封口，切勿泄气。如遇有急痧等症，急用此丹，先点两眼角，再取半分，放入脐内，以膏药贴之，甚验。若遇重症，可将余丹放舌上，阴阳水送服，无不立效。

按：王松堂自云：此丹功力甚大，即死一时，还可回生。孕妇忌服，小儿减半。

行军散　见王孟英先生《重订霍乱论》。

西牛黄　当门子　真珠　梅冰　蓬砂各一钱　明雄黄飞净，八钱　火硝三分　飞真金二十页

上药研极细如粉，再合研匀，磁瓶密收，以蜡封之。每三四分，凉开水调下。

飞马金丹　见沈樾亭先生《验方传信》。

巴豆霜　广木香　赖橘红各三钱　五灵脂　广郁金生打　上雄黄　制锦纹各一两　飞辰砂五钱　明乳香　净没药　山慈菇　百草霜各二钱

各称另研净末分两，再合研一时许，合匀。米醋法丸，金箔为衣，如绿豆大，隔纸晒干，紧贮磁器，置高燥处。二十岁以上者，每服十二丸。禀强者，加三丸。老幼随减，三两岁者七丸或五丸，七八十岁者九丸。温开水送下。半日或一二时许，非吐必泻。孕妇遇急症，七丸为度。

藿香正气散　见王孟英先生《重订霍乱论》。

藿香三两　川朴　陈皮　桔梗　白术　半夏各二两　大腹皮　白芷　浙茯苓　苏叶各三两　炙甘草一两

十一味为末，每三钱，姜三片，枣三枚，煎[1]服。

---

〔1〕煎：原脱，据《珍本医书集成》补。

红灵丹 同前。

朱砂 牙硝各一两 飞雄黄 蓬砂各六钱 煅礞石四钱 梅冰 当门子各三钱 飞真金五十页

每一分，凉开水送下，小儿减半。

周氏化浊汤 见周雪樵先生《中国医学报》。

真川朴钱半 杜藿梗一钱 青子芩钱半 前胡一钱 佩兰叶一钱 大腹皮一钱 小枳实一钱 淡香豉钱半 焦山栀钱半 紫金片二分，开水烊冲

控涎丹 见陈无择先生《三因方》。

白芥子 甘遂 大戟各一两

研末姜汁糊丸，每服十丸，重则服三十丸，淡姜汤送下。

吴氏四苓汤 见吴又可先生《温疫论》。

带皮苓四钱 猪苓二钱 泽泻 广皮各钱半

藿朴胃苓汤 樊开周先生经验方。

杜藿梗三钱 真川朴一钱 杜苍术八分 炒广皮钱半 炙甘草五分 生晒术钱半 浙茯苓三钱 猪苓钱半 建泽泻钱半 官桂五分

王氏蚕矢汤 见王孟英先生《重订霍乱论》。

晚蚕砂五钱 生苡仁四钱 大豆卷四钱 丝通草一钱 陈木瓜三钱 仙露夏一钱 焦山栀钱半 青子芩一钱 吴茱萸三分 拌炒川连二钱

地浆或阴阳水煎，稍凉徐服。

燃照汤 同前。

飞滑石四钱 真川朴一钱 焦山栀二钱 青子芩钱半 制半夏一钱 淡香豉三钱 省豆草钱半

水煎，去滓，研冲白蔻仁八分，温服。

藿香左金汤 同前。

杜藿香三钱 吴茱萸二分 小川连六分 新会皮二钱 姜半夏钱半 炒枳壳钱半 炒车前钱半 赤苓三钱 细木通一钱 建泽泻二钱 猪苓钱半 六一散四钱，包煎

先用鲜刮淡竹茹五钱，炒香鲜枇杷叶一两，井水、河水各一碗，煎至一碗，分两

次服。服后毋多饮茶，多饮茶则连药吐出，不得药力矣，切宜忍耐。

连朴饮　同前。

小川连一钱　真川朴二钱　石菖蒲一钱　淡香豉三钱　制半夏一钱　焦山栀三钱　活水芦根二两，煎汤代水

回阳急救散　同前。

吴茱萸一两八钱　母丁香一两二钱　上桂心八钱　硫黄五钱　当门子四钱

五味共研极细，磁瓶密收，每二三分，安脐中，以膏药封之，一时即愈。孕妇忌贴。

按：此方药虽猛峻，而仅取其气由脐入腹，自能温通脏腑，以逐寒邪，不致伤阴，诚为善策。惟口渴，苔黄，下利，极热者，显为阳证，虽见肢冷脉伏，亦勿妄用此散，更张其焰也。

椒附白通汤合半硫丸　见吴鞠通先生《温病条辨》。

川椒二钱，炒黑　生附子三钱，炒黑　淡干姜二钱　葱白三枚　猪胆汁半烧酒杯，去渣后调入

半硫丸　同前。

倭硫黄　姜半夏各一两

为细末，蒸饼为丸，梧子大，每服一二钱，开水下。

霍乱定中酒　见沪上各报。

樟冰　丁香　木香　大茴香各三钱　罂粟膏三钱　广陈皮二钱　滴烧酒一斤

按：此方专治霍乱、瘄螺痧、吊脚痧、绞肠痧、胸郁、腹痛、痢疾等症。用此酒半茶匙，饮之即愈，极其灵验。

新加附子理中汤　见王清任先生《医林改错》。

潞党参八钱　淡附片四钱　淡干姜四钱　炒白术四钱　炙甘草三钱　原桃仁二钱　杜红花二钱

按：吐泻一见转筋，身冷汗多，非此方不可，莫畏病人大渴饮冷，不敢用。

来复丹　见宋《和剂局方》。

玄精石　倭硫黄　牙硝各一两　赖橘红　小青皮　五灵脂各二钱

上药为末，醋糊丸，每服二钱，或三十丸，空心醋汤下。

加减附子理中汤 见吴鞠通先生《温病条辨》。

黑附块 老东参各钱半 生茅术三钱 真川朴二钱 广皮钱半

纯阳正气丸 见《绍兴医学报》。

杜藿香 紫苏叶 生茅术 生於术 白茯苓 姜半夏 广皮 上官桂 公丁香 青木香各一两 紫降香五钱

上药共研细末，水法为丸，如粟米大，外加红灵丹一两为衣。开水送服，每服五分，小儿减半，症重者酌加，孕妇忌服。

附姜归桂汤 见喻嘉言先生《医门法律》。

黑附块 炮干姜 全当归 安边桂各一钱半

上用水二大盏，煎至一盏，入蜜一蛤蜊壳，温服。

参芪建中合二陈汤 何廉臣经验方。

潞党参 绵芪各钱半 川桂枝五分 生白芍钱半 炙甘草八分 姜半夏钱半 炒广皮一钱 浙茯苓三钱 饴糖三钱 鲜生姜八分 大红枣四枚

用水两碗，煎成一碗，去渣，温服。

附姜归桂参甘汤 见喻嘉言先生《医门法律》。

黑附块 炮干姜 全当归 安边桂各一钱半 潞党参 炙甘草各二钱 鲜生姜二片 大红枣二枚

用水两大盏煎至一盏，入蜜三蛤蜊壳，温服。

辛温平补汤 同前。

黑附块 炮干姜各五分 全当归一钱 安边桂五分 潞党参 炙甘草 蜜炙绵芪 土炒白术 酒炒白芍各二钱 五味子十二粒 煨姜三片 大红枣二枚

用水二大盏，煎至一盏，加蜜五蛤蜊壳，温服。

麦门冬汤合半夏秫米汤 何廉臣经验方。

原麦冬三钱 潞党参钱半 姜半夏二钱 北秫米四钱 炙甘草六分 大红枣二枚

参麦茯神汤 见薛生白先生《湿热条辨》。

西洋参钱半 原麦冬二钱 辰茯神三钱 鲜石斛三钱 甜石莲钱半 生谷芽钱半 生甘草六分 宣木瓜八分

人参白虎汤　仲景方。

潞党参钱半　生石膏六钱　白知母三钱　生甘草六分　生粳米三钱,荷叶包煎

香砂二陈汤　见宋《和剂局方》。

广木香八分　春砂仁八分　姜半夏钱半　广陈皮钱半　浙茯苓三钱　炙甘草六分

桂枝白虎汤　仲景方。

川桂枝六分　生石膏六钱　白知母三钱　生甘草六分　生粳米三钱,荷叶包煎

清脾饮　见张路玉先生《医通》。

川柴胡钱半　青子芩钱半　姜半夏一钱　真川朴八分　草果仁五分　生於术八分　小青皮七分　炙甘草六分　鲜生姜两片　大红枣两枚

加减达原饮　见雷少逸先生《时病论》。

草果仁五分　槟榔钱半　真川朴八分　炒白芍钱半　炙甘草五分　生川柏五分　焦山栀二钱　浙茯苓三钱

柴胡白虎汤　见丹波廉夫先生《伤寒广要》。

川柴胡八分　生石膏六钱　白知母三钱　生甘草六分　生粳米三钱,荷叶包煎　青子芩二钱　仙露夏钱半

青蒿鳖甲煎　见吴鞠通先生《温病条辨》。

青蒿脑二钱　生鳖甲五钱　细生地四钱　白知母二钱　粉丹皮三钱

新绛旋覆花汤　仲景方。

真新绛一钱　旋覆花三钱　葱头十四枚

秦艽鳖甲汤　见《张氏医通》。

左秦艽钱半　生鳖甲四钱　全当归钱半　白知母钱半　川柴胡八分　地骨皮四钱　青蒿脑钱半　乌梅肉三分

加味逍遥散　见薛立斋先生医案。

白归身　酒炒白芍各钱半　土炒白术　浙茯苓各一钱　川柴胡　炙甘草各五分　焦山栀丹皮各钱半　苏薄荷三分,冲

半贝丸　见徐氏《卫生丛录》。

生半夏八钱　京川贝一两二钱,去心

共研细末，炒至微黄，候冷，生姜汁捣匀炼丸，装入磁瓶，弗令泄气。每服一分五厘，开水半酒杯。于疟未来时，先一时辰服，迟服则不效。重者下次再服一分五厘，无不愈。愈后，戒食发物及鸡蛋、南瓜等三个月，永不再发。

疟疾五神丹　何廉臣经验方。

姜半夏八钱　京川贝一两二钱，去心　青皮八钱　全青蒿一两　金鸡勒二钱

共研细末，淡姜水和丸，如绿豆大，朱砂为衣，每服一钱。

按：钱塘赵恕轩《本草纲目拾遗》云：金鸡勒，细枝中空，俨如去骨远志，味苦性热，能达营卫，行气血，用以治疟，一服即愈。此方从仪征杨赓起军门家传秘方，参酌而出，经验多人，历试不爽，妙在并无后患，功在金鸡纳霜丸之上，用敢公布。

丁蔻理中丸　见《广东陈利济药局方》。

炒冬术二两　潞党参　炙甘草　干姜各一两　公丁香三钱　白豆蔻二钱

共研细末，水泛为丸。每服钱半至三钱，开水送下。

鳖甲煎丸　见仲景方。

鳖甲十一分　赤硝十二分　炒蜣螂　柴胡各六分　炒䗪虫　丹皮　芍药各五分　炙蜂房四分　炒鼠妇　阿胶　大黄　乌扇　紫葳花　桂枝　干姜　黄芩　川朴　石苇各三分　桃仁　瞿麦各二分　葶苈　半夏　人参各一分

上二十三味为末，取煅灶下灰一斗，清酒一斛五斗，浸灰，候酒[1]尽一半，著鳖甲于中，煮令泛烂如胶漆，绞取汁。内诸药，煎为丸，如梧子大，空心服七十丸，日二服。

小承气加黄连汤　见吴坤安先生《感症宝筏》。

生锦纹钱半　小枳实一钱　真川朴八分　小川连八分

节斋化痰丸　见王节斋先生《名医杂著》。

淡天冬　炒黄芩　瓜蒌霜　海粉　广橘红各一两　苦桔梗　制香附　青连翘各五钱
上青黛　风化硝各三钱

研细，炼蜜入姜汁丸，白汤送下。

茵陈五苓散　仲景方。

---

〔1〕酒：原作"洒"，据《珍本医书集成》改。

带皮苓四钱　猪苓　泽泻各二钱　生晒术一钱　官桂五分

先用西茵陈五钱，煎汤代水。

除疸丸　见何廉臣《重订广温热论》。

倭硫黄三两　净青矾一两

以上两味，水泛为丸，姜半夏粉一两为衣，每服一钱或钱半，一日两次。

茵陈胃苓汤　见万密斋先生《幼科发挥》。

杜苍术一钱　真川朴一钱　炒广皮钱半　浙茯苓三钱　生晒术钱半　川桂枝五分　建泽
泻钱半　猪苓钱半　炙甘草五分

先用西茵陈八钱，煎汤代水。

绛矾丸　见《张氏医通》。

皂矾五钱，面裹烧红　杜苍术五钱　真川朴八钱　广皮六钱　炒焦甘草三钱

煮红枣肉为小丸，姜半夏粉一两为衣。每服钱半，或二钱，一日两次，淡姜汤
送下。

栀子柏皮汤　仲景方。

焦山栀五钱　生甘梢一钱　生川柏二钱

三丰伐木丸　见王晋三先生《古方选注》。

制苍术一斤　黄酒曲二两，同苍术炒赤色　皂矾半斤，醋拌，晒干，入阳城罐火煅

醋糊丸，梧子大。每服三四十丸，好酒、米汤任下。

按：张三丰《仙传方》云：此乃上清金蓬头祖师所传，治黄肿如土色，其效如
神。李时珍云：绛矾丸，不及此方之妙。

代抵当汤　见杨历三先生《寒温条辨》。

醋炒锦纹二钱　原桃仁　炒川甲　醋炒莪术　元明粉　当归尾　细生地各一钱　安
边桂三分

叶氏绛覆汤　见叶天士先生医案。

真新绛钱半　旋覆花三钱　青葱管五寸　桃仁　归须各钱半　柏子仁三钱

当归龙荟丸　见陈修园先生《时方歌括》。

全当归　龙胆草　焦山栀　小川连　生川柏　青子芩各一两　生锦纹　上青黛

芦荟各五钱　木香二钱半　麝香五分

上药炒神曲糊丸，姜汤下，每服二十丸。

加味三黄汤　即三黄甘草汤。见沈樾亭先生《验方传信》。

生锦纹五钱　小川连　青子芩　生甘草各二钱　冲白蜜一两

五汁饮　同前。

生萝卜汁二杯　生姜汁半酒杯　白蜜　陈细茶汁　生藕汁各一酒杯

和匀重汤炖，温饮之。无萝卜时，以莱菔子五钱，清水擂浸一二时许，绞汁用。

三参冬燕汤　樊开周先生验方。

太子参　西洋参各一钱　北沙参四钱　提麦冬二钱　光燕条八分　青蔗浆一酒杯　建兰叶三片

加味白头翁汤　见《良方集腋》。

白头翁三钱　小川连八分　青子芩二钱　生川柏六分　北秦皮五钱　生白芍三钱　益元散四钱, 荷叶包煎

更衣丸　见陈修园先生《时方歌括》。

飞辰砂五钱　芦荟七钱

滴酒和丸，每服二钱。

黄连阿胶汤　仲景方。

小川连四分　真阿胶八分　青子芩六分　生白芍钱半　鸡子黄一枚, 先放罐底, 切不可碎

胃苓汤　即茵陈胃苓汤去茵陈。见《张氏医通》。

枳实导滞汤　见《张氏医通》。

小枳实钱半　制川朴一钱　酒洗生锦纹八分　仙露夏钱半　净楂肉三钱　青连翘钱半　小川连四分　海南子钱半　老紫草三钱　细木通八分　炙甘草五分

七味白术散　见祝春渠先生《歌方集论》。

生晒术　潞党参各钱半　浙茯苓三钱　炙甘草六分　煨木香八分　杜藿香一钱　煨葛根钱半

备急丸　见孙真人《千金方》。

生锦纹一两　巴豆霜一钱　干姜八钱

蜜丸，朱砂为衣，小豆大，每服二三丸，多则五七丸。

醉乡玉屑　见徐春甫先生《医统》。

杜苍术　真川朴各八分　炒广皮一钱　炙甘草六分　焦鸡金两张　母丁香三分　春砂仁六分，冲

加味桃仁承气汤　见吴菱山先生《医案验方》。

原桃仁三钱　醋炒锦纹一钱　元明粉钱半　生甘草八分　安边桂三分　蜜炙延胡钱半马鞭草三钱

四汁饮　即前五汁饮去细茶汁。

五仁丸　见尤在泾先生《金匮翼》。

柏子仁半两　郁李净仁　松子仁　原桃仁　甜杏仁各一两　炒广皮四两

先将五仁另研如膏，入广皮末，研匀，炼蜜丸，梧子大。每服五十丸，空心米饮下。

人参芍药汤　樊开周先生验方。

太子参一钱　生白芍三钱　炙甘草五分　甜石莲钱半　乌梅炭三分　酒炒苦参子二分荔枝壳三颗　荠菜干钱半

千金驻车丸　见孙真人《千金方》。

真阿胶三两　炒川连　当归各两半　黑炮姜一两

醋煮阿胶为丸，梧子大，每服四五十丸，米饮送下。

四炭阿胶汤　见雷少逸先生医案。

银花炭　条芩炭　白芍炭各钱半　生地炭三钱　真阿胶钱半　炒黄淮药三钱　广陈皮甜石莲各钱半

仓廪汤　见喻嘉言先生《医门法律》。

西潞党钱半　浙茯苓三钱　柴胡　前胡各八分　桔梗一钱　炙甘草六分　炒枳壳钱半羌活　独活各五分　川芎六分　鲜生姜两片　陈仓米四钱，荷叶包煎

犀角五汁饮　何廉臣经验方。

犀角汁一瓢　鲜生地汁四瓢　金汁一两　梨汁三瓢　甘蔗汁二瓢

用重汤炖温，频频灌服。

猪肤汤合黄连阿胶汤加茄楠香汁方　姚滋轩君验方。

小川连六分　真阿胶钱半　生白芍三钱　青子芩钱半　鸡子黄一枚，先放罐底　茄楠香汁二匙，冲

先用净猪肤、净白蜜各一两，炒米粉四钱，煎汤代水。

增损复脉汤　见沈樾亭先生《验方传信》。

高丽参钱半　提麦冬三钱　大生地三钱　炙甘草一钱　生白芍三钱　真阿胶钱半　山萸肉八分　北五味三分　乌贼骨三钱　净白蜡三钱

参燕麦冬汤　见江笔花先生《医镜》。

米炒西洋参钱半　光燕条一钱　提麦冬三钱　奎冰糖四钱

加味雪羹煎　见沈樾亭先生《验方传信》。

淡海蜇四两　大荸荠二两　真阿胶二钱，另炖，烊冲　山楂炭三钱　陈细茶三钱

归连石斛汤　同前。

油当归五钱　小川连七分　鲜石斛三钱　炒枳壳一钱　鲜荷叶一角，拌炒　长须生谷芽四钱

五叶芦根汤　见薛生白先生《湿热条辨》。

藿香叶　佩兰叶　薄荷叶　鲜荷叶各一钱

先用去毛枇杷叶一两，鲜冬瓜皮、活水芦根各二两，煎汤代水。

加味五皮饮　见陈修园先生《时方妙用》。

广陈皮钱半　茯苓皮三钱　五加皮三钱　大腹皮三钱　生姜皮一钱　光杏仁钱半　紫苏旁枝钱半　防风一钱

加味翘荷汤　见吴鞠通先生《温病条辨》。

青连翘　苏薄荷　炒牛蒡　苦桔梗　焦栀皮　老紫草各钱半　绿豆皮二钱　生甘草六分　蝉衣十只　苇茎一钱

防风解毒汤　见王晋三先生《古方选注》。

防风　荆芥穗　苦桔梗　淡竹叶　知母　通草各八分　枳壳七分　生石膏　青连翘　炒牛蒡各一钱　苏薄荷七分　生甘草三分

三豆甘草汤　见张路玉先生《医通》。

大黑豆　杜赤小豆各五钱　绿豆一两　生甘草一钱

香苏五皮饮　见陈修园先生《时方妙用》。

制香附　紫苏叶　广皮各钱半　浙苓皮　大腹皮　五加皮　桑白皮各三钱　炙甘草五分
鲜生姜两片　葱白两枚

麻杏三皮饮　见叶天士先生医案。

蜜炙麻黄一钱　光杏仁三钱　浙苓皮四钱　新会皮钱半　炒牛蒡子钱半　前胡钱半
紫菀八钱　生姜皮一钱

椒目五苓散　同前。

川椒目五分　生晒术钱半　浙茯苓三钱　猪苓二钱　建泽泻二钱　官桂五分

先用海金砂五钱，煎汤代水。

麻附五皮饮　见周雪樵先生《中国医学报》。

麻黄一钱　淡附片八分　新会皮钱半　浙苓皮四钱　生桑皮　大腹皮　五加皮各三钱

香砂春泽汤　见丹波廉夫先生《观聚方要补》。

广木香　带壳春砂各八分　老东参钱半　江西术二钱　猪苓　建泽泻各钱半　浙茯
苓三钱　安边桂五分

吴氏二金汤　见吴鞠通先生《温病条辨》。

焦鸡金三钱　海金砂五钱　丝川朴二钱　大腹皮三钱　猪苓二钱　白通草二钱

胃苓五皮汤　见万密斋先生《幼科发挥》。

杜苍术八分　真川朴一钱　生晒术一钱　浙茯苓三钱　建泽泻钱半　猪苓钱半　草果
仁三分　安边桂三分　炙甘草五分　新会皮钱半　桑白皮　五加皮　大腹皮各三钱　生姜
皮一钱

五子五皮饮　见王孟英先生《温热经纬》。

光杏仁三钱　葶苈子　莱菔子　苏子各钱半　白芥子八分　新会皮钱半　生桑皮　大
腹皮　五加皮　浙苓皮各三钱

程氏和中丸　见程钟龄先生《医学心悟》。

炒白术四两　炒扁豆三两　浙茯苓两半　炒枳实二两　炒广皮三两　焦六曲　炒麦芽
焦山楂　制香附各二两　春砂仁两半　姜半夏　苏丹参各二两　五谷虫三两，酒拌炒焦黄色

鲜荷叶一枚

煎水叠为丸，每日上午、下午开水下二钱。

叶氏宽膨散　见叶天士先生医案。

活癞虾蟆十只，将腹皮剖开。用五灵脂、砂仁末各半分量，垫满腹中，用酒捣黄泥包裹炭火上煅燥，研极细末。每服一钱，一日三次，绿萼梅五分，泡汤送下。

开郁通络饮　见薛瘦吟先生《医赘》。

香团皮钱半　广郁金三钱　炒延胡钱半　远志肉八分　真新绛钱半　陈木瓜钱半　羌螂虫二钱　丝通草一钱　佛手片五分

先用丝瓜络一枚，路路通十个，生苡仁八钱，煎汤代水。

香壳散　见张路玉先生《医通》。

制香附三钱　炒枳壳二钱　藏红花五分　归尾三钱　炒青皮一钱　新会皮一钱　台乌药一钱　赤芍一钱　醋炒莪术一钱　炙甘草五分

上药共研为散，每用五钱，水煎去渣，冲童便半盏，空心温服。若症势极重，加白薇五钱，炒延胡钱半，炒川甲一钱，用原桃仁五钱，青糖五钱，陈酒一瓢，加水四碗，煎成两碗，代水煎药。

代抵当丸　同前。

酒炒锦纹四两　原桃仁三十枚　炒川甲　醋炒莪术　元明粉　归尾　细生地各一两　安边桂三钱

共研末，蜜丸。每服三钱。

乔氏阴阳攻积丸　见李士材先生《医宗必读》。

吴茱萸　炮干姜　安边桂　炒川乌　姜炒川连　姜半夏　浙茯苓　延胡索　潞党参各一两　上沉香　真琥珀各五钱　巴豆霜一钱

上为末，皂角四两，煎汁糊丸，绿豆大，白蜡为衣。每服八分，加至一钱五分，姜汤下，与脾胃药间服。

按：此方乔三余先生所定，虽有参、苓益气，然药多峻猛，妙用全在与脾胃药间服。予曾效用此方，每令病人早服香砂六君丸三钱，夕服阴阳攻积丸八分，或服攻积丸一日，香砂六君丸二三日，随人强弱而施，初服辄应，胀势向衰，即令停服，专用程氏白术丸调补脾胃。

程氏白术丸 见程钟龄先生《医学心悟》。

江西术 浙茯苓 广陈皮各二两 春砂仁 六神曲各一两五钱 五谷虫四两

用荷叶、陈苍米煎水，叠为丸。每服三钱，开水送下。

局方禹余粮丸 见宋《和剂局方》。

蛇含石 禹余粮各三两 真针砂五两 羌活 川芎 广木香 淮牛膝 浙茯苓 安边桂 白豆蔻 大茴香 蓬莪术 淡附片 炮干姜 小青皮 京三棱 白蒺藜 全当归各五钱

上为末，入前药拌匀，以汤浸蒸饼，滤去水，和药再杵为丸，梧子大。食前温酒白汤，任下三十丸至五十丸。

按：此丸不动脏腑，而能去病，但最忌盐，一毫不可入口，否则发疾愈甚。若阴虚内热而为膜胀者，忌服。

半硫理中丸 何廉臣经验方。

半硫丸一钱 理中丸二钱

和匀，开水送服二钱。

济生肾气丸 见严济生先生方。

浙茯苓三两 熟地四两 淮山药 山萸肉 粉丹皮 建泽泻 安边桂各一两 淡附片五钱 淮牛膝 车前子各一两

按：此方本《金匮》肾气丸中诸药，各减过半，惟桂、苓二味，仍照原方，更加牛膝、车前，为宣布五阳、开发阴邪之专药。但方中牛膝滑精，精气不固者，勿用。

以上验方，统计一百三十五剂，皆古今名医治验之良方，而为本会各职员屡投辄效者，爰敢公布。惟其间猛烈之品，重大之剂，务必辨症详明，认病精确，始可对症选用，切勿草率从事，致贻卤莽灭裂之讥。慎旃慎旃。

主稿者：何廉臣　陈樾乔

审查者：蔡镜清　高纯生　胡东皋　包越瑚

　　　　胡瀛峤　杨质安　杜同甲　杨厚载

　　　　汪竹安　骆保安　陈心田　高德僧

钱少堂　钱少楠　徐仙槎　曹炳章

骆国安　骆靖安　潘文藻　茹和生

王子珍　李守初　钮养安　严绍岐

抄录兼校勘者：何幼廉　何小廉

传染病八种证治晰疑

◎ 民国·曹巽轩 纂

提　要

　　《传染病八种证治晰疑》，10 卷。曹巽轩（元森）编纂于 1918 年。该书是一本直接针对民国时期北洋政府《传染病预防条例》颁布的八种病名而以"传染病"命名的中医著作。

　　此书共 10 卷。每卷由不同的医家分别撰述，最后全书由曹巽轩定稿。卷 1 总论为陈舒撰述，分论病篇、论治篇、论药篇三部分。卷二至卷九，分别论述内务部参照日欧诸国制订的八种急性传染病的治法。卷二温役证治，专指鼠疫而言，为外城官医院医官杨德九、陈世珍、陈舒、张汉卿、孔繁棣诸君根据各自学术经验，集体讨论而成，卷后附大同治疗鼠疫验方及加减法。该卷主要内容曾被附刻于 1918 年京师警察厅印行的《重校鼠疫抉微》之后。卷三"猩红热证治"，浙绍陈世珍撰述，简单论述了猩红热的病名及治疗等内容。卷四"伤寒证治"，淮安杨德九撰述。主要就丁氏伤寒证候合并病译文进行辨注。卷五"斑疹证治"，淮安张汉卿撰述。认为斑有实斑、虚斑；疹有温疹、白疹、风疹。斑重于疹，温疹重于风疹，分别论述了各类斑疹的症状、治疗等。卷六"白喉证治"，吴县曹元森巽轩撰述。曹氏推崇《白喉忌表抉微》一书，认为该书"论证明，论治备，实为治白喉之准绳"，惟其过分强调养阴清肺及部分用药等，亦未免有小疵之处。遂将该书中论证、论治原文，略加删订，而成此卷。卷七"天然痘证治"，由山阴陈世珍撰述。他认为庄在田先生所论不偏不倚，可称完善。遂谨择其要，分发热、形色、起胀、养浆、痘毒、收结六小节，论述痘症。还介绍了一些治疗痘症的方剂，如补中益气汤、荆防地黄汤、大温中饮等。卷八"霍乱证治"，为陈舒所述。认为"王潜斋《霍乱论》一书，祖述《素》《灵》，辨别寒热，极尽治霍乱之妙"。然舒氏没有意识到，其所述霍乱之古今名实，颇有混淆。卷九"赤痢证治"，由曲阜孔伯华撰述。论述痢证之寒、热、虚、实、噤口、奇恒、休息，一病一法，对证下药，分别论治。卷之十"温役应用药目注释"，由吴县曹元森巽轩甫纂定。认为"治温役之方药，大抵皆用辛凉、甘寒、苦寒、咸寒之类，既无多方，用药自必不多。"罗列了 45 种治温病常用之药，简要介绍其性味主治。

该书现存两种版本。一为 1918 年北京铅印本，二为 1932 年北京曹岳峻铅印本。今为内容更丰富计取后者为底本，前者为校本进行校点。

徐 序[1]

天下事有旧学极粹而新知无以复加者，有新知日辟而旧学相得益彰者，非重旧学而轻新知也。旧学历数千年之变迁，经数千人之研究，其中奥邃，实非新知所能骤及，惟在取其所长而用之耳。中国医学，发明最早，岐黄以下，代有通人。至于今，纯驳不一，虽致为人所轻视，然未尝无人延此道于一息者。则以方书所载，各有所长，但精一科足重于世。倘上之人因而鼓舞奖励之，未有不蒸蒸日上者。余久有此志，以世方多故而不暇及，然尚未尝一日忘之也。去冬及今春，绥远一带鼠疫流行，有司备药延医，如临大敌，交通断绝者数月。税款运费，公私两伤，卒之死人数千，借款百万。问以治瘳者若干人？曰：无有也。问以何法能愈此病？曰：无有也。江宇澄会长怒焉忧之，亟访于中医曹子巽轩。巽轩曰：此等传染，皆有治法，乃中医所专长，特为权势所屈，不能自伸其道尔。然而成法具在，古贤原未尝欺人，择而用之，是在明达。于是宇澄会长遂嘱巽轩于西医所谓急性传染病八种，分证列治，以作后学之准绳，而为防疫之纪念。巽轩更商榷于其同志诸人，择成法之最精当者，详述之，此即所谓旧学极粹新知无可复加者也。至古无此证，因无成方，则嘱曾著效验于此证者编撰之，此即所谓新知日辟旧学相得益彰者也。总期有实效而无虚言，然非深于此道，体察有得，不足以语此。书将成，适巽轩来津，为吾弟友梅诊治旧疾。见其医学之精，取效之速，因与纵谈防疫经过情形，知巽轩有是书之作也，不禁欣喜感慨，援笔而为之序。后之人，幸勿取人之所短，而弃己之所长也可。

中华民国七年戊午夏五月　东海徐世昌菊人氏序

---

[1] 徐序：原作"传染病八种证治晰疑序"，为区别各序而改此。以下同。

曹 序

余以国家多故，投笔从戎，转展万里，以至于今。衰鬓毛，耗精血，每思息肩于泉石，致志于黄老而未遑。今岁复奔命于湘鄂之间，栉风沐雨，披星戴月，苦其心志，劳其筋骨，数月以来，遂撄危疾，群医束手，势将殆矣。徐东海，余师也，闻而悯之，以余属名医曹巽轩，一剂而沉疴立起，二三日而爽然若失。余惊其技之神，亟叩其所学。始知曹子之医，尽得岐轩之术，所谓参天地，配阴阳，位中和，育万物，道精理密，神出化入。虽以之治天下而有余，岂独医而已哉。曹子将归，出所辑《传染病八种证治晰疑》十卷以示余，属为序。余见东海师之序是书，已吐其葩而襃其实，曹子焉用余不文之言为哉。然余思曹子治余疾之神，余信其人矣。曹子所辑诸子之书，其学问必为曹子所深许而相等者，则余又因信曹子而兼信其友及其书矣。则余虽不文，亦不能已于言，请即书此，以为序。

时中华民国七年戊午夏五月　析津曹锟仲珊甫识

江 序

  凡物之类，有以爱护逾恒而死者，有以斫伤过度而死者。爱护也，斫伤也，过不及虽相悬甚，俾失其自然之性，而夭则一也。惟人亦然。夫富贵之家，膏粱文绣，罗列下陈，养尊处优，气指颐使，似宜无病矣，而不能也。既病矣，医者踵相接于户，此曰虚，宜补，彼曰实，宜泻，药饵杂进。但延中医，而又恐求治之道未尽也；更延西医，西医之言又不同也。一误再误，以至于死，则曰此病当死，而不悟求治之庞杂以至于死也。此爱护逾恒之害也。贫苦之家，饥寒劳瘁，日出而出，日入而入，固不知有病也。然饥饱不时，寒暖不均，即有疾疢，亦不遑治。迨病革而治，已不及矣。此斫伤过度之害也。然此特言其常也，言其变则不然。当晋绥时疫浸盛之际，大总统任朝宗为防疫会会长，一再亲履疫地，调查情形。大抵贫而染疫者多，富而染疫者少。夫疫由杂气中人，故蔓衍皆是。富者大厦广院，深居简出，饮食寒燠，皆能得宜，故感触者少；贫者饥寒驱迫，奔走衣食，所不能已，故感触者多。窃常悯之，于是与我国及东西有名之医研究防治之法，以拯斯民于疾苦之中。惟东西医以其国之所学，施于我国防法固善，治法则未暇也。我国之医，时则有曹元森与其同志杨德九、陈舒、陈世珍诸子赴疫地参与治疗。归语余以疫之原因及治法。余不禁忻然曰：诸君皆名下士也，曷各出其卓学杰识，著成不易之书，以为后来防治准绳乎？曹子谦，不敢，固要之，乃更益以孔繁棣、张汉卿二子之作，为《传染病八种证治晰疑》十卷，以示余。余于医道虽不明，读其书而能了然于心目间。则知医者读之，当更有味乎此书矣。急以梓行于世，为纳民于寿域之左券云。

民国七年五月 江朝宗序

自 序

　　六气之外有杂气，自病之外有传染。人生于天地之间，自不能无感触而为病矣。既有感触而为病，则可感触者随地随时皆有，惟赖医者消息施治之。故中国自轩岐以迄于今，病情万变，治病者亦随机立应。于六淫之邪，固无不治之证，如伤寒、发痉、天花、白喉，各有专门名家之书；霍乱、痢疾，辨论证治，亦详著简编；猩红热、鼠疫之类，前虽无专著之书，而散见于各家记载者，其证治经验，亦复不少。中国之于八种精于医理者，皆以为有恃而无恐者也。惟日欧各国，最畏此八种，谓之急性传染病，不及治，亦不能治。凡遇此证，惟听其死，或速其死，以为消弭之计而已。中国人士熟不加察，凡外人之所畏者亦畏之，外人之认为不治者亦不治之。而内务部即以日本法律所指定之百斯笃、虎列拉、肠窒扶斯、发疹窒扶斯、猩红热、赤痢、天然痘、实夫的里八种之传染病，列为防疫之必要，俾有病此八种之一者，生则隔离，死则消毒，以免传染。其用心固可谓爱民，而其实则不啻害民也。何则？所谓八种传染病，于今除伤寒、白喉、猩红热、天然痘尚不常见外，如温热发疹、霍乱、痢疾等时令病，几无时无地无之，中医之治愈者，一岁中亦不知凡几。苟以规定之条文待之，则惟有待死之期，而无求生之路矣。殊不知中西医学术各有短长，何可尽弃其学而学如陈相之于许行哉。况中国未有西医之时，病者不加多，西医既入中国之后，病者不见少，乃骛新炫异，弃实尚虚。中国前经两次防疫，公私耗损，不下数千万。谓之有益耶，殊不足以厌人心；谓之无益耶，在事者心有未甘。今晋绥之役，防疫会长江宇澄将军，与中西医士研究防治之法，不遗余力。西医执有防无治之议，中医则以为有一病必有一治法，历举原因、病状、方药以为言。将军既嘉西医防术之美备，复亟称中医治理之优长，爰命撰述成编，公之于世，以期中西各医士教学相长，庶几佗[1]日防治并行，登民寿域。元森不揣谫陋，遂与诸同志详加研讨，将所谓急性传染病八种，分晰言之，名曰《传染病八种证治晰疑》云。

时民国七年五月　吴县曹元森序于京师

---

　〔1〕佗：疑为"他"。

编辑例言

民国六年之秒，晋绥哄传温役[1]，大有一日千里之势。中外设防，公私交瘁。内务部规定传染病八种于防疫范围之内，以日人法律指定八种为急性传染之故也。八种传染病之译名，曰肠窒扶斯、发疹窒扶斯、天然痘、赤痢、霍乱、百斯笃、实夫的里、虎列拉也。惟日欧诸国，但知传染之速，而不知病证之缘由，多方研究剖验，亦仅能言病菌之形象，而不能得病源之证治。故列此八种之名，以为有防无治而已。然在彼国人人之心理如是，固无不可；在我国人人之心理，尚以为有治，亦欲强而盲从为不治，则不可。况此次防役检验病状，是非淆惑，莫衷一是，中医虽极欲贡其学说以为防疫之助而未能也。今防疫已终，防疫会长属为撰述疫病证治之法，以为成绩。不佞，中医也；证治，中医所宜言也。因思凡为医者，开宗明义，当先明病，故为论病篇；病情既详，治理宜抉，作论治篇；治法之用，惟药是赖，作论药篇。三篇既作，次论八种。鼠疫，疫中之险恶者，今人实蒙其害，畏之如虎者也，作温役证治第一；猩红热，亦温毒中之险恶者也，发于营，遏于卫，进出不得，替冈而死，作猩红热证治第二；伤寒，古之剧证也，治不得法，往往即死，作伤寒证治第三；发癍、发疹，肺胃重证，虚实皆有，邪已化温，作癍疹证治第四；白喉温毒，势如破竹，肿满闭塞，危在旦夕，作白喉证治第五；天然痘与温痘异，辨之宜慎，庶不误谬，作天然痘证治第六；霍乱，有寒有热，有干有湿，转筋最险，须臾命绝，作霍乱证治第七；赤痢最多，肠胃积热，凝结如胶，势欲下而不得，作赤痢证治第八。八者之外，略而不举，以合乎规定条例。末复附以温役应用药目注释，凡以备会长之采择，且以供中外好学深思者之研究其得失也。若夫矜聪明，肆意气，舍学术，事夸诞，于义无取，于人无补，所不敢及，识者鉴焉。

曹元森谨识

---

[1]温役：按现代规范用法应作"温疫"，但原著者在本书后文中提及"役者，温病传染，如人之行役也"，故而全书保留"役"不改。

目　　录

传染病八种证治晰疑卷之一

吴县曹元森巽轩甫　纂定

吴县陈舒企董甫　述

总论一　论病篇

天地者，气化也。轻清上浮之气谓之天，重浊下凝之气谓之地。气化从无形而成有形，所谓无极生太极也；从无形而成有形，有形斯有病矣。清不升，浊不降，旱潦不时，寒燠失度，莫非病也。人受天地之中以生，亦从无形而成有形，有形亦斯有病矣。五行六气感于外，七情六欲伤于内，莫不病也。然天地无私，气化浑融，偶失其序而无损，人生不免情欲之累，复感气化之异，其为病也，由浅入深，皆足以戕其生而成不治之候，不独传染之八种，伤生之速，为可畏也。故摄生者，却病之良方；极欲者，致病之媒介。及染病而畏之，不如未病而慎之，则虽急性传染，如日欧诸国之所谓不治者，未尝不可免也。然以此语贤智者则有余，以语愚昧者则不足。盖其智识浅陋，狃于闻见，而不辨是非。此所以此八者之病，在愚昧者伤生最多，为可叹也。然医者于此八种，在中国研究病情专以气化为主，日欧则专以格致为主，有知微知显之判也。今姑以中医研究此八种之病情言之。夫病之伤生最速者，惟极热亡阴、极寒亡阳二者而已。然极寒亡阳者至少，而极热亡阴者至多也。以鼠疫言，头痛身痛，四肢酸痹，疔疮瘰疹，衄嗽咯吐，烦躁懊憹，昏谵狂越，痞满腹痛，热结旁流，舌焦起刺，鼻黑如煤，目赤耳聋，骨痿足肿，舌唇干裂，体脉两厥，种种见于外，应于内，皆热极之候也。以猩红热言，遍体猩红，发于肉外肌里，非瘝非疹，皆昏乱瞀闷，邪热发于阴分。其他危候，与鼠疫略似。以伤寒言，在昔为时令之剧证，然《内》、《难》诸经或称伤寒亦曰温病，或以温病概诸伤寒，其言似不甚合。在善读经者言之，则自可索其隐也。伤寒虽初感风寒，而病数日不解则化温矣，此以伤寒而谓温病之由也。然正伤寒在冬藏之令，若春夏秋三时则是温病矣。盖温病亦由外感六气而发，故前人亦称之为伤寒，谓类于伤寒也。以发疹言之，伤寒而发疹即与温病同，以四时之温病例之，失下者，邪郁既久，必夺路而出，伤寒之发疹亦由是也。以白喉言之，白喉者，肺胃蕴热，积久上凌咽喉，顷刻肿满白腐。苟少延误，即成坏证。而恶寒发热各证，亦兼有之，与温病无异也。以天然痘言之，痘之证候不一。热毒盛者，阴液必亏，干痒黑腐，烦躁狂热，神昏谵语，此皆热候也。虚寒者，身不大热，四肢皆冷，吐泻乳食，痘发不续，惨淡无形，喘促紧闷，此虚寒候也。今牛痘盛行，天然痘不多见，而四时之温痘则常有之，其见证与天然痘异，盖纯系温邪也。以霍乱言之，霍乱一证，大都内伤饮食，外感六淫，邪食相搏，清浊不分，或吐或泻，或吐泻交作，或不吐不泻，或转筋入腹，四时皆有之。以赤痢言之，赤痢不外湿热积滞，欲下不得，视白痢、噤口痢、休息痢等，尚为最轻之证也。总此八者，日欧各国谓之急性传染。然能受传染者，必其人先有伏病而未发，感受病者之秽气，如导火之线，一触即发耳。若养生有素者，其肌肤愉快，腠理缜密，气血荣和，脏腑清洁，虽有杂气，不易感受。即呼吸之间，偶触气秽，内养既足，无隙可乘。如宋文信国在狱时，因皆传染疫病，信国独不及，是明征也。其他染役之辈，所谓物必自腐，而后虫生之。《内经·上古天真论》云：虚邪贼风，避之有时，恬澹虚无，精气从之，精神内守，病安从来。人能以有形之躯，蠲其情欲，养之归于无形，何病之有？何传染病之有？

总论二　论治篇

人以医比相，言其治治；我以医比将，言其治乱。治治以宽大之政，参赞造化，位育中和，燮理阴阳，协于四时，俾成长治久安之世，此诚有道之言也。然治与乱，每相寻，德与威，须并用。譬如尧舜之世，而有四凶，成康之世，而有管蔡。当其时，惟有威武，足以治乱，始得转危为安。苟仍以宽大姑息，养痈成患，必致不可救药。人之有病也，亦然。或外感或内伤，必先去其病，病去而人可安。若执治未病之法，以治有病之人，亦苟延残喘而已。夫病者，犹暴徒也，其犯之也，乘隙蹈瑕，或实或虚，或明寇或暗袭，或为手足之忧，或为腹心之患，变幻谲诡，殊难捉摸。医者视之，或夺其内，或攻其外，或犯其实，或避其虚，或声东击西而以智取，或再接再厉而以力胜，威以劫之，惠以柔之，除暴安良，与将之知己知彼、运筹帷幄、决胜千里同，故我以之比将。然今中国之医，良者少矣，非诛伐无过，即纵容养患，于是日欧之医学得悦于中国人之心。其治法既简易易从，其饮食又恣啖不禁，遂益敝屣中医矣。殊不知中医之学，肇于岐黄，本诸气化，阴阳表里，寒热虚实，从逆奇偶，升降生克，取象三才，消息四时，经权达变，分条晰缕，立法之精微，用法之活泼，诚有天地造化之妙。而今之读书者不通今，操术者不法古，每遇时杂各证，言人人殊，反启人疑，宜乎。中医之学浸失浸远，每况愈下，皆粗工之罪也。以八种之传染病而言，证状危险，固可惊畏，然犹易于劳伤杂证也。盖劳伤杂证，滋蔓难图，时行之证，治之合法，其进虽锐，其退亦速。况急性流行之传染病，莫非天地人之杂气相感而成，其病皆从燥化。燥火之气，助阳烁阴，阴津易竭，竭则虽壮者亦不免于危亡。故中医之治，用釜底抽薪之法，十治七八。夫釜底抽薪，则火息热退，水无干涸之虞。若扬汤止沸，而火不息，水火相争，旷日持久，水不胜火而亦竭，则终于不治而已。再言气化之理，设如咳嗽吐血，咽喉肿痛，人以为肺病也，而不知胃家停积化热，大肠结而不通，热蒸于上，亦能咳嗽吐血，咽喉肿痛。治肺必应清胃，而效立见矣。又如发热头痛身痛，人必以为风也，而不知温邪内蒸，气逆血热，亦能发热头痛身痛，治风则愈益其病，清温则病若失矣。此无异用兵之随机应变，使彼无遁情，而奇功独奏者也。于此而三复也，思过半矣。

总论三　论药篇

人受天地之中以生，得天地之正气者也。动物得天地之杂气，植物得天地之偏气而生者也。惟动植各物，不识不知，能顺天地之性，故虽偏杂而无伤。人则禀赋不一，或伤于风寒燥湿暑热，或伤于饮食，或伤于情欲，其正遂不能无偏杂。于是圣者察天地造化之功，以动植物之偏杂治人之偏杂，俾还复其正气。《神农本草经》详其气味色性，轻重宜忌，使后人有所遵循，所谓大匠与人以规矩者也。然大匠能与人规矩，不能使人巧。巧者，固在人慎思明辨而得之者也。乃今之医者，于药物之学，皆不深省。药物之学不深省，即能认证清，主治明，而无节制之师以与病战，亦终归于败衄而已。夫病之中人也，有上有下，有内有外，有急有缓，有实有虚。药之治病也，对证则病受之而病除，不对证则病不受，而人身之偏者益偏，胜者益胜，驯至于成痨瘵或夭札，可不慎哉。外感之六气与人身相合，故病必有兼证，而药之治病，在制其所胜。譬如风，一也，兼证有湿、有温、有寒。风胜则治风为主，湿、寒、温兼证胜，则从兼证为治，此其例也。天地之六气中人而为病，即以动植物各禀之气以为药。寒者热之，热者寒之，燥者润之，湿者燥之。故治风温宜辛凉辛寒，风湿宜辛散，风寒宜辛温，燥寒宜辛散，燥热宜辛苦甘寒，湿寒宜温燥，湿热宜淡渗，暑凉宜辛温，暑热宜辛凉，暑湿宜苦寒兼淡渗，此对证用药之大概也。至于治温之药专以辛凉、辛寒、苦寒、甘寒、咸寒之味为主，温燥、升散、酸涩之味，皆在所禁用。乃有明知其风温而升散之，明知其湿温而温燥之，明知其热利而补涩之，明知其热结而燥化之，诛伐无过，助恶为虐，灼人阴液，致于危亡，虽大声疾呼而置若罔闻，岂其好草菅人命耶？盖于药物之学，未能研究，而又自是其是之故也。夫以温病见证之明了者，用药尚有如此之谬误，其于杂证之头绪纷繁者，其失当更不免矣。然老病、杂病，用药偶误，不致有性命之忧，温病则用药一误，危机立兆，为医者可不致意于药物之学乎。

传染病八种证治晰疑卷之二

吴县曹元森巽轩甫　纂定

温疫证治第一

自晋绥鼠疫盛行之时，言治疫者，实繁有徒，大旨皆宗《鼠疫抉微》一书而来。其他或采前人治温之方，终有纯驳不一之憾。是篇为外城官医院医官杨德九、陈世珍、陈舒、张汉卿、孔繁棣诸君，出其学术经验，共相讨论而成。精神活泼，非同时言治疫者所可等论。警察总监吴炳湘深为嘉许，附刻于《抉微》之后，惟未列方，读者尚以为憾。今采其论证论治之文，略加修正，并将在大同治疫经验之方及加减法附后，以备参考。

鼠疫之名称，曰百斯笃，又名黑死病，又名黑眼疫，又名黑温疫。

按：鼠疫既有黑眼疫、黑温疫之名，其为温疫中之一种疫病明矣。

鼠疫之原因，由直接排泄物、分泌物、唾滴物，或鼠族昆虫等传染，自皮肤或自呼吸器。

按：是疫之原因所生，大抵由空气中含有一种异气，亦曰杂气，或人物中排泄一种不洁之气，吸受而入，遂成是疫。西医所论此疫，本非专指于鼠。不过以鼠之为物，昼伏夜出，缺见日光，潜居阴秽之地，易染疫气，穴垣穿屋，日历多家，较之他物易于传播耳。方今战事几遍全球，国内用兵亦经多时，马革裹尸，血流成渠，加之去秋大水为灾，入冬地气闭塞，一旦初阳上升，乖戾不正之气，随在皆可感触。苟卫生不能，表里兼至，即无传染之影响，亦恐不免。执此以观，则今流行时疫，又岂仅鼠疫之为患使然耶。

潜伏日期二日至七日。

按：人之秉赋不同，虚实各异。其人实者则发病迟，其人虚者则发病速。《内经》曰：冬不藏精，春必病温。藏于精者，春不病温。虚实之不同，于此可见。

证候：恶寒或战栗，头痛眩晕，烦渴倦怠，恶心呕吐，颜面蒸红，眼球结膜而充血，皮肤灼热，舌被厚苔。因精神之发扬，致有暴躁谵语，间代性痉挛，终乃心脏麻痹及虚脱之病，遂至于死。

按：凡见以上所云现症，或见表病，或表里三焦俱病，中医方书，论之最为确切。夫人之初受疫病，由呼吸而入于肺胃，酝酿抑郁，升腾莫制。遂发头痛恶寒，呕吐恶心诸现象。失治则邪气愈炽，弥漫三焦，充塞表里，又有烦渴面红，目赤、苔厚诸下症。至于痉挛、谵语等状，或为燥屎谵语，或系温病中之两厥阴同病，最为危候。其虚脱一语，殊难附会。盖热病最易伤阴，前人言之已详，故谓之阴脱则可，谓之虚脱，实非确当。且病之表里不清，三焦层次不明，何足与言治疫哉？

百斯笃之痈疽。

按：温疫之疡痈，即系温毒入于血分，中医方书谓之发颐、虾蟆温、疙疸温等，本属常有之病，不足为怪。但"疽"之一字，则名称大误矣。何者？阳为痈而阴为疽，是症既纯属阳毒，焉有成疽之理？症状不同，治法迥异，岂可以阴阳不分，痈疽并列，混含而语哉？

百斯笃之肺炎，恶寒战栗，热候在四十度、四十一度，为弛张性。咯痰为血状，含有百斯笃菌。头痛呕吐，意识清爽，时或谵妄，筋惕肉瞤，呼吸催促而困难，胸痛，咳嗽，作捻发音、不明之气管枝呼吸音及浊音，声音震荡强盛，脾脏肿[1]大。

按：肺为华盖，在各脏腑之上。此症脏腑均已燔灼，上蒸于肺，化源闭塞，清不升，浊不降，故有痰血、呼吸催促等状。至所述谵妄、肉瞤，乃系两厥阴病象，而独以肺炎名之，似觉未尽妥善。盖不知肺为受病之处，而非发病之源也。

脉搏频数，脉达一百及至一百二十。

按：中西医诊脉虽各不同，然西医谓之数，中医亦谓之数，其理既同，其为大热之症可知。

疗治：患者之隔离，病室之清洁，衣服及用具之消毒，其用药为东医某氏之血清

---

〔1〕肿：底本作"重"，据文义改。

兴奋剂、酒精剂、强心剂等。并饮勃兰地酒、赤酒、牛乳、鸡卵、肉汁等类。

按：病室之清洁固属当然，至于隔离，则病之轻者，知为死症而忧虑愁烦，必至加重；其重者则动作须人，若无人看护，且置之僻远之地，人无生趣，是不啻促之使死也。至所用药，血清以清血则可，然尚不知此药为何性，名尚不差。若酒精等，则以热治热，而又益以勃兰地酒、鸡卵、肉汁等物，犹之火上浇油，尤为此病所不宜。故谓非病之不中治，乃治之不中病，所以愈治而愈不治也。

鼠疫之证，既论之于前矣。然欲治其病，必立其法，欲立其法，必认其证，证若不明，何足言治。兹将考之于古、验之于今者，辨其名、详其因、认其证、察其象、立其法而救疗焉。

一曰辨名

古书所载，只名曰温役。张子培解"温"字为热，的当无疑。杨栗山谓"役"者，温病传染，如人之行役也。后人"温"字省"氵"加"疒"为"瘟"，"役"字省"彳"加"疒"为"疫"；古文并无是二字也。且温之为病，古人罕有发明之者，非阙也。即以汉时论之，地广人稀，空气清洁而不杂，是以病多伤寒，虽仲师之圣，亦以救时为要务。温之一病，未尝多见，故不暇穷其源。或谓后世失其传，然不可考矣。刘河间始稍稍发明之，然亦非全璧。近世张子培、王潜斋虽详论之，仍多未当。吴又可著《温役论》，以温病本于杂气，非风寒暑湿燥火六气之病，彻底澄清，为医界放大光明。惜乎泥于邪在膜原，半表半里，而创为表证九传之说，前后不符，未免白圭之玷。杨栗山宗之著《寒温条辨》，取瑜弃瑕，独具卓见。悉将依违两可之论，一扫而空，立方药以济众，其有功于后世，岂浅鲜哉。且自谓历验三十余年，伤寒仅四人，温病不胜指屈。栗山时当清初，其言如此。今之地犹昔之地也，人数则几倍之，干戈几遍全球，暴尸流血，民多夭折，物多疵疬。加之旱潦失常，其为杂气流行天地之间钟于人者，即温也。若推而言之，虽鸡猪牛马所钟者，其传染与人无异。鼠疫之生，非必自鼠，其传染于人，亦不独为鼠，其病状又皆同于温。同人等历验其治法，亦如温。由是观之，即温疫之一种，则实名之温役而已。

二曰详因

夫温病既知为杂气，而非风寒暑湿燥火六气所生矣，其因不已明乎，试更详论之。若栗山云，六气之病，四时错行之气也，皆自气分而传入血分。温病得天地之杂气，邪毒内入，由血分而发出于气分。一彼一此，已昭然若揭。至《内经》谓冬伤于寒，春必病温；又云冬不藏精，春必温病。其意深切，后之学者，当体会此意，于"伤阴"二字大为注意。热本伤阴，阴足者尚可支持，以待救治，阴亏者一遇此证，为热蒸烁，阴液既竭，未有不死者。故治法不能不用凉下者，为保存阴分，作釜底抽薪之策也。

三曰审脉

凡温病，脉见洪长滑数者轻，重则脉沉，甚则闭塞。

凡温病，脉见洪长滑数兼缓者易治，兼弦者难治。

凡温病，脉沉涩小急，四肢厥逆，通身如冰者危。

凡温病，脉两手闭绝，或一手闭绝者危。

凡温病，脉沉涩而微，状若屋漏者死。

凡温病，脉浮大而散，状若釜沸者死。

按：温疫大致虽同，必切脉辨证，互参虚实以施治。有脉与证相应者，则易于识别；若脉与证不相应，切宜审察缓急，或该从病，或该从脉，以定从违。夫脉原不可一途而取，须以神气、形色、声音、证候彼此相参，权衡安危，方为尽善。所以古人望闻问切四者不可缺一。以上皆杨栗山先生《寒温条辨》论证、论脉最为精确之言，与现在我辈所见之脉往往相同，故仅述之，而不别作论说焉。

四曰审证及察象

凡温病，有阳证而无阴证，此昔贤所共认，而非余等之私言，亦医家所共知者。如发热恶寒，头痛目痛身痛，鼻干，不眠，胁痛，寒热而呕，潮热谵语，詈骂不认亲疏，面红唇燥，舌黄，胸腹满痛，能饮冷水，身轻易动，常欲开目，见人喜言，语声响亮，口鼻之气往来自如，小便或黄，或溷浊，或短数，大便或燥秘，或胶闭，或挟热下利，或热结旁流，手足自温暖，爪甲自红活，此阳证之大略，医者不难辨认。至于阳证似阴，乃火极似水，真阳证也。盖伤寒温病热极失于汗下，阳气亢闭，郁于内，反见胜己之化于外。故凡阳厥，轻则手足逆冷，凉过肘膝，剧则通身冰冷如石，血凝青紫成片，脉沉伏涩，甚则闭绝。以上脉证，悉见纯阴，犹以为阳证，何也？及察内证，气喷如火，谵语烦渴，咽干唇裂，舌苔黄黑，或生芒刺，心腹作痛，大便燥结，或胶闭，或挟热下利，或热结旁流，或下血如豚肝，再审其屁极臭者是也。粗工不察，但见表证，脉体纯阴，便投温补，祸不旋踵。大抵阳证似阴，即假阴也。此与阳盛格阴例同。王太仆所谓身寒厥冷，其脉滑数，按之鼓击指下，非寒也。窃谓温病火闭而伏，多见脉沉欲绝，不尽滑数鼓击，要在审证察象，则无遁情。杨栗山辨之，词简理明，医家当奉之为指南者也。

五日治法

盖温病得天地之杂气，由口鼻吸入，直行中道，流布三焦，散漫不收，去而复合，病入血分，故郁而暴发。亦有因外感，或饥饱劳碌，或焦思气恼，触动而发者。一发则邪气充斥奔迫，下行极而上，上行极而下，即脉闭体厥，从无阴证，皆毒火也。治法急以逐秽为第一务，上焦如雾，清而化之，兼以逐秽；中焦如沤，凉而下之，兼以解毒；下焦如渎，决而逐之，兼以养阴。恶秽既通，乘势追拔，勿使潜滋。所以温病非泻即清，非清即泻，原无多方，视其轻重缓急而救之，或该从证，或该从脉，且勿造次，则治温之能事毕矣。

温役之经验方

连翘三钱至五钱　银花三钱至五钱　知母三钱至五钱　炒栀子三钱至六钱　黄芩三钱至五钱　黄连二钱或三四钱　大青叶三钱至六钱　丹皮二钱至四钱　薄荷一钱至二钱　川贝母三钱至五钱　生石膏五钱，重可加至三四两　元参四钱至三四两　竹叶四钱　菊花三钱　霜桑叶三钱　生军二钱至三四钱

加法：

胸痞加溏瓜蒌五钱至一两；口渴加生石膏、元参一两至三四两；目赤加龙胆草、

青黛三钱至五钱；舌苔黄白或腻白，大便结者，加生军四五钱；大便不通，或挟热下利，或大便浓血，或热结旁流，加元明粉或芒硝二钱至四五钱；溺黄短者，加车前子三钱至五钱；溺赤或不通者，加滑石三钱至五六钱；身有疙瘩、项肿为发颐，面肿为大头瘟，加青黛三钱至五钱、蒲公英五钱至一两；谵语加羚羊角或犀角一钱至二三钱，或紫雪丹一钱至二三钱；神呆神昏则热入心包，加安宫牛黄丸一粒至二粒；若舌卷囊缩，手足瘛疭，病已危笃，法所不治，间亦有得愈者，则非大剂一日服三剂不可，略一迟疑则无及矣。此皆素日经验得来，观者幸勿讶其药剂之太凉太重而延误，则病人之幸也。

传染病八种证治晰疑卷之三

吴县曹元森巽轩甫　纂定

浙绍陈世珍伯雅甫　述

猩红热证治第二

中国原无此病名，丁氏福保《医学丛书》谓即是疹子。前因未见此证，遂亦信以为温疹。或西医名称如此，或东医名称如此。彼既注为疹，则按疹治之，不必强为分辨也。所可异者，丁氏书中谓此证应见发热恶寒，咽喉疼痛，精神溷浊，谵语呕吐，热度甚高，舌赤有苔，颈胸背部生深红色之疹，渐及全身，三日乃至八日而消退，退则皮肤剥脱尽，屡屡继续而发肾炎，且有至危险者等语。又谓与此证相似者为麻疹、风疹、腐败性发疹、药用发疹、丹毒等。原文所述各病，与温病中痧疹大致相同，必至继续而发肾炎，然后危险。而近日之西医，则谓此病为大危险，能治愈者甚少。近数年来常遇此病，始知丁氏之言，认证尚未的确，且恐当时认为猩红热者，非真猩红热也，实温疹中之热轻者，误为猩红热耳。西医所定病名，其以西字译成中国字音者，系属还音，本无意义，姑不具论。惟猩红热一证，则其病名实为中国字，且深有意义，未得其真病，遂以疹子当之，而不知实与疹子大有分别也。夫猩之为物，我辈虽未尝见，然与猿猴同类，其皮肤谅亦相若。猩红热一病，皮肤与猿猴之脸红颇同，且周身一色，并无颗粒可分，非如疹子之颗粒虽红，而无颗粒之处，尚有皮肤不红之地也。民国三、四年间，曾充防疫之差，临证既多。童男女之出疹者，实居大半，但此等真猩红热证不过十余人。曾记童男女患此证者十人皆治痊，无一死者。虽热度极高，而阴分未伤，用大凉大下养阴之药五六剂即愈。又一四十余岁者，阴分不虚，且兼喉痛，为治亦愈。惟一陈姓男子，年在二十岁以上，一蒋姓妇人，亦年在二十以上，此两人者，病发即见釜沸脉，阴分将竭，知其必死。勉用养阴凉下之剂，如石投水。一当日即死，一次日死。盖平日阴分素伤，一遇此病，立即烁尽。草根树皮，究不能骤生真阴，虽服药亦难挽救也。至所见各证，如头晕身热，面赤舌黄，身酸口渴喜凉，不食，大小便不利或不通，重则谵妄，甚则神昏，睡不能醒，是为热入心包。再重则手足瘛疭，已作内抽而病危矣。治法不外清其血分之热，而下其肠胃之毒，与温病之癍痧痘疹相同，但热较癍痧痘疹为尤重。轻微之剂不能胜任，必用大剂凉下，方能奏功。其重要处即在"伤阴"二字。童男女阴分未伤，惟肌肤不如成人之密固，故一遇温热，略用表药，或应下不下，其热无路可出，窜入经络，即见癍痧痘疹等证。良由庸医无知，沿用旧法，以表为主，愈表愈出，有出至四五次者，而真阴为表药所伤，则险证百出，而病不可为。不知伤寒中之癍疹宜用表药，表出即愈。今无正伤寒，时证皆系温热，最忌发表，如童男女之未伤阴者，表药犹能烁涸其阴以丧命，况成人之已伤阴者，发表焉得不死哉。治此等病者，应知热本伤阴，发表则更伤阴，惟急下始能存阴。则温病中之各证，皆能了解，不独猩红热一证为然也。

治猩红热方列后 与温病中癍痧痘疹药同，但热甚重，药剂宜大。

大生地 五钱至四两　元参 五钱至四两　青黛 三钱至五钱　龙胆草 三钱或四钱　生石膏 五钱至四两，捣碎　黄连 二钱至三钱　黄芩 三四钱　炒栀子 三钱至五钱　知母 三钱至八钱　银花 三钱至四钱　连翘 三四钱　生军 三钱至五钱　川贝母 三五钱　竹卷心 三钱　蒌仁 五六钱　车前子 三钱，包　外加安宫牛黄丸 每剂一粒或二粒，必不可少

头痛加薄荷 一二钱；胸痞加瓜蒌 五六钱；项肿加蒲公英 五六钱；口渴加花粉 四五钱；溺短赤加滑石 四五钱；腿痛加炒桑枝 一两；挟热下利、热结旁流加元明粉 二三钱，冲；谵语大热不退加羚羊角 一钱。若手足瘛疭，舌卷囊缩，或神呆神昏，沉睡不醒，病已危笃 治法见卷二，与治温疫同。

病时只准食稀粥半盅，日二三次。或食橘、梨、橙、柑之成熟不酸者，其余饭面油腻，各肉、鱼、虾、牛乳、饼干、油果等物皆不准食，食则病重。病愈十日内仅能吃稀粥，渐至稠粥，半月后略食烂饭半碗，一日三次。一月后始准饮食如常，否则食复，并有怒复、劳复、房劳复各种，皆甚危险者也。

传染病八种证治晰疑卷之四

吴县曹元森巽轩甫　纂定

淮安杨德九浩如甫　述

伤寒证治第三

　　风寒暑湿燥热六淫之邪，何以独重于伤寒，非因《内经》伤寒有传经、两感，其死皆以六七日间之文。其所感有独异，其致死有独速之故乎。然《内经》之论病也，论治也，不过各举其要以作，则于后人，非独于伤寒有郑重言之之意也。故岐伯之论治，但曰未满三日者可汗，已满三日者可泄而已。迨仲景之世，伤寒盛行，其宗族死于是病者甚多。仲景于是痛治法之不备，伤横夭之莫救，乃寻求古训，博采群方，著成一家言，垂为万世法。而伤寒一证，参综变化，于以大明，厥功伟矣。第汉人之书，文法深奥，且遭散逸，晋王叔和搜集其文而编次之，已失其旧矣。于是后之读是书者，各生议论，互相訾议，无异治经之生，争辩今文古文，而于本意反多隔膜也。

　　夫伤寒外感之邪，苟无误于汗下，则无坏证，而病者亦无必死之理。仲景之著此书，立一百十三方，其正方不过汗、吐、下三者而已，其他皆为救误治成坏证而立方也。学者遂以一部《伤寒论》千头万绪，而谓为难读之书，致失仲景启人自悟之心，可不惜哉。非独此也。且有执《内经》热病者，皆伤寒之类也，《难经》伤寒有五，有中风、有伤寒、有湿温、有热病、有温病之文，遂以各证与伤寒混而为一。凡遇四时之暑温湿热，必曰此伤寒也，而治之之法，亦如治伤寒而毫无判别，其害人也，岂浅鲜哉。

　　夫中风之脉，阳浮而滑，阴濡而弱；湿温之脉，阳濡而弱，阴小而急；伤寒之脉，阴阳俱盛而紧涩；热病之脉，阴阳俱浮，浮之而滑，沉之散涩。温病之脉，行在诸经，不知何经之动也。《经》言脉象既判别如此之明，而治法岂可无别。或曰善读《伤寒》、《金匮》二书，则无病不可治，此诚有得之言。盖即岳武穆用兵运用，存乎一心之意也。若死于句下者，虽读二书烂熟于胸中，临诊未有不偾事者。盖动辄以太阳传阳明，阳明传少阳，少阳传太阴，太阴传少阴，少阴传厥阴之死法，而不知有传有不传，有直中有两感，有合病有并病之异也。考陶节庵"论伤寒传足不传手经"一篇，论经络脏腑、寒热表里、病证、治法，最为明晰。徐氏称之此与《伤寒论》可谓之先河后海也。惟伤寒一证，在古时为多，今则鲜矣。盖古今气运有转移之异，人口有众寡之异，以今之人烟稠密，杂气为多，阴寒之象自不易见。徐氏评叶天士《指南》一书，谓独少伤寒。余谓非此书独少也，伤寒虽有而不多见，治伤寒者又不属一人，固不能为叶氏书疵也。若今之粗工，动辄曰伤寒而误人，真有天渊之别矣。嗟乎！中国之医尚不能读先贤之书，而分别六淫之所感，何况于东西医哉。丁氏福保译东医之伤寒传染病，所举第一周至第五周脉象证候及合病等，中风伤寒传经入脏不能辨别，实是医学之骈拇枝指而已。惟近来中国医学愈晦，学者咸慕东西医之易为，而又为投时之利器，自误误人，皆所不恤。故不揣谫陋，即其书所述之证候、脉象、合并病等，加以辨注，而系以陈修园之《伤寒串解》，俾仲景六经正变各病治法易于推求，而中西医理之精粗，亦不待言而若揭矣。

丁氏伤寒证候合并病译文辨注：

证候

前驱期：食气不振，全身倦怠，头痛不眠，筋肉疼痛，就业厌怠。

按：此即太阳证初起，身痛、腰痛、骨节疼痛之候也。

第一周：头痛恶寒发热，为阶段状，舌被厚苔，食思缺损，荐骨痛，不眠，便秘。

按：此即太阳证头痛项强恶寒发热之候也，此云阶段状，喻发热由渐而盛也。荐骨痛，即项强也。舌被厚苔，食思缺损，即心下痞按之硬之候也。不眠，发热甚也。

终则脾脏肿大，发淡红色圆形之蔷薇疹，下利稀薄，回盲音，尿量减少。

按：脾脏肿大，下利稀薄，回盲音，即太阳证汗出解之后，胃中不和，心下痞硬，胁下有水气，腹中雷鸣下利也。尿量减少，并入阳明腑也。发淡红色圆形之蔷薇疹，则又属太阴中风证矣。风贼脾元，邪郁肌腠，而发疹子，高出皮肤，头圆光滑者是也。

又按：伤寒发瘢发疹，即为冬温。温邪郁于阳明，发而为瘢；温邪郁于太阴，发而为疹。胃主肉，脾主肌故也，不可不察。彼氏之书，于此固无别也。

第二周：发稽留性热，比较的脉搏迟缓，且为重搏性。脾肿，鼓胀，下痢，发蔷薇疹，两耳重听，意识昏懵，时发谵语，有时腱跳动，或呈撮空摸床等状，现窒扶斯颜貌，或发扬状态。关于外界之事物，无不安静，但时独语，舌干燥而震颤，被煤灰色之苔，蛋白尿。

按：此节所列一周中之证候极重。惟中风也，伤寒也，温也，则混为一气，毫无区别。惟有脉搏迟缓一句，尚可知其谓伤寒耳。以言伤寒，则此节之证候殆六经之病毕见矣。如稽留热，则太阳表证尚未除也。脉迟为寒，而缓则为风也。重搏性，则又为沉紧之象也。脾肿、鼓胀、下痢，发蔷薇疹，阳明太阴证也。两耳重听，意识昏懵，少阳中风证也。时发谵语，撮[1]空摸床，阳明证也。或发扬状态，厥阴证也。关系于外界之事物，无不安静，但时独语，舌干燥而震颤，被煤灰色之苔，蛋白尿，少阴证也。夫以伤寒之重候，既不详脉，亦不辨经，庞杂言之，又何补也。

第三周：发弛张性热，脾脏肿大，蔷薇疹消退，现结晶之粟粒疹，舌苔脱落而呈红色。

按：此言弛张性热，言热盛逾于常，则仍有表证也。脾脏肿大，即腹大实痛，里证也。结晶性之粟粒疹，即水疹，太阴气不化湿也。舌苔脱落而呈红色，则又为邪热深入也。此节所列各证，似言较第二周为轻减，而仍有表有里，有湿有热，不知其谓伤寒也？谓温病也？不伦不类，至于此极矣。

第四周：初为弛张性热，后遂平温。食欲增进，衰弱。脾肿缩小，鼓胀，下痢，粟粒等证，同时消退。尿量增加。

按：此节言第四周诸证皆已也。

第五周：体温如常以下，食气暴进。

按：此言第五周病退而思食也。

---

[1]撮：原作"捉"，据上下文及文义改。

合并病

为气管支炎就下性及纤微性肺炎。

按：此即作咳也，太阳中风有之。

喉头溃疡。

按：此即少阴病，呕而咽中伤生疮也。

声门水肿。

按：此即心下有水气也。

鼻加答儿。

按：此即伤风，鼻不通气也。

衄血。

按：此即阳明病，口燥，饮水不欲咽，而衄血也。

心囊炎。

按：此即热入心胞络也。

心内膜炎。

按：此即热邪入心也。

安魏邦。

按：此即气息喘逆也。

口渴呕吐。

按：此即少阳中风，心烦喜呕或渴之候也。

第二周或第三周，则患耳下腺炎及肠出血，体温脉数，虚脱证状。

按：此即阳明中风，耳前后肿也。肠出血，风迫阳明腑也。体温脉数，则伤风化温之候矣。

肠管穿孔而患穿孔性腹膜炎。

按：此即阳明腹满大实痛，呼吸气促也。

脾脏破裂。

按：此即太阴腹满也。

膀胱炎。

按：此即膀胱蓄血也。

肾盂炎。

按：此即小便尿血也。

骨膜炎。

按：此即骨蒸也。

肺结核。

按：此即咽痛也。

其后发病为衰弱的血栓神经衰弱、比斯的里精神病等。

按：此即热深厥深不省人事也。

总观丁氏所译东医伤寒证候合并病等，风寒湿温不辨，表里虚实相混，不过述其大概而已。而《医学纲要》又谓流行多在秋期，亦因饮食物而传染，大致与虎列拉同，则更背谬。丁氏译此，以为可与仲景《伤寒论》相提并论，而不知益形东医学理之粗率，而显仲景书之精到也。兹仅就其译文，以伤寒例辨注之。若有以陈修园之《伤寒串解》与温病文并读之，则知伤寒自伤寒，温病自温病，其治法如风马牛之不相及，可了然于心目间。愿读丁氏之译文者，勿为蔽其聪明也。《伤寒串解》原书具在，兹不备录。

传染病八种证治晰疑卷之五

吴县曹元森巽轩甫　纂定

淮安张汉卿菊人甫　述

瘫疹证治第四

中国发疹一证，自古有之。丁福保《急性传染病八种》中名曰发疹窒扶斯。其论曰：此病之原因虽尚未详，然其为触接传染病甚明了也。其状虽类似肠窒扶斯，而因其无肠之症状，与其经过之异，得明明区别之。此病日本尚未流行，不过稍稍发生耳。又云：其症状之潜伏期，大抵九日乃至十日，于发生时有全身倦怠、食思缺损、头痛、四肢痛等之前驱症状。俄而发寒战，体温骤升，当发病第一之夕间，有已达于四十度以上者。第三日乃至第七日则生特异之发疹，此疹为红斑状，腰部发疼痛，而并带剧烈之头痛，精神恍惚，语言模糊。至第二周，在轻症则虽体温下降，诸症渐愈；然在重病，则诸症增剧，由是衰弱而至于死。

按：丁氏所述发疹窒扶斯证状，如头痛、寒热、身倦、肢痛等证，与夫发疹后之一切见象，尚与吾国方书所论大致相同。惟云此疹为红斑状，则不能判别瘫疹异同，故亦含混其词。不知瘫疹虽属相类，而病源各别。瘫出于胃，而疹出于肺。肺胃发源既殊，形色迥异，实不能并为一谈。瘫有二类，一曰实瘫，一曰虚瘫。疹有三类，一曰温疹，一曰白疹，一曰风疹。若瘫与疹相较，则瘫重于疹。疹与疹相较，则温疹重于风疹。至于白疹，则更无足异。兹分别辨之如下。

（一）瘫者，触目即见，不成颗粒，其稠如纹锦，布于胸腹者最多，重者并衍及四肢。盖因伤寒阳明热盛，及时行温热温毒失清失下，邪无宣泄，蕴郁胃腑，直逼血分，上行极而下，下行极而上，从内入则为神昏谵语，从外越则发癍。大抵色红起润者为吉，色紫成片者为重，色黑者为凶，色青者为必死。无论其见证为寒战、壮热、头痛、体酸、神昏谵语，概以清血化癍为主。凡一切温燥升散之品，皆所禁忌。考仲景《金匮》面赤斑斑如纹锦，即是此证。盖阳毒发越于外之故也。叶天士用化癍汤治发癍证，固有见地，然尚少行血散瘀之品，恐血热仍不能排泄净尽。且如二便闭塞，非通利曷能使热毒下行。夫如是则愈泄愈良，纵有五色下利同时并见，亦无妨害。余验治多矣，未尝有一危险，但非佐以养阴之品，则不能克奏全功。

清血化癍汤

生石膏八钱至三两　元参八钱至三两　丹皮二钱至五钱　栀子二钱至三钱　知母三钱至六钱银花三钱至八钱　赤芍二钱至四钱　生地一两至三两　连翘二钱至四钱　竹叶二钱至三钱　板蓝根五钱至一两

上药水煎，凉服，滓再煎服。

加减法：

神昏谵语，轻用紫雪丹一钱至三钱，重用安宫牛黄丸半粒至二粒，或用金汁亦可；癍色紫黑者，加犀角、羚羊一钱至三钱；心烦加鲜竹叶卷心三钱至五钱，连心麦冬四钱至八钱；咳嗽胸膈闷，加川连一钱至二钱，川贝母二钱至四钱，蒌仁三钱至八钱；胸闷气不舒展，酌加枳实、川郁金；口渴饮凉，重用生石膏；咽痛重用生地、元参、丹皮、赤芍、川连、川贝母；目赤耳聋加龙胆草二钱至五钱，重用生地、丹皮；项肿加蒲公英，重用板蓝根、青黛、龙胆草；小便短黄或赤色，重加竹叶三钱至五钱，滑石二钱至三钱，重用栀子至五钱；舌上苔或黄腻，加生军二钱至五钱，如欠津，重用生地、元参、麦冬；舌苔老黄或生芒刺，身热退，去银花、连翘，加元明粉一钱或至二三钱，此药最为猛烈，宜察体之虚实，病之重轻，酌量用之；舌上无苔或绛色，用生地、元参、麦冬、川连之类以养营阴，火忌攻下，如硝、黄之类。

（二）虚癍一说，见象甚微，千百癍中不曾一见。叶天士曰，如淡红色，四肢清，口中和，脉不洪数，非虚癍即阴癍。或胸微见数点，面赤足冷，或下利清谷，此阴盛格阳于上而见，当温之。邵新甫曰，想前人此例，无非教后人勿执见癍为实热之义也。二氏语意精确，医者神而明之可也。

由前之说，发癍之证已明矣。然发癍与发疹诚有不同之处，兹再论之。

（一）温疹，与痧麻通称。夫温疹由于风温温热失于清解，致肺胃邪热逼迫血分而出，证见头痛、肢酸、寒热、呕吐、咳嗽气粗。一二日即发者为轻，三五日始发者为重，一周以外隐伏不透者为尤重。假如痧疹透出，气色红润，颗粒分匀，虽有挟热下利，甚至五色利俱见，亦无妨。缘热毒既由下部排泄，中上焦邪热自可迎刃而解，方书所谓疹不忌泻是矣。若隐疹不透，邪热内陷，喘促不止，化源闭塞，清不升，浊不降，必腹痛胀闷，二便不通，多不易救。治法亦不外清化治其初，凉下攻其后，佐以养阴之品而已。兹录方于后。

解肌透疹汤

银花二钱至五钱　丹皮二钱至四钱　栀子二钱至四钱　竹叶二钱至四钱　连翘二钱至三钱　赤芍二钱至四钱　大青叶二钱至五钱　鲜芦根三钱至六钱　生地四钱至一两五钱　黄芩二钱至四钱

上药水煎服，滓再煎服。

加减法：

咳嗽去生地，加杏仁、川贝母、桑叶二钱至三钱，蒌皮三钱至四五钱；呕吐加川连一钱至二三钱；口渴欠津加石膏五钱至一两，知母三钱至五钱，生地、元参、麦冬均可多用；热毒甚加犀角、羚羊、金汁，神昏谵语加紫雪丹、牛黄丸之类；小溲不通或赤涩，重用竹叶、栀子，再加滑石三钱。疹后宜清热败毒，以原方去丹皮、赤芍，加元参、五谷虫、绿豆皮、甘草之类。

（二）白疹。风热挟湿邪，咳嗽，胸闷，不知饥。邪居气分，留连不解，一旦由肌肉而外达皮毛，故发为白疹，治之以辛凉淡法。其或久病中虚，气分大亏而发为白疹者，如脉微弱，气怯神疲，为不治之证。

薏苡竹叶滑石汤

桑叶二钱至三钱　滑石二钱至三钱　牛蒡子一钱五至三钱　甘草一钱至一钱五　杏仁二钱至三钱　竹叶二钱至四钱　连翘二钱至三钱　通草一钱至二钱　苡仁二钱至四钱　广皮一钱至一钱五

上药水煎，温服，滓再煎服。

（三）风疹。此疹由袭受风邪，客于肌腠，中邪未深入，故无表里现状，惟只见云头布密，或大颗如痘，但无根盘，或牵连成片，皮肤瘙痒，遇风更甚。余以清热化风，屡治屡效。

清热化风汤

银花二钱至四钱　净蝉衣一钱至二钱　防风一钱至二钱　白蒺藜二钱至三钱　甘草一钱至二钱
绿豆皮三钱至六钱　僵蚕一钱五至三钱　鲜芦根三钱至八钱　白芷一钱至二钱　丹皮二钱至四钱

上药水煎，温服，滓再煎服。

综上，痲疹诸说已详言之，所列各方皆由验治而来，酌古斟今，非徒托虚言，惟用药分量不能画定。盖因吾国北地高燥，南方卑湿，人民体质有刚柔之分，病情有重轻之判，如欲求尽善尽美，务在临证者体察病形，神而明之，庶几可矣。

传染病八种证治晰疑卷之六

吴县曹元森巽轩甫　纂定

白喉证治第五

《白喉忌表抉微》一书，论证明，论治备，实为治白喉之准绳。惟其重在养阴清肺一法，而于导药，出以郑重之戒，消药一层，亦未免有小疵之处。除温化毒汤之葛根一味，轻扬升发，亦非所宜，黄芩苦降，治温之要药，而有拘忌之语，似欠研索。兹将其论证、论治原文，略加删订，归于大醇，以供研究是病者之采择焉。

《白喉忌表抉微》曰：白喉古无此证，故少专书，世称难治。然非难也，未明其理耳。人但知肺之烁而不知由于胃之蒸，人即知胃之热而不知由于肠之塞。肠塞则下焦凝滞，胃气不能下行，而上灼于肺。咽喉一线之地，上当其冲，终日蒸腾，无有休息，不急治与治之不当，则肿且溃，溃且闭矣。张氏《白喉捷要》云：白喉初起恶寒发热，头痛背胀，遍身骨节疼痛，喉内或急痛，或微痛，或不痛，而喉内微硬。有随发而白随见者，有至二三日而白始见者，或有白点、白条、白块，甚至满喉皆白者，所治皆同。治之之法，惟有以厚重之药镇其上，如以巨砖盖顶，使焰不上腾；复以清凉之药润其下，如以湿绵御炮，使火不内射。极盛者，再扫除其中宫以抽柴薪，开通其下道以漏炸碳，医者之能事毕矣。夫自上至中至下，本有可通之路，以表药治之，犹舍其正途，而辟旁门，反使四塞左矣。邪毒之内蕴，火也，实烟也。寻常表邪轻烟而已，此则如蛮云毒雾蓊蓊郁郁，一经表散，仅能纷窜于经络之中，而不能透出于皮毛之外，愈入愈深，有入无出。迨自知其误，翻然变计，不先追其药毒而徒尽其当然无益也。

森按：治病须先辨寒热、表里、虚实。六者辨认不清，则动辄得咎矣。盖温病皆里证，由内而达外，有表证，无表邪。譬如炉火炽于中而热越于外，复以表药散之，则火得风助，顷刻烈焰飞腾，无异为贼助威。故治温之法，须直捣贼巢，一鼓而下之，方为妙手。非若外来之寇，方欲侵入，可以御之于外者也。此理之最明而易见者，乃世界上殷殷沄沄之医家，独于此而不之察，吁其甚矣。

解表药之毒，春用蚕食过桑叶孔多者三片，夏用荷花蒂连须者七个，秋用荸荠苗稍黄者九枝各寸许，各用生青果核磨汁或打碎五枚，不必拘定四时，但有现成鲜者可用，即用之加入养阴清肺汤中为引。一剂后照方服，不加引。《捷要》云：如有辨证未清，误服升提、开散、辛温之剂，视病之轻重，以生绿豆研细末，重者一茶碗，轻者一酒杯，冷水调服。另制大米粥一碗，先服粥后服药，则误服之剂即能解除矣。此证起时发热者多，证之轻者，脉不甚洪实。初不见白，医者不察，往往误为风邪，用表药而热退，方谓有效也。及白点既见，而病已增重大半矣。《捷要》云：白喉初起恶寒发热，乃毒气初作于内，至二三日喉内见白，寒热自除，或者不误以为表药有功，而不知不服表药，其热亦自退也。迨病重而服养阴清肺汤一二剂，而不见速效，又复反复改图，一误再误，病其有不殆者乎？故认证既的，尤以守方为第一义也。《捷要》云：如有内热及发热，照方服，去其热自除。即白有加，仍毋改药，盖内病不除，白何能净？愈发白，愈守方，久久服之，自有效验，勿求速而表散。

森按：表散固犯大戒，而以养阴清肺坚持到底，即兵家长围破贼之法。然旷日持久，究非治温病所宜。服养阴清肺而病不见退，正宜揣度病情，标本兼治方可捷如影响。盖喉之白由于胃之热毒上凌也，以正兵与之持，以偏师攻拔其后，则功成易于反掌，不可失下误机。

风邪之证亦宜清解，不当表散。表之过当，不外出而内窜，势易易也。且立意不用表药，则中下之医不能辨证，初起者亦不致大误而杀人。《玉钥》书中忌用诸药，人嫌其选择之过泥，吾犹谓其征引之未全。细辛、升麻、桂枝、苏叶之不可用，固不待言，即僵蚕、蝉蜕、马勃等品，治喉家所奉为至宝者，皆杀人之具也，各宜守之，如厉禁，视之如鸩毒，庶不误矣。双单蛾证，亦属于里。凡肺之本色上现于喉，始有此象，岂有皮毛之证而能显此形色于吭舌之间乎？故治法亦宜养阴清解之为愈也。至云上热下寒者宜以热药冷服，此指真寒假热而言。白喉之证系真热假寒，何所忌于寒凉乎？若热极则非硝黄不足通道路，猛药疾驰而下里热以行性不留连。肠胃一净，何有他变？要知此证本不难治，治之不善，而种种败象见，非此证之本象，实投禁药者有以造成之也。与生而致死同。一线幽微，气不能透，因而逼毙其心，不即死也。故死于此证者最惨。行医者若一朝误治，退而深思，以期万一之当，则死者虽不能生，生者犹可不死。欧阳公曰：求其生而不得，则死者与我皆无憾焉，言治狱也，而吾于医亦云然。

白喉第一方 除温化毒汤

白喉初起，证象轻而白未见者，服此方。一见白象，即改服养阴清肺汤。

冬桑叶三钱　金银花三钱　川贝母三钱　薄荷一钱　生地三钱　竹叶三钱　小木通一钱五分　枇杷叶生用，拭净毛，去筋，三钱　生甘草一钱

森按：此方以辛凉润肺、辛苦甘寒化胃热，白喉初起轻者，即可见效。惟原方用葛根二钱，未免为此方之累。葛根虽有生津止渴、解肌退热之能，其性轻扬升发，于温证甚不相宜，白喉已成炎上之火，更宜斟酌，兹将葛根改去较稳。

加法：

胸下痞闷者加枳实二钱；大便闭者加全瓜蒌五钱至一两；小便短赤者加车前子三钱、灯心五分。

白喉第二方 养阴清肺汤

此方乃治白喉之圣药，翼然八柱，颠扑不破。轻者日服二剂，重者日服三剂，始终以此为主方，自可痊愈。

大生地一两　元参八钱　麦冬六钱　丹皮四钱　川贝母四钱　薄荷一钱五分　生甘草二钱

加法：

喉间肿甚者，加生石膏五钱。

森按：石膏辛凉而淡，质重味薄，少用无效，煅之则成石灰，而失辛凉之效力，与未服同。故改为生石膏而注出之。

渴者加天冬四钱，黄芩三钱。

森按：《抉微》忌黄芩，而不知胃热冲肺，非苦降之味不见功。渴甚者火炽于下，津液将竭，与其益水，不如去火，用黄芩之苦降以撤火，则渴可解也，何忌之有？

森又按：苦寒伤胃之说，又当别论。胃家无病而用苦寒，是诛伐无过；若胃热方炽，炎上烁金，则苦寒正是治病之良药，何伤也？

胸下涨闷者，加川黄连三钱，枳实两钱。

森按：原方加神曲、焦楂，是化滞之药，而不知温病之涨闷，皆热结于胸，非食不化也。况胃火旺时，多食善饥，是其明证，故宜以黄连、枳实去热开痞为上。

面赤身热苔黄者，加金银花、连翘、青黛三钱；大便燥结者，加青宁丸、元明粉各两钱；小便不通或短赤者，加车前、滑石各四钱，通草两钱。

白喉第三方神仙活命汤

白喉初起即极痛且闭，饮水即呛，眼红声哑，白点立见，口出臭气，病势已达极危之地，前两方皆不足挽救，须以此方日服三剂。或已延误二三日而致危者，或误服表药而致此者，均宜此方急泄其毒。

龙胆草三钱　元参八钱　板蓝根六钱　生石膏六钱　白芍三钱　川黄柏二钱　生甘草一钱　大生地一两　瓜蒌三钱　生栀子二钱　生军三钱

加法：

舌有芒刺、神昏谵语者，加犀角二钱；大便闭塞、胸下满闷者，加枳实二钱、大黄三钱；便闭甚者，再加芒硝二钱；小便短赤者，加车前、栀子、滑石各三钱。

以上三方并加法，随证轻重，神而明之，无不奏效，所谓在精不在多也。

吹喉药瓜霜散

喉证虽发自内，然毒成上攻，肿满闭塞，黏痰胶结，干燥无津，水药不能下咽，全仗吹喉一法，去其黏痰，然后服药，易于为功。此散去腐拔毒消肿，凡一切风火喉证皆治。

西瓜霜二钱　飞辰砂四分　梅花冰片二分　人中白一钱　明雄黄四厘　犀牛黄一分　真陈青鱼胆矾五分

各研细末，再入乳钵内，和研至极细为度，频吹神效。

传染病八种证治晰疑卷之七

吴县曹元森巽轩甫　纂定

山阴陈世珍伯雅甫　述

天然痘证治第六

丁氏福保《医学丛书》将天花列入急性传染八大证中，其所言一切情形如发热日期及见苗、起胀、养浆、收结等证，与中国方书所论皆同。惟所用药性何者为补，何者为散，何者为凉，何者为热，不知其详，不敢强解。西人与中人体质不同，饮食起居亦各自为风气，若必欲牵强求合，未免附会，且欲为中国人谋治疗之法，则不如仍于中国方书内察其适用者为之说法。西人精于种痘，小儿与成人皆常常施种，本无待取法于中国之治痘，则是篇亦不过为我中国之穷乡僻壤留此准绳已尔，故不与《丁氏医学丛书》所载强为条条比附焉。

中国百年以前，天花一证，实为小儿第一难关，因此而丧生者，十居三四，故有专门痘科之医生，盖所以郑重其事也。然方书所载治法不一，有注重于清泄者，有注重于温补者。其身无实热，又非虚寒者，所谓之状元天花，无须服药，真精于此道者，虽日日诊视，若无变故，即不处方。彼不甚了了者，妄为用药，非徒无益，而又害之。但此等状元天花实居少数，其中或有实热，或有虚寒，则不能不赖医为之调剂。故痘科亦为医学中之一重要部分，常为人所注重者也。自西法种痘之术传至中国，小儿多蒙其福，除穷乡僻壤无人能习其事仍不免自出传染外，其通都大邑类，皆知种痘之有益无损，但期将来无一处不知种痘，无一处不能种痘，则中国之小儿脱去此第一难关，保全性命，实非少数。要在地方官竭力提倡之，或由政府将此项列入自治中，其造福岂浅鲜哉？与此证相同，亦能传染者，则有温痘，又名水痘，治法与瘢痧疹相同，宜用凉下药，万不可用温散、温补，以速其死。其温热之轻者，出痘稀少，略服凉药即愈；其重者遍身皆是，三四颗连成一片者，大热不退，不似真痘之发热有期，且痘顶无脐，灌浆亦不如真痘之根下红晕，晶白如珠。若热总不退，再有挟热下利，或热结旁流等证，皆不可治。真痘似此者，名蛇皮痘，亦难救疗。余与丁氏所论略同。

中国治痘方书种类虽夥，大抵不免拘于成见，惟庄在田先生所论不偏不倚，可称完善。今谨择其要，以供同道之采纳。

庄在田先生曰：此证中国方书所论，参差不一，有谓痘即疮之同类而以治疮之法治之者，大抵皆本之于"诸疮痛痒，皆属于热"八字，所以立意先言解毒，开方定用寒凉。不知痘证全以发透为吉，起发必赖气血滋养，方能自内达外，齐苗、灌浆、结痂，无非阳气为主，寒凉则血滞，克消则气伤，血滞气伤，毒气乘虚深入，此痘证塌陷之所由来也。譬之猪脬，若欲其胀满，必需以气充之，散其气立即陷矣。是痘之始终，全凭气血，但得气血充足，则易出易结，何需用药？气血不足，则变症百出。宜审定为气虚则补气，血虚则补血，所以随手见功。夫痘之欲出，阳气蒸腾，小儿发热正是欲见苗。斯时气虚者，宜服补中益气汤；血虚者，宜服荆防地黄汤；兼寒者，宜大温中饮或大补元煎。察其体之虚寒过甚者，另外加鹿茸，所谓培补气血疏通经络，无不立奏全功。时医不明此理，乃言补药太早则补住毒气，不知补中即所以脱毒，灌根即所以发苗，万无补住之理。且有散药在内，如阳和汤治阴疽，内有麻黄、白芥子，无非疏通经络，有熟地、鹿茸，无非大补气血。此实先哲治痘之心传也，要之。治痘之法不外实热、虚寒二种。何者为虚寒？凡小儿向日气体薄弱、面色青黄、唇淡畏寒、大便溏而不结、小便清白、饮食不多或不运化等证，知为火亏，出痘时必难，灌浆亦难结痂，速宜培补元阳，以防变证。何者为实热？小儿气体壮实、饮食易消、气壮声洪，出痘时大便结燥、小便赤燥，口鼻出气皆热，甚则如火，恶热喜凉，是名实热。审明果是实热，方可暂行清解。轻者荆防地黄汤改为生地再加大黄，重者白虎地黄汤一二剂而热退矣。审虚实之法，当以大小便为主，小便清白，大便不燥，虽身热不可认为实火，盖出痘未有不身热者，若专以身热为实火则误矣。

发　热

痘者，胎中之阴毒也，必赖阳气以成之。小儿出痘，大约发热三日，肌肉松透，然后能见点、齐苗、热退，乃真阳内伏交会于阴腹，发热三日是运水到苗以成清浆，浆足热退。及至养浆，真阳外出，发热三日，化毒以成脓，脓成热退。而阳伏毒既化脓，又必发热蒸干，方能结痂，痂落后真阳外出，蒸化斑点谓之烧斑。倘有黑斑，乃是火衰，并非因食盐酱之故。所谓痘禀于阴而成于阳也如此。治痘之法，始终以补气血扶阳气为第一义，用药以温补，少加发散为首务，否则气不足则痘顶不起，火不足则浆不调，且恐厥逆腹痛，阴寒起而坏证作矣。痘科有七日黄芪八日参之说，良有以也。

或问曰：痘宜温补，此理甚明，如兼发散，岂不伤气？不知纯用散药，汗多则伤气，少加发散药于温补药中，则血脉疏通，痘疮易出，无壅滞之患，受解散之功。所以古方补中益气汤有升麻、柴胡，大温中饮内有麻黄，温中补气尚用散药，可见古人用心之妙。所以痘之初起，断不可减去散药，此即张景岳云腾致雨之法。林屋山人阳和汤用麻黄、白芥子，亦此意也。

或又问曰：痘宜温补兼散，此理已明，后开大补元煎、六味回阳饮，此二方重用桂、附，并无散药，兼用龙骨、粟壳收涩之药，其义何取？不知温补兼散乃治寻常痘疮之法。更有一种小儿发热，一二日即遍身出痘，方书无方，时医袖手。此乃阴毒太重，阳气太虚，阴毒一发，阳气已消，故泄痢不止，泄出之物多作青黑色，肝气所化胃气将竭之兆。速宜大补元煎、六味回阳饮二方，大剂连进，可以扶元阳，可以消阴毒，操起死回生之功，有鬼神莫测之妙。二方合煎，名返魂丹，治痘收效，指不胜屈。至于清火解毒凉药，必察明果有实火者方可暂用，若误用于齐苗时，则水不能升而顶陷，误用于养浆时，则浆不能稠而痒塌，痒塌者，真火衰也。速宜参、熟并用，桂、附同煎，脾胃双补，大剂叠进，尚可挽回，否则寒战咬牙，吐泄交作，不可为矣。至于身凉而脓不干，痂落而癍不化，乃痘后发毒，皆因误服生地、银花、泽泻、连翘等凉药之故，不可不知。热有邪正，必当体察。正热者阳气蒸腾自内达外，喜露头而不恶寒，时热时止，兼有小汗，手足温和，饮食有味，二便如常，所谓内外无邪，不必服药。邪热者偶受风寒，头痛恶寒，四肢冷而无汗，荆防地黄汤一二剂，尽可解散表邪而愈。古人云：热不可尽除，真格言也。

形 色

痘以饱满为形，红活为色，顶陷不起是气虚，色不鲜明是血虚，宜培补气血为主。真阳虚者乃无红晕，甚至通身皆白，身凉不温，宜大补元煎，阳回体温转白为红矣。又有一种遍身血泡者，此非血多，乃气虚不能统血，故血妄行。急当大补元煎，阳气充满血泡变白而成功矣。庸医不明此理，谬言为热，误用寒凉，变证日增。形与色，外象也，必要饮食有味，二便如常，知其无内病，可以不服药。若二便不调，饮食不下，烦躁闷乱，夜中不安，形色虽好，亦甚可忧。必当察其病情何如，小心用药挽回方妙。形色不佳，多半是气体虚寒、手足厥冷、头重神疲、便清泄泻等证，必当大补元煎兼用桂附。若泄泻不止，并当加入龙骨、粟壳等药，以收涩之，方可回生。

痘以红为贵，有圈红、噀红、铺红之别。圈红者，一线红圈紧附痘根，最为佳兆；噀红者，痘根血色隐隐散漫，亦气不收之故，速宜大补气血；铺红者，一片平铺，无痘之处亦红，所谓地界不分，若兼不恶寒、口渴而臭，小便燥短、大便燥结，内热有据，宜白虎地黄汤以利之，热退身凉即宜乎补，不可多剂。又有一种锡光痘，身凉不温，色白不红，此乃阳虚阴象也，宜大补气血，桂、附同施，气足阳回，痘根红而浆稠痂结矣。又有一种根无红顶含黑水者，乃阳气太虚阴气凝结，亦宜大补元煎，兼用桂、附，黑水化为脓矣。痘有五泡，曰：水泡、脓泡、灰泡、血泡、紫泡。痘有五陷，曰：血陷、白陷、灰陷、紫陷、黑陷。水泡者，皮薄而明，《经》言气热生水，要知清浆皆水，何以不成脓？火少故也。必当姜、桂、附子等药大剂陆进，水必成脓。若误用凉药作泄后变为白陷，脓泡失治，则破流脓水，灰泡失治，转为灰陷，二证亦宜参、熟、桂、附大剂多进。若有小粒发出，谓之子救母，生意在焉。血泡者，乃血虚，非血热，亦宜大补元阳，否则变为血陷。紫泡者，其证有二：紫中带青者，亦因气虚不能摄血，阴血凝聚而成，其人必身倦恶寒，舌苔白，饮食不多，大小便清白，速宜大补元阳，否则变为紫陷；又有一种紫焦枯者，乃纯阳无阴之症，其人必口干恶热，小便短，大便结，此实火也，宜清凉解毒，白虎地黄汤酌加大黄以行之，但得线浆，尚可望生，失治转为黑陷。又有一种小儿因服凉药，腹中作痛，呕吐泄利，将成慢脾，头面大热，唇焦舌黑，亦似实火，此乃火不归元之故。实火者二便燥闭，虚火者泄利不止，全在细心体察，方得其真。《经》云：有者求之，无者求之，实者责之，虚者责之。盖言万病皆宜体察虚实寒热，岂仅治痘一证为然哉？

起　胀

痘至开盘，头面腮颊亦肿，谓之起胀。至脓成浆足痘回而胀消，谓之收胀。盖缘毒气由内达外，此时尚在肌肤之间，故腮颊亦随之而肿，迨至脓成浆足，毒气尽化为脓，而胀自消，亦必脾胃强健方能如此。若当起胀而不起胀，乃由元气内虚不能送毒外出之故，宜用大补气血之药，少加发散，大补元煎、大温中饮相间服之，盘自开而胀自起。若痘不开盘而头面先肿，乃元气大虚，此乃虚肿，非起胀也，其痘必不能起胀，亦宜大补元气，肿自消而胀自起。又有痘已回而肿不消，乃元气大虚不能摄毒，余毒留于肌肉之间，不能尽化为脓所致，亦宜大补元煎、大温中饮相间服之，余毒尽化而肿消矣。痘书云：痘出稠密封眼者有救，不封眼者无救。此言不确。起胀者有救，不起胀者无救，此言甚确。封眼者眼眩多痘，胭脂水涂之，仍可以不封眼；不起胀者，乃元气大虚，何以送毒外出，必当大补元煎、附子、肉桂大剂多进，胀起而毒化，一定之理也。

养　浆

痘之紧要，全在养浆，浆成则毒化，浆不成，痘斯坏矣。自发热、见点、齐苗、灌浆，无非为养浆，而设若颗粒稀疏，根盘红润，精神爽健，二便如常，乃上等证也，可以不药。倘形色平常，全凭用药助其气血以养其浆。最怕者无热，全仗真阳充足出而用事，方能化毒成脓，设阳气不足，何以蒸化其毒？宜大补阳气，实为上策。紧防泄泻，泻则中虚，阳气一亏，毒必内陷，定当预为提防，补其阳气，助其脾胃，脓干痂结而成功矣。前药方无非补中益气汤、大补元煎之类，相兼服之，万无一失。彼世之面麻者，皆因不明此理，养浆时被庸医误用消伐之药，中气下亏所致。若于养浆时大剂温补，血气充足，落痂后断无面麻之患。又有一种小儿痘后满头溃烂，名曰虚阳贯顶，又曰发痆，经年不愈，此乃出痘时误服凉药，胃中受寒，阳无所倚，上冲头顶，譬之火炉中以水泼之，则热气必上冲，此理无二。速用大补元煎、大温中饮相间服之，引火归元，旬日可愈。

收　结

收者，浆回而胀收也；结者，脓干而痂结也。收结如法，其功成矣。倘浆回而肿不消，脓成而痂不结，亦是真阳不足，身无热不能干浆化毒之故。脓浆充足，必赖阳气熏蒸，方能结痂。"阳气"二字，岂非痘证始终必需之至宝？设此时气体虚弱不能结痂，必相其虚实，无非培补气血，无不立见奇功。又有一种浆不干而生蛆，谓之蛆痘，总由阳气不足之故，俱宜大补元煎、大温中饮相间服之，脓自干而蛆自化痂结而愈。

痘　毒

痘本胎毒自内达外，若出痘时尽化为脓，痘后无余毒矣。当其初，总宜培补元阳，兼用散药，毒气方能尽出化而为脓。时师用黄芩、连翘、泽泻等药，在彼以为凉药可以解毒，岂知痘乃胎中阴毒，得阳气则行，得凉药则滞。毒气因凉药留滞于肌肉之内，痘后所以发为大疽，名之曰痘毒。皮色不变者居多，宜大温中饮数剂全愈。其色红白相兼，半阳半阴证也，荆防地黄汤与大温中饮相间服之，数日亦愈。倘已溃烂，亦荆防地黄汤与大温中饮相间服之，计日可愈。荆、防解其凝结，姜、桂散其寒凉，所以可愈。倘时医治之不分阴阳，统言火毒，仍用生地黄、连翘、银花等药，以致坚肿不消，溃烂不敛，清脓淋漓久而不愈，渐至泄泻不食，脾胃一败，不毙鲜矣。若红而带紫者，乃阳证也，方可以荆防地黄汤愈之。大便结者，下之。然阴证多，阳证少，痘后并未见有阳证之毒也。

痘症诸方

补中益气汤　此方补气散毒，气虚者，初出痘时服三四剂，痘易起发。痘顶陷者，亦宜服之。

党参三钱　黄芪二钱　白术一钱五分　炙草一钱　当归二钱　陈皮五分　升麻三分　柴胡三分

加姜煎，可与荆防地黄汤相间服之。

荆防地黄汤　此方补血散毒，血虚者，初出痘时服三四剂，痘易灌浆。与前后各方相间服，无所不可。

荆芥一钱　熟地四钱　山药二钱　丹皮一钱　防风一钱　云苓一钱　山萸一钱　生草一钱

加生姜二大片为引，黄酒冲服。

大温中饮　此方补气血，散寒邪，提痘浆，散痘毒，凡痘顶不起，空壳无脓，呕吐泄泻，脾胃不开，痘色不红，将欲塌陷，速宜煎服。并与大补元煎相间大剂连进，温中散寒，立时起发，功难尽述。

熟地五钱　白术三钱　山药二钱　党参三钱　黄芪三钱　炙草二钱　柴胡一钱　麻黄一钱　肉桂一钱　炮姜一钱

加生姜三片，灶心土水煎浓，用夏布拧出药汁，少加黄酒，多次灌之，不可减去麻黄。汗多者减之。

大补元煎　此方大补气血，专治痘症误服凉药，呕吐泄泻，痘不起发，危在旦夕。速宜大剂连进，不可减去附子。与六味回阳饮相间服之，立见奇功，有鬼神莫测之妙。倘二三剂后泄泻不止，酌加附子，更加龙骨、粟壳各一钱，倘泄泻全止，减去附子。若附子太多，则小便闭塞。

熟地五钱　党参三钱　山药二钱　杜仲二钱　枸杞二钱　萸肉一钱　炙草二钱　故纸二钱　白术三钱　肉桂二钱　附子一钱

加生姜三大片、好核桃仁三个，打碎为引。痘后减去附子，只用肉桂数分，调理数剂，计日可以复元。

六味回阳饮　此方大补元阳，专治小儿气血本虚，痘疮白塌，或误服凉药，呕吐泄泻，将成慢惊，危在顷刻，宜速服此方。倘有转头，即加入大补元煎之内同煎叠进，名返魂丹，真仙方也。

附子一钱　炮姜一钱　当归三钱　肉桂二钱　党参三钱　炙草一钱

加胡椒细末三分，灶心土水澄清煎药。或减去附子，亦名六味回阳饮，以多进为妙。

白虎地黄汤　此方去实火，解邪热，专治小儿出痘，发热不退，口渴喜凉，痘疮黑陷，小便赤燥，大便闭结，口鼻气热等症。酌加大黄，以行为度。若二便清白，不喜饮冷，身虽大热，乃是虚火，仍宜温补，所谓甘温退大热，不可妄投此药。

生石膏三钱　生地二钱　当归三钱　枳壳一钱　大黄一钱五分　木通二钱　生草一钱　泽泻一钱

加灯心为引。热退身凉，即以荆防地黄汤调理之。

传染病八种证治晰疑卷之八

吴县曹元森巽轩甫　纂定

吴县陈　舒企董甫　述

霍乱证治第七

《丁氏医学丛书》霍乱一证，依据东医列于急性传染病之内。其论病源尚与中医合，惟未能如中医之条分缕别。而东医之治法，亦不能完善。我国武林王潜斋《霍乱论》一书，祖述《素》《灵》，辨别寒热，极尽治霍乱之妙。爰即王氏原文辑录于下。

《霍乱论》王士雄孟英原著，陈舒节述

总　义

《素问·六元正纪大论》云：太阴所至为中满，霍乱吐下。太阴湿土之气，内应于脾，中满霍乱吐下，皆中焦湿邪为病。第土无定气，分寄于四季，又惟季夏为独旺。盖大暑至秋分六十日，是太阴司令，恰与君相二火合化。喻氏以三气同推，允为卓见。故太阴所至，亦不必拘定司天、在泉而论也。如霍乱一病，每发于夏秋之间者，正以湿土司气而从热化耳。若其人中阳素馁，本已土不胜湿，而复袭凉饮冷，则湿从寒化而成霍乱者，亦有之。然热化者，天运之自然，寒化者，他气之所逆，知常知变，庶可以治霍乱焉。

《灵枢·经脉》篇云：足太阴厥气上逆，则霍乱。足太阴，脾土脏也，其应在

湿，其性喜燥，镇中枢而主升清降浊之司。惟湿火盛而滞其升降之机，则浊反厥逆于上，清反抑陷于下，而为霍乱。虽有热化、寒化之分，必以治中焦之湿为要领也。

《伤寒论》云：问曰：病有霍乱者何？答曰：呕吐而利，名曰霍乱。此设为问答，以明霍乱之病。谓邪在上者多呕，邪在下者多痢，邪在中焦上逆而为呕吐，复下注而利者，则为霍乱。霍乱者，挥霍闷乱成于顷刻，变动不安之谓也。若上不能纳，下不能禁之久病，但名吐利，不得谓之霍乱也。

又云：霍乱，头痛，发热，身疼痛，热多欲饮水者，五苓散主之。寒多不用水者，理中丸主之。霍乱，该吐下而言，头痛、发热、身疼痛，则霍乱之表证也，而有寒热之分者。以中焦土位，乃阴阳之交，而无一定之性，从阴化则为寒，每因寒凉而病始发，冬月多有之；从阳化则为热，因暑热而病始发，夏秋多有之。然因寒者，口不必渴，稍渴者，病必属于热。仲景又云：下利欲饮水者，以有热故也。故寒热二证即在此辨，五苓散去水以泄热，理中丸燠土以祛寒。雄推此例，分列热证、寒证于下，冀医者判别阴阳，庶不倒行逆施，而蹈绝人长命之戒。

热　证

《素问·六元正纪大论》云：土郁之发，为呕吐霍乱。诸郁之发，必从热化，土郁者，中焦湿盛而升降之机乃窒。其发也，每因吸受暑秽或饮食停滞，遂致清浊相干，乱于肠胃，而为上吐下泻。治法如平胃散能宣土郁而分阴阳，连朴饮能祛暑秽而行食滞。若骤伤饱食而脘胀，脉滑或脉来涩数模糊，胸口按之则痛者，虽吐犹当以盐汤探吐，吐尽其食，然后以黄芩加半夏汤、致和汤之类调之。

又云：不远热则热至，热至则身热吐下霍乱。此明指霍乱有因热而成者，奈《病源》《三因》等书谓霍乱无不本之风冷，遂致薛立斋、张介宾辈专主于寒，印定后人眼目。凡患热霍乱者，皆为此数公等杀之矣。且"不远热"三字，亦非以药食为言，如劳役于长途田野之间，则暑邪自外而入矣，宜白虎汤、六一散之类，甘寒以清之。或安享乎醇酒膏粱之奉，则湿热自内而生矣，宜栀豉汤、黄芩加半夏汤、连朴饮之类，苦辛以泄之。其有暑入伤元，白虎汤可以加参。气虚招暑，用参、术必佐清邪。昔贤成法，自可比例而施，奈昧者妄谓劳伤之病宜补，膏粱之体必虚，不察其常，侈谈其变，信乎！温热辄动残生，良由读书不明理反为书所蔽，欺己欺人，彼自不觉耳。

《伤寒论》云："问曰：病发热头痛身疼恶寒吐利者，此属何病？答曰：此名霍乱，自吐下又利止，复更发热也。"霍乱之病，虽由内蕴湿热而然，但既有发热、头痛、身疼、恶寒之表证，则治法必当兼理其表，此仲圣主五苓散之意也。然表证又当分别。如吸受风暑之邪，而兼烦躁、面垢、齿燥者，宜平胃去术加栀、豉、竹叶、薄荷、木瓜、扁豆之类。惟感冒风凉之邪者宜五苓散。若兼冷食停滞而寒热似疟者，宜十味香薷饮加减，或六和汤之类；若挟痰饮而兼眩晕者，藿香正气散加减。盖内蕴之邪，每因外触之气而发也。亦有暑暍直侵脾胃，与内邪相协为虐，迨里气和而吐利止，则邪复还之表，而为发热者，驾轻汤主之。寒霍乱后表不解者，有仲圣之桂枝法在。

刘守真曰：三焦为水谷传化之道路，热气甚，则传化失常，而吐利霍乱，火性燥动故也。此守真释《内经》吐下霍乱属热之文也。按：嘉言云《内经》病机十九条，叙热病独多，赖河间逐病分详明晰，所以后世宗之，故《原病式》不可不读也。夫以著《阴病论》之喻氏犹且折服如是，其断非一偏之见可知矣。故徐洄溪有寒霍乱百不得一之说。然不可谓竟无也，间亦有焉，要在临症深加详审耳。乃薛立斋之流，未窥至理，敢以寒多立论，岂非甘获罪于先贤，妄贻殃于后世也。

《金匮》云：转筋之为病，其人背脚直，脉上下行微弦，转筋入腹者，鸡矢白散主之。

尤在泾曰：肝主筋，上应风木，肝病生风则为转筋。其人背脚直，脉上下行微弦。《经》云"诸暴强直皆属于风"也。转筋入腹者，脾土虚而肝木乘之也。鸡为木畜，其矢微寒，而能祛风湿以利脾气，故取以治是病焉_{雄按：薛一瓢以转筋与痉证同推，义亦本此}。《原病式》云：转，反戾也。热气燥烁于筋，则挛瘛而痛，火主燔灼燥动故也。或以为寒客于筋者，误也。盖寒主收引，然止为厥逆，禁固屈伸不利，安得为转也？所谓转者，动也。阳动阴静，热证明矣。夫转筋者，多由热甚霍乱吐利所致，以脾胃土衰，则肝木自盛而热烁于筋，故转筋也。夫发渴则为热，凡霍乱转筋而不渴者，未之有也。张路玉曰：呕吐泄泻者，湿土之变也，转筋者，风木之变也。湿土为风木所克，则为霍乱转筋，平胃散加木瓜主之。有一毫口渴，即是伏热，种种燥热之药，误服即死，虽五苓散之桂，亦宜酌用。雄按：张君此言，可谓先获我心矣。盖仲景虽立热多虽饮水者，五苓散主之之法，然上文有头痛恶寒之表证，所以仍取两解之义。是桂枝原为兼风寒者而设，倘虽兼表证而非风寒之邪，或本无表证而内热甚者，岂可拘泥成法不知变通，而徒藉圣人为口实哉。凡霍乱转筋，脉必兼弦，正以木旺而侮其所胜也。湿甚者，平胃散加木瓜可矣；火盛者，木瓜汤送左金丸为宜。雄又因鸡矢白散之意而立蚕矢汤一方，屡收奇绩。

舒按：霍乱固属热多寒少，至于两腓转筋，或遍体转筋，或转筋入腹，则虽热霍乱至此，亦不谓之热矣。考诸家之论转筋者，如孙真人云：凡霍乱务在温和将息，若冷即遍体转筋。又云：霍乱吐多者，必转筋。又李梴云：手足阳明以养宗筋，暴吐暴泻，津液骤亡，筋失所养，故轻者两脚转筋，重者遍体转筋，手足厥冷，转筋入腹者死。陈无择云：转筋者，以阳明养宗筋，属胃与大肠，今暴吐下，津液顿亡，外感四气，内伤七情，攻闭诸脉，枯削于筋，宗经失养，必至挛缩。甚则卵缩舌卷，为难治。张介宾云：足腹之筋拘挛急痛，甚至牵缩阴丸，痛迫小腹者，为急候。此足阳明厥阴气血俱伤之候也。综观数家之言，则转筋于吐泻之后，虽有热邪已从吐泻而尽，即见口渴，亦是阳气浮越之象，况暴吐暴泻亡阳尤速，用黄连吴萸木瓜汤而愈者，尚属转筋之轻者耳。若遍体转筋、转筋入腹，非四逆、理中之类，不足以回垂亡之阳也明矣。王氏治温热诸病，其识见卓越，侪辈于此等处，未免偶失检点，矫枉而过于正耳。

寒　证

《素问·气交变大论》云：岁土不及，民病飧泄霍乱。岁土不及，则脾胃素虚之人，因天运而更见其虚。中阳既虚，寒湿自盛，以致朝食暮泻，而为飧泄，甚加呕吐，而为霍乱。观其与飧泄并称，则知利者必是积谷，而非臭秽，吐者亦必澄澈，而非酸浊，小便之利，口之不渴，又从而可必矣。如此才是寒湿霍乱，可以理中汤之类治之。故读书须以意逆其理，自然触处洞然，无往而不贯矣。且寒霍乱多见于安逸之人，以其深居静处，阳气不伸，加以坐卧风凉，起居任意，冰瓜水果，恣食为常，虽在盛夏之时，原不可谓之暑病。王道安论之详矣。轻则霍香正气散或平胃加木香、生姜、半夏、藿香之类；湿甚而四肢重着、骨节烦疼者，胃苓汤加木香、藿香、大腹皮之类；七情郁结、寒食停滞者，七香饮；头疼恶寒无汗者，以香薷饮先解其表，随以大顺散等调其里。如果脉弱，阳虚腹痛，喜得温按，泻出不臭者，来复丹。若吐泻不止，元气耗散，或水粒不入，或口渴喜冷而不多饮，或恶寒战栗，手足逆冷，或烦热发燥，揭去衣被，但察其泻出不臭者，乃内虚阴盛格阳，宜理中汤，甚则四逆汤加食盐少许。更有暴泻如水，冷汗四逆，脉弱不能言者，急进浆水散救之，并宜冷服。然此辈实由避暑而反为寒伤致病，若误投清暑之剂，而更助其阴，则顷刻亡阳莫挽矣。前人有治此病而愈者，尚未确识其为寒也，遂谓夏月暑病通宜温热。噫！自己错认面目，而欲传信后人，何异痴人说梦耶？

《伤寒论》云：吐利汗出，发热恶寒，四肢拘急，手足厥逆者，四逆汤主之。此阳虚之体，寒邪得以直入，而为霍乱也。发热恶寒者，身虽热，而恶寒身热为格阳之假象，恶寒为虚冷之真谛也。四肢拘急，手足厥逆者，阳气衰少，不柔于筋，不温于四末也。首重汗出者，为阳有外亡之象，故《经》用四逆汤祛其既入之寒，而挽其将去之阳。若止见厥逆恶寒，四肢拘急，脉来沉细弦紧，面如尘土泻出不臭，虽属阴寒，而无汗出之候者，但宜冷香饮子治之。寒主收引，故四肢拘急，乃筋强不能屈伸之谓，与热证之转筋迥别，临诊极宜分辨，苟或颠倒误施，祸成反掌。

又云：既吐且利，小便复利，而大汗出，下利清谷，内寒外热，脉微欲绝者，四逆汤主之。此亦虚冷霍乱之候。四肢拘急，手足厥逆，虚冷之着于外也，下利清谷，脉微欲绝，虚冷之着于内也，虚冷甚于内，则反逼其阳于外矣。故其外候每多假热之象，或烦躁去衣而欲坐地，或面赤喜冷而不欲咽，或脉大虚弦而不任按，是皆元气耗散，虚阳失守，甚加喘哕，最为危险，惟四逆汤可以祛内胜之阴，而复外散之阳。但"小便复利，下利清谷"八字，皆最着眼灵贻，所谓一证不具即当细审也。倘热霍乱因暑邪深入而滞其经隧，显脉细肢寒之假象者，必有溺赤便臭之真谛，临证慎勿忽焉。

又云：吐下已断，汗出而厥，四肢拘急，脉微欲绝者，通脉四逆加猪胆汁汤主之。

尤在泾曰：吐下已止，阳气当复，阴邪已解，乃汗出而厥，四肢拘急而又脉微欲绝，则阴无退散之期，阳有散亡之象，于法为较危矣。故于四逆加干姜一倍，以救欲绝之阳。而又虑温热之过，反为阴气所拒而不入，故加猪胆汁之苦寒，以为向导之用，即《内经》盛者从之之意也。

又云：吐利止，而身痛不休者，当消息和解其外，宜桂枝汤小和之。吐利止，里已和也，身痛不休者，表未解也。故须桂枝和解其外，所谓表病里和，汗之则愈也。但此为寒霍乱之兼有风寒表邪者而言，热霍乱后之表不解者，不得妄引此例。雄拟驾轻汤最为合法，然其意亦不敢出仲圣之范围也。仲圣一曰"消息"，再曰"小和之"者，盖以吐利之余，里气已伤，故必消息其可汗而汗之，亦不可大汗而可小和之也。况彼热霍乱之后，津液尤虚，其可妄施汗法乎？此雄之所以但以轻清为制也。

又云："少阴病吐利，手足厥冷，烦躁欲死者，吴茱萸汤主之。""少阴病，吐利烦躁，四逆者，死。"寒中少阴，吐利交作，阴盛邪极，而阳气不胜也。然先厥冷而后烦躁，犹有阳欲复而来争之兆，故以吴茱萸温里散寒，人参、大枣益虚安中为治也。若先烦躁而四逆者，阳不胜而将绝也，故死。此二条本少阴中寒，非霍乱也。然既明霍乱之治，不得不列其类证，盖恐后人遇此等病，亦以霍乱法用之，即仲圣列霍乱于《伤寒论》之意耳。

列　方

五苓散《伤寒论》　治霍乱吐泻，口渴欲饮水，头疼身痛发热者。

猪苓　茯苓　泽泻　术　桂

上为末，白汤和服。合平胃散，名胃苓汤。

雄按：此仲圣治热霍乱之兼有风寒表邪之方也。然随证化裁，在人善用，如证与本条适合者，方中当用桂枝；若内伏暑湿之邪，而又过食生冷者，方中当用肉桂，其外无风寒之表，内无饮冷伤中，则桂不可轻用。此石顽之所以示戒，而河间之所以加三石，吴氏之所以有四苓也。苟能引此而引申其义，则无穷活法，皆可心领而神悟矣。

白虎汤《伤寒论》　治暑火炽盛而霍乱者。

石膏　知母　甘草　粳米

上水煎，米熟汤成，去渣服。

雄按：治霍乱，粳米宜用陈仓者。

人参白虎汤《伤寒论》 治证如前，而元气已虚者，宜照前方加人参一味。

竹叶石膏汤《伤寒论》 治体虚受暑霍乱吐泻及暑邪深入等证。

竹叶　石膏　麦冬　人参　半夏　甘草　粳米

上水煎服。治热极似阴之霍乱，用地浆水煎更妙。

黄芩加半夏汤《伤寒论》 治体虚伏热之霍乱。

黄芩　芍药　甘草　半夏　大枣

上水煎服。

栀子豉汤《伤寒论》 治暑热霍乱之主剂，兼解暑证，误服桂、附而致殆者。

栀子　香豉

上水煎服。

雄按：此伤寒吐剂也，而予治热霍乱独推以为主剂。盖栀子性苦寒，善泄郁热，豉经蒸腐，性极和中，凡霍乱皆由湿郁化热而扰攘于中宫，惟此二物最为对证良药，奈昔人咸未之察也，且二物之奇匪可言罄。如偶以竹叶清暑风，配以蔻仁宣秽恶，湿甚者臣以滑、朴，热甚者佐以芩、连，同木瓜、扁豆则和中，合甘草、鼠粘而化毒。其有误投热药而致燥乱昏沉者，亦必藉此以为解救，厥功懋矣。而古今之治霍乱者，从不录用，岂非一大缺点耶。

鸡矢白散《金匮》 治转筋入腹。

鸡矢白

雄鸡矢乃有白，腊月收，干之。

葱豉汤《肘后》 治干霍乱发瘼。

葱白　香豉

水煎，和童便服。

芦根汤《千金》 治霍乱烦闷。

芦根　麦冬

水煎服。

地浆《千金》 治干霍乱及霍乱转筋。

掘黄土地作坎，深三尺，以新汲井水沃入搅浊，少顷，取清饮三五盏即愈。大忌米汤。

罗谦甫曰：霍乱乃暑热内伤，七神迷乱所致，阴气静则神藏，躁则消亡，非至阴之气不愈。坤为地，属阴，土曰静顺，地浆作于阴地坎中，为阴中之阴，能泻阳中之阳也。雄谓得罗氏此言，霍乱已思过半矣。蒋式玉称其勤求古训，信不诬也。按：霍乱因无形之邪，由口鼻吸入肺胃之络，而阻其气道之流行，乃痞塞不通之病，或清不能升而泄泻，无嗳浊不能降而腹痛呕吐。故用药皆以清凉宣畅为法，凡周时纳一口米汤下咽，即胀逆不可救者，盖以谷气入胃，长气于阳，况煎成汤液，尤能闭滞经络也。姜汤、热汤、饮酒、澡浴并忌者，为其能助热邪上冲也。若吐泻既多，元气耗散，内已无邪者，须以清米汤凉饮之，以为接续，不可禁之太过，而反致胃气之难复也。

柳州方柳子厚　治干霍乱不得吐泻，甚至冷汗出而气欲绝者。

盐一撮，放刀上用火炙透

上以热童便和服，少顷即得吐下而气通矣。

雄按：是方极易极效，真神剂也。或用新汲水和服亦可。

藕汁《圣惠方》　治霍乱吐利。

生藕

捣汁服。

木瓜汤《圣惠方》　治霍乱转筋腹痛。

木瓜一两

水煎服。余汤浸青布裹其腓。本方加桑叶七片尤良。一《外台》方用木瓜根皮合煎汤服。

扁豆散《普济方》　治霍乱吐利。

生扁豆

为末，入少醋冷水和服。

雄按：木瓜、扁豆，皆治霍乱之主药也，于此二方可见。

桂苓甘露饮《河间方》　治暑热霍乱之圣剂也。

茯苓　肉桂　猪苓　泽泻　白术　甘草　滑石　石膏　凝水石

上为末，每服三钱，水调下。桂苓白术散即本方去猪苓加人参也。

六一散《河间方》 即益元散，又名天水散。 治暑热霍乱。

滑石　甘草

上为粉，水飞，每服三钱，新汲水下。

左金丸 治霍乱转筋，火邪内炽。

黄连　吴茱萸

上末之，以米饮为丸，梧子大，每服三钱，以陈木瓜五钱煎汤下。此证因湿盛而风木行脾者，石顽主平胃散加木瓜，若热胜而火烁于筋者，雄独推是方为妙。张雨农司马闻之极为首肯，云尝在京见杜石樵少宰亦以此药救活多人也。然昔贤皆未采用，何左金丸之塞于遇乎。

黄连香朴饮《活人》 治暑热霍乱。

黄连　香薷　厚朴

水煎服。

香薷饮 治夏月受风凉有表证之湿霍乱。

香薷　厚朴　扁豆

水煎服。若夏月无表证者，切勿误服香薷，以疏卫气而招暑患。

十味香薷散 治虚人伏湿复兼感冒食滞而成霍乱者，宜此方加减治之。

香薷　厚朴　扁豆　人参　黄芪　白术　茯苓　甘草　木瓜　广皮

水煎服。本方去参、芪，加藿香、苏叶，名消暑十全散，治夏月久伤生冷，复重感风寒而成霍乱者。

藿香正气散 治内停生冷，外感风寒之霍乱，亦主水土不服之病。

藿香　桔梗　紫苏　白芷　厚朴　半夏　茯苓　陈皮　甘草　苍术坊本作大腹皮，误

上为末，每服三五钱，水煎服。

六和汤 治湿热内伏，外冒风凉，霍乱吐泻，寒热交作。

香薷　砂仁　藿香　人参　甘草　扁豆　厚朴　木瓜　杏仁　赤苓　半夏

水煎服。

平胃散《局方》 治湿热内甚，霍乱吐泻。

苍术　厚朴　橘红　甘草

上为末，每服七钱，水煎。加木瓜，治霍乱转筋。

救急良方 治暑热霍乱，吐泻转筋。

新汲水一碗冷饮之，外以一盆盛水浸足，忌食热物。

阴阳水 治霍乱吐利。

新汲水_{新汲井水不落地者} 百沸汤_{即白开水}

各半和服。

李濒湖曰：上焦主纳，中焦腐化，下焦主出，三焦通利，阴阳调和，升降周流，则脏腑畅达。一失其道，二气淆乱，浊阴不降，清阳不升，故发为霍乱吐利之病。饮此即定者，分其阴阳，使得其平也。

伤暑霍乱方_{包瑞溪}

丝瓜叶一片 白霜梅肉_{一钱并核中仁用}

上研烂，新汲水调服，立瘥。

金茎露_{显圣符} 治霍乱转筋。

扁豆叶一握，捣绞汁一碗饮。

四苓散 治湿热霍乱，胸闷溺涩而渴者。

茯苓 猪苓 泽泻 陈皮

水煎服。

雄按：吴氏于五苓方去桂而治胃中湿热，最有见地，且以橘皮易术，则无实中之弊，而有利气之功，当变而变，可谓善用古人之法矣。

茺蔚汤 治干霍乱腹痛骤发，深赤痧毒，俗呼为"番痧"。

益母草 以水煎浓，少投生蜜，放温，恣服取效。或加生芦菔汁半杯亦良。

燃照汤_{孟英} 治暑秽夹湿，霍乱吐下，脘痞烦渴，外显恶寒肢冷者。

草果仁_{一钱} 淡豆豉_{三钱} 炒山栀_{二钱} 省头草_{一钱五分} 川朴_{一钱} 半夏_{一钱} 酒黄芩_{一钱五分} 滑石_{四钱}

水煎凉服。

连朴散_{孟英} 治湿热内伏之霍乱，兼能行宿食，涤痰涎。

川连_{一钱} 厚朴_{二钱} 醋炒半夏_{一钱} 石菖蒲_{一钱} 淡豆豉_{三钱} 炒山栀_{三钱}

水煎服。

驾轻汤孟英　治霍乱后，余邪不清，身热口渴，及热邪内伏，身冷脉沉，汤药不下，而发呃者。

鲜竹叶四钱　淡豆豉三钱　炒山栀一钱五分　冬桑叶二钱　金石斛三钱　生扁豆四钱　陈木瓜一钱　省头草一钱

水煎服。

致和汤孟英　治霍乱后津液不复，喉舌燥，小溲短赤。

北沙参四钱　枇杷叶三钱，去毛　鲜竹叶三钱　生甘草六分　生扁豆四钱　陈木瓜一钱　金石斛四钱　麦冬三钱　陈仓米四钱

水煎服。

蚕矢汤孟英　治霍乱吐利，转筋腹痛，口渴烦躁危急之证。

晚蚕沙三钱　木瓜三钱　生苡仁四钱　大黄豆卷四钱　川连二钱　醋炒半夏一钱　酒炒黄芩一钱　通草一钱　吴萸六分　炒山栀二钱

上以阴阳水煎，稍凉徐徐服之。

冬瓜汤孟英　治霍乱大渴。

冬瓜去皮瓤

水煮清汤，俟凉，任意服之。

雄按：《永类铃方》用陈仓米作汤，今余改用冬瓜汤，其功更胜。盖陈仓米虽能清热，霍乱后用之，颇为得宜，若邪势方张吐下未平之际服之，犹嫌其守。惟冬瓜甘淡微凉，极清暑湿，无论病前后，用以代饮，妙不可言，即温热病用之亦良。

外治转筋方

转筋起于足腓俗称"腿肚"，但以好烧酒摩擦其硬处，软散即愈。一法以省头草同盐炒，擦之亦良。一法作极咸盐汤于槽中暖渍之。一法以棉絮浸酒中煎滚，取出乘热裹之。一法以醋煎青布榻脚膝，冷复易之。一法男子手挽其阴，女子手揪两乳。一法令病人偃卧，将膝腕内以手蘸温水轻轻急拍，直待红紫筋现起即右陶所谓痧筋，用磁锋刺出血立愈并治干霍乱。此名委中穴，在膝后对面。

刮法右陶　治霍乱痧胀，干霍乱。

背脊颈骨上下及胸前胁肋两背肩臂，用铜钱蘸香油刮之，或用刮舌刡子脚蘸香油刮之。头额腿上，用棉纱线或麻线蘸香油刮之。大小腹软肉处，用食盐以手擦之。

雄按：张会卿曰，凡毒深病急者，非刮背不可。盖以五脏之系，咸附于背也。又须自轻而重向下刮之，则邪气亦随之而降矣。

刺法右陶　治干霍乱痧胀。

尝见古人遗言东南卑湿之地，利用砭，今以针刺出血，即用砭之道也。凡霍乱痧胀邪已入荣，必有青筋紫筋，或现于各处，或现于一处，须以银针刺之，去其毒血，然后据证用药。看其腿弯上下有细筋深青色，或紫色，或深红色者肌肤白瘦者方有紫红色，即是痧筋，刺之，方有紫黑毒血。其腿上大筋不可刺，刺亦无毒血，反令人心烦。腿两边硬筋上筋不可刺，刺之恐令人筋吊。若臂弯筋色亦如此辨之。其余非亲见不明白，故不具载，至如头顶心一针，惟取挑破，略见微血，以泄痧毒之气而已，不可直刺。其指尖刺之太近，指甲虽无大害，当令人头眩。若一处刺法，不过针锋微微入肉，不可深入。

雄按：干霍乱因毒邪深入营分，周身隧络为之壅塞，故又谓之痧胀，失治即死。惟用针刺砭取恶血取效最捷。益母草、芦菔汁之治番痧，皆取其能散恶血也，即古方探吐以烧盐和热童便，虽云性专润下，亦为其凉血之功有独擅耳。惟腹虽痛极，而喜得温按，唇口刮白者，乃内虚阴寒之病，慎毋误用清凉，妄施针刺而遗人夭殃也。

理中丸《伤寒论》　治寒霍乱口不渴者。

人参　甘草　干姜　白术

上为末，蜜丸。亦可水煎作汤服。合五苓散，名理苓汤。

附子理中丸《伤寒论》　治证如前而寒甚者。前方加附子一味。

四逆汤《伤寒论》　治阴寒霍乱，汗出而四肢拘急，小便复利，脉危欲绝，而无头痛口渴者。

甘草　干姜　附子

水煎服。

通脉四逆加猪胆汁汤《伤寒论》　治阴寒霍乱愈后，四肢拘急，脉微欲绝者。

干姜　甘草　附子　猪胆汁和入

水煎服。

桂枝汤《伤寒论》 治寒霍乱后身犹痛者。

桂枝 芍药 甘草 生姜 大枣

水煎服。

厚朴甘草半夏生姜人参汤《伤寒论》 治虚寒夹湿之霍乱。

雄按：古今治霍乱者，从未论及此方，予每用之，以奏奇功，故录之。

吴茱萸汤《伤寒论》 治少阴吐利，厥逆烦躁，亦治厥阴寒犯阳明，食谷即呕之证。

吴萸 人参 生姜 大枣

水煎服。

浆水散洁古 治阴寒霍乱暴泻如水，汗多生冷，气少脉沉或脱者。

桂枝 干姜 附子 甘草 良姜

上为末，每服三五钱，地浆水煎服。

大顺散《局方》 治袭凉饮冷，阴寒抑遏阳气，而成霍乱，水谷不分，脉沉而紧者。

甘草 干姜 杏仁 桂枝

上味炒如法，为末，每服二三钱，汤和服。

冷香饮子 治阴寒霍乱，脉沉细或弦紧，无汗恶寒，面如尘土，四肢厥逆，阳气大虚之证。

附子 陈皮 甘草 草果 生姜

水煎一滚，即滤井水浸冷服。

七香饮 治七情郁结，寒食停滞，而成霍乱者。

乌药 香附 枳壳 厚朴 木香 陈皮 紫苏

水煎服。

神香散《景岳》 治干霍乱腹痛之属于寒湿凝滞脉络者。

丁香七粒 白豆蔻七粒

为末，清汤调下。小腹痛者加砂仁七粒。

王晋三曰：此方治寒湿痧胀有神功，与益元散治湿热痧胀，可谓针锋相对。

灸法 治阴寒霍乱。以盐填脐内，盖蒜片，安艾、桂，而灸之。

《外台》法：以手拗所患脚大拇指，当脚心急筋上七壮急筋即屈伸不利而拘急也。喻氏法：凡卒中阴寒，厥逆吐泻，色青气冷，凛凛无汗者，用葱一大握，以带紧束，切去两头，留白寸许，以一面熨热安脐上，用熨斗盛炭火熨葱白上面，取其热气从脐入腹。甚者连熨二三饼，又甚者再用艾、桂灸关元、气海各二三十壮。若腠理素疏，阴盛逼阳，而多汗者，用附子、干姜回阳之，不暇，尚可熨灼，以助其散越乎。雄按：读仲景《伤寒论》，乃知病属阴虚血少者，概不可灸，必阳虚气弱者，始可用灸。今嘉言复辨阳虚者固可以灸，若阳虚至于外越者，岂容再灸？可谓发前人之未发，足补长沙之未及也。世之不别阴阳而妄施灼灸以伤人者，岂特霍乱为然乎？吁可叹已。

附：暖脐方 霍乱一证，皆由寒邪郁结，气闭不通，因而吐泻交作，至于多利亡阴，血液枯涸，则筋脉挛急，手足拘牵，即俗名"吊脚痧"也。此证朝发夕死，夕发朝死，无论药力如何，即重用猛烈之药，而热剂劫阴，终于不救。此散药虽猛烈，而由脐纳入，自能温通脏腑，不致伤阴，屡试屡验，识者珍之。

土猺桂心八钱，去皮 母丁香一两二钱 倭硫黄五钱 生香附一两八钱 当门子四钱

共研极细末，每用三分，纳入肚脐中，外用膏药封贴，一时即愈。药性猛烈，断不可吃，孕妇忌用。

传染病八种证治晰疑卷之九

吴县曹元森巽轩甫　　纂定

曲阜孔繁棣伯华甫　　述

赤痢证治第八

痢证古名滞下，又名肠澼，又名大瘕泻，后人名之曰痢，以其利而不利也。其证治仲景早已发明，论虽不多，然皆示人以要义。后世不察，或未尽得其义，乃以一己之见立说，或主温，或主凉，或主发汗，或主利水，使古人之法不能明于后世，良可慨矣。盖仲景之书，无不意深旨切，其言虽简而意自赅，要在学者神而明之，非谓古方外无以治是证也。类如仲景治下利用四逆汤及桃花汤者，是痢之虚寒者也，主温者，即本乎此。又如治下利用白头翁汤及葛根黄连黄芩汤者，是痢之湿热者也，主凉者，即本乎此。要在医者审证立方，不失古人之旨，未有不应手而愈者。但仲景治利之法，仅存要义，而后人又每以偏见立说，未能详备，反使学者徒滋疑虑，无所适从。兹将痢证之寒、热、虚、实、噤口、奇恒、休息，分别论治，一病一法，对证下药，庶无束手之虞矣。

《内经》云：贼风虚邪，阳受之，饮食不节，起居不时者，阴受之。阳受之则入六腑，阴受之则入五脏。入六腑则身热不时卧，上为喘呼，入五脏则䐜满闭塞，下为飧泄，久为肠澼，是即后世谓之痢疾者也。人以内伤，水谷不能运化，留滞肠胃而成痢，是固有不可治者，然必有他因，其可治而误治者，亦有之，其实此病为易治之病。兹先述不可治者之因，而后分虚实寒热等证治，俾阅者胸中了然。

肠澼身热则死。是病为肠胃受病，伤于内者多，因表病者，间或有之，即身热可无害，而内伤者更见身热，所谓内外俱困，阳无所依，是以不治。

肠澼下白沫，脉浮者死。痢下白沫，里气不能守，中宫无土，是以脉现浮象，不可为也。

肠澼下脓血，脉悬绝者死。脉何以有悬绝？是气血殆尽之象，气血殆尽，未有不死者矣。

肾移热于脾，传为虚肠澼，死，不可治。肾家之热所以能移于脾家者，则脾之虚可知，脾虚无能制水，则肾热上蒸，脾肾俱伤，是亦死也。

以上所述死证，固有未尽者，然或内外皆困，或脾肾并损，或腐肠溃胃，是皆痢之无可挽回者，而险证如此，亦不多见。至于寻常下痢，只要辨明虚实寒热，治之得当，未有不应手奏效者，更详述于后。

痢病之原因，多属湿热，是以发于秋夏者居多。证属于脾，然肝主疏泻，肺主二便，若肺气清肃，气机通畅，肝气条达，而不下迫，脾家虽有湿有滞，亦不致成痢。故痢之初起，责在肝、脾、肺三经。肝气既郁，肺气亦不清肃，湿滞在脾，是内有湿邪而作痢。伤于气者则痢白，伤于血者则痢赤。脉来滑数，后重里急。其痢白当清肺气，轻者银菊散，重者白虎汤去粳米加杏仁、厚朴、白芍、黄芩。如小便不利，再加桑皮、地骨皮、滑石，以利水，有表邪而发寒热者，则加葛根以升发之。肺主二便，肺气既清，病当愈，是以白痢在气分，万不可用血分之药导之入血，使变赤白，致轻者反重矣。

银菊散治白痢之轻者

银花三钱　白菊三钱　连翘二钱　生白芍三钱　杏仁三钱，去油尖　桔梗一钱　栀子三钱，炒黑　牛蒡子三钱　木香一钱　甘草一钱

白虎汤治白痢之重者

生石膏五钱或一两　甘草一钱　黄芩三钱　白芍三钱　杏仁三钱　厚朴一钱

有表证发寒热者，加葛根三钱；小便不利，加桑白皮三钱，地骨皮四钱，滑石四钱。

若痢既变赤，或初病即赤者，是湿滞热邪已伤血分，肝气遂下迫，是当引肝气上

达，兼为清热导滞，宜白头翁汤或金花汤主之。

白头翁汤

白头翁五钱　黄柏三钱　黄连三钱　秦皮三钱

金花汤

黄连三钱　黄芩三钱　黄柏三钱　栀子三钱　杏仁三钱　槟榔二钱　当归三钱　地榆三钱　赤芍二钱　荆芥炭一钱　生地三钱　青蒿三钱　甘草一钱

下痢无论赤白，中有实者，腹中坚，舌苔黄厚，口渴，心下坚拒按，三部脉皆平或滑实，或有燥屎谵语，实邪在中蕴酿纠结，不泻其实病不已，当用大小承气汤急泻之。轻者当归芍药汤加味，当归三钱，生白芍药一两，大黄三钱，枳实二钱，莱菔子四钱，广木香二钱，车前子三钱（布包），知母三钱，黄芩三钱，厚朴三钱，槟榔三钱，滑石四钱主之。其气滞甚者，可佐以香连丸。

小承气汤

大黄四钱　厚朴二钱　枳实一钱

大承气汤

大黄四钱　厚朴三钱　枳实三钱　芒硝三钱，和入药内服

下痢喉痛，气呛喘逆者，名曰奇恒，以其异于常痢也。火逆攻肺，有即时败绝之象，最为危险，病至是者，多死。仲景云：急下之。宜大承气汤或加竹叶石膏汤，间有生者。

大承气加竹叶石膏汤

生石膏一两，先煎　大黄四钱　厚朴三钱　枳实三钱　芒硝三钱，和入药内　竹叶三钱　杏仁三钱

噤口痢者，下痢，热灼津液，舌干咽涩，食不得下，是亦痢之险者。若失其治，迟不得救，则肠胃腐烂而死。喻嘉言之仓廪汤、朱丹溪之石莲汤，似是而非，难于救治。际此津液干枯，胃火炽盛，非升津清热，不能有效，宜救胃煎及开噤汤主之。

救胃煎

生石膏四钱或加至一两　生地三钱　生白芍三钱　黄连二钱　黄芩三钱　花粉三钱　杏仁三钱

肥玉竹三钱　麦冬三钱　枳壳一钱，炒　厚朴一钱　苦桔梗二钱　生甘草一钱

开噤汤

党参三钱　麦冬三钱　天冬三钱　生石膏五钱或加至一两，先煎　炒栀子三钱　黄连二钱
黄芩二钱　黄柏二钱　大生地四钱　生白芍三钱　当归三钱　杏仁三钱　枳壳一钱　槟榔一钱
甘草一钱　花粉三钱　白头翁三钱

以上二方，升津液，清热，服后舌上津液渐复，则渐能饮食，可谓开噤之奇方。唐容川先生自谓悟出切实之理，大声疾呼为世之患噤口痢者，觅得生路，有功后世，岂浅鲜哉。

下痢既久，实邪渐化，治之失宜，或体气虚，或久病伤肾，虚象既现，脉来微弱，则不能专恃痢无补法，若但事攻伐，虚虚之祸立见。不过痢证至此者少，即有之，亦须详辨，是否真虚，有无实邪，虚实寒热相似之际，极当审察。若果属虚寒，始可按下列之法治之。

桃花汤 以下二方，皆治久痢虚滑，无腹疼后重之主方。

赤石脂一钱　糯米五钱　炒黑干姜一钱

煎汤服。

乌梅丸

乌梅十枚，去核　黄连三钱　黄柏一钱　人参一钱　桂枝一钱　细辛一钱　黑附子一钱，炮黑
当归一钱　花椒一钱　干姜二钱

共为细末，将乌梅在饭上蒸熟，捣和诸药，加蜜为丸，如梧桐子大，每服三十丸，米饮送下。

下痢愈后，时复或逾年而复发者，谓之休息痢，是瘀血流伏于内，有虚实之别。实者攻下为法，或服清宁丸，或当归龙荟丸。虚者则调中益肾，兼化瘀积，宜归脾丸加槟榔、枳实、厚朴、生牡蛎为丸，久服之。

痢病既愈，壮者、轻者，固可自复；弱者、重者，难免伤脾。自复者无待调理，而伤脾者不为诊治，终恐有他患，是以宜养脾阴，不可助胃阳，盖胃阳盛则多食而伤脾，脾阴强则运化之力健，宜养脾阴以为善后。

归地养荣汤

当归三钱　生地三钱　山药三钱　麦冬三钱　杭芍三钱　莲子青心三钱　桑叶三钱　荷叶三钱　石斛三钱　肥玉竹三钱　甘草一钱　加生熟薏米各四钱

滞下一证，东西医亦列于传染病之一者，名之曰赤痢。观丁氏福保赤痢原文，所论赤痢之病状暨原因，与中国方书所谓痢疾相符，但轻重混合，未能分晰。虽谓之为一种原虫寄生于腹，流行传染，害人生命，然又自谓医者之意见尚未一定，而隔离看护则同于温疫，且食以肉汁、鸡卵、牛乳、酒类，百人中死七十人之多，亦云惨矣。是病中国数千年前，已经发明其治法，迄今而大备，治愈者多，而死者少，兹就张石顽、陈修园、杨栗山、唐容川诸人所著准之于古验之于今者，分别虚实寒热述出，证治条列于前，以备参考其庶几乎。

传染病八种证治晰疑卷之十

吴县曹元森巽轩甫　纂定

温役应用药目注释

治温役之方药，大抵皆用辛凉、甘寒、苦寒、咸寒之类，既无多方，用药自必不多。是卷药品皆系治温役之用，他如温燥、升散、补涩之性，与此病无关者，概不多及。

桑叶

味甘，性寒。治寒热咳嗽，明目，止汗，利大小肠。

菊花

味甘，性平。治头眩，目翳，肌死，湿痹，通利血脉一切游风。

薄荷

味辛，性凉。发汗，祛风，清头目，疗霍乱，通关节，消宿食。

连翘

味苦，性平。治心经客热，散诸经血结，排脓止痛，通利小便。

生石膏

味辛，性寒质重。解肌，头疼齿痛，疗阳狂，止消渴，化癍疹，能发汗，又能止汗。

知母

味苦，性寒。清金滋水，凉心解渴，治阳明实火，泻膀胱热邪。

黄芩

味苦，性平。治诸热失血，解渴利水。枯芩泻肺火而理嗽化痰，目赤疔痛；条芩泻大肠而止腹中绞痛，下利脓血。

天冬
味甘苦，性寒。定喘定嗽，消痰，消血，止消渴，通二便。

麦冬
味甘，性微寒。散心腹结气，退肺中伏火，止渴生津，血热妄行。

丹皮
味辛苦，性微寒。治时气头痛，去血中伏火，凉血散瘀，无汗骨蒸。

炒栀子
味苦，性寒。泻三焦火，屈曲下行，懊憹不眠，通利小便。

瓜蒌
味苦，性寒。结胸痰喘，吐血，泻血。瓜蒌仁润肺降痰，消肠中宿垢；瓜蒌根即天花粉，止渴生津，退烦热。

通草
味甘苦，性平。泻肺，利小便。

金银花
味甘，性平。治时气风热，消痈肿，清血痢。

蒲公英
味甘，性平。治时行发颐，溃坚肿，消结核。

犀角
味苦酸咸，性寒。凉心泻肝，搜胃家伏热，时疫发狂，发斑，吐血，失血，蓄血，谵言，痘疮黑陷，消痈化脓。

杏仁
味苦甘，性温。治肺气喘促，解肌出汗，润大肠，气闭，上焦风燥。

川贝母
味辛苦，性微寒。清心润肺，化痰利咽。浙贝性略燥，不如川产者佳。

大青叶
味苦微咸，性寒。治时气寒热，阳毒瘢疹，挟热毒痢，喉痹，丹毒。

板蓝根

味苦，性寒。温毒发颐，化癍消肿。

紫花地丁

味辛苦，性寒。治一切痈肿，发颐，疮疡。

生大黄

味大苦，性大寒。荡涤肠胃，推陈致新，逐血痹，泻实热。若怀孕病温，宜早下，免致堕胎，所谓"有故无陨亦无陨也"。

莲子心

味甘苦，性平。清心涤烦热。

川黄连

味苦，性寒。泻心开痞，降逆止呕，天行热疾，惊悸烦躁，目赤腹痛，利水厚肠。

甘中黄

味苦，性寒。治温役发狂，痘疮黑陷，解诸毒，敷疔疮。

枳实

味苦，性寒。破结胸，逐痰癖，开幽门，利五脏。

羚羊角

味苦咸，性寒。清心泻肝，理肺降火，温病目赤，耳聋神昏，痉闭，儿科痘疹，清血分热毒，疗惊风抽搐。

川郁金

味辛苦，性寒。破血中之气，吐衄，痘疹，败血冲心。

龙胆草

味苦涩，性大寒。泻肝胆火，除胃家热，清膀胱湿火，温热下利，客忤惊痫。

滑石

味甘淡，性寒。上通毛窍，下利小便，宣九窍之闭，行六腑之结，孕妇忌服。

牛黄

味苦甘，性平。清心包之热痰，退阳毒之发狂。

元参

味苦咸，性寒。治风热头痛，腹中寒热积聚火亢，滋水解癍毒，利咽喉，通小便，消瘰疬。

竹卷心

味苦甘，性寒。涤心包烦热，除胸膈热痰。竹叶主治略同，善利小便；竹茹止呕逆。

青黛

味咸，性寒。泻肝火，消癍毒，解蕴蓄风热，吐咯血痢，癍疹，痘疹，发颐，大头温，痈肿宜用之。

白芍

味苦酸，性寒。泻肝安脾肺，收胃气，补肾气，敛肺定喘，止下利，里急后重。赤芍主治略同，专行破瘀，小便赤涩，咽喉红肿，丹毒癍疹。

甘蔗

味甘，性平。除热止渴，利大肠。

梨汁

味甘，性平。止烦渴，清热嗽，利胸膈，滑二便。

绿豆

味甘，性寒。清热疾而止渴，去浮风而润肤，厚肠胃，解百毒。

芒硝

味咸辛苦，性寒。能软坚，逐痰癖，推陈致新。元明粉功用较缓，性亦猛烈。

大生地

味甘，性大寒。凉血益阴，去瘀生新，通二便，消宿食。

生牡蛎

味咸，性寒。固精涩便，止汗救脱。

黄柏

味苦，性寒。泻龙相二火，利膀胱湿热，目赤，口疮，黄疸，泄痢。

生鳖甲

味咸，性寒。解骨蒸虚热，散心腹癥癖，疟母，阴虚，堪为至宝。

龟甲

味咸，性寒。育阴潜阳，退热止利。

桃仁

味苦甘，性平。治热入血室如狂，蓄血，通大肠，润肌燥。

邓　跋[1]

　　《传染病八种证治晰疑》一书，先师巽轩曹公所编订者也，成于民国七年。当时晋绥鼠疫盛行，传染颇广，政府特设防疫会总理此事，其严重可知。惜乎会中医师专从西法，重于防而忽于治，以致患者多不治而死。先师乃力主中医治疫经验宏富，可与西医防疫并行之议，颇为防疫会长江宇澄将军所采纳，于是亲往大同设院治疗，病者获救颇众，中西医士咸为翕服。及归，徇江公之请，著成此书。仁忝列门墙，蒙授抄录，录毕，尝谓此书在知医者读之，可以认证治疗，不知医者读之，亦可辨别医方，因请梓行，俾广流传。先师以书成仓卒，尚待细校再印。厥后正拟亲为校订，适患胃痛，初未料自此以后一病即不起也。今者孝标师兄刊印斯书，可谓克尽先师遗志矣。第书中名称，有与现时通行者微有出入，用特详叙于后，俾读是书者，知其所指焉。原书卷二温役证治，系专指鼠疫而言，此证西名Pest，又名百斯笃者，从音译也。卷三猩红热证治，系专指温疹之热重者而言，与西名Scarlet fever证不同，盖彼指咽喉疼痛并发红疹之证，即陈耕道所谓疫痧者是也。卷四伤寒证治，虽未备述，然我国医书所论者，皆为冬时所感之正伤寒，至丁氏所述伤寒证候，即西名Typhoid fever证，则适合于中医之湿温证也。卷五瘢疹证治，系包括发瘢与痧疹两证而言，发瘢即西名Typhus fever证，日名发疹窒扶斯者，即此证之译名也。至于痧疹，亦为传染病之一种，小儿罹者最多，西名Measles者，即此证也。卷六白喉证治、卷七天然痘证治、卷八霍乱证治三种论证治法，俱与现在通行者相同。卷九赤痢证治，系包括赤白诸痢症而言，比之西名Dysentery证较详，盖西医之赤痢为痢证中之一种，即中医所谓疫痢是也。方兹刊印伊始，用不自揣鄙陋，略贡愚见，以就正于有道。

时民国廿一年十一月　门人中山邓日仁子厚甫敬跋

---

　　[1] 邓跋：原作"跋"，为区别两篇跋文而改此。

曹　跋[1]

我家自先曾大父以来，世操活人术，至先君巽轩府君，而医名几播全国，与先伯父智涵公君直公如骖靳。府君少年时受先大父实甫公庭训，随侍应诊，即崭然露头角。嗣游京师，为溥玉岑尚书、绍越千太保暨世文端公所识拔，被征诊视隆裕皇太后疾，誉望益隆。民国初奠，见知于大总统徐公、曹公，衔命为各省军民长官视疾，所至有功，由是驰驱国事，赞襄实多，盖医疾而兼医国矣。丁戊之际，任晋绥防疫会员，事竣，江宇澄会长命将在事各员治疫方法汇辑成书，加以纂定。府君乃与同志斟酌古今，分门纂述，删繁挈要，定为十卷，当时未及刊行。忽忽十余年，府君遽弃人间。今夏又值北方时疫蔓衍，爰检箧中纂定原稿付印，以资流布，庶几府君与诸同志济世苦心不至湮没。岳峻于医学愧无一知，恐不免有讹谬失校之处，惟冀有道君子不吝教正焉。

岁在玄黓涒滩阳月[2]　　男岳峻谨跋

---

〔1〕曹跋：原无标题，此系校点者所加。
〔2〕玄黓涒滩阳月：古代岁星纪年法，即壬申年十月，1932 年 10 月。

伏瘟证治实验谈

◎ 民国·蒋树杞 撰

提 要

《伏瘟证治实验谈》，疫病专著，不分卷。蒋树杞（璧山）撰于1920年。

1919-1920年冬春之交，浙江临海疫病盛行，死亡枕藉，蒋氏本其临证所得，撰成此书。全书主要分病原、症状、诊断、治疗四部分。蒋氏指出，该病属伏气病之一种，若将之与春温、冬温混称，则不妥，故将其定名为"伏瘟"。并根据1919-1920年冬春之交的时令来推说病原。认为乃"燥气之邪感于前，伏于上焦心肺之间"，为发生疫症之本因；"冬寒之邪感于后，中于表层太阳之经"，为发生疫症之续因。或"先感秋燥之邪，伏藏体内，再伤于寒"；或"未伤于燥而伤于寒，其寒邪亦伏留而不即发，至春重感于寒"，均为此病发病之原。随后根据不同见证，将此病分为肺金本脏之现症、太阳兼阳明之现症、太阳阳明少阳三经合病者三种。其中描述的太阳阳明少阳三经合病者一组症状，与其所述"此一种吾临海流行最广、最盛，亦最延长，死者亦最多数"的流行病学特征相参，可以判断，该病与疫痉，即西医所说的流行性脑脊髓膜炎，极为相似。

作者认为治疗伏瘟，当遵《素问》辛寒、苦甘及喻氏、叶氏辛凉、甘润诸治法，方为正治。将太阳阳明少阳三经合病者分为初起期、中泛期、终后期三期辨治。初起期紫金锭方、诸葛行军散方、泄卫护荣汤方、疏风清脑饮方；中泛期用救阴清肺汤加至宝丹、喻氏涤痰汤加减方、熄风安神汤方、调胃白虎汤等方；终后期用宣络通痹汤方、益冲养荣汤方、补荣通俞饮方等方，皆本临诊所得，阐述中医治疫效验。

因此本书是较早论述疫痉的著作，对后世有一定影响。1924年被裘吉生收为《三三医书》第二集第二十一种予以刊行。今即取该本予以校点。

序〔1〕

通天、地、人，谓之儒。凡百艺术，皆士君子所宜究心，况疾病为性命所寄，生死攸关，岂不学无术者所可从事！是故不知天之道，不辨地之宜，不究人之情，皆不可以为医。所谓医者，固非通儒莫属也。自后世争尚功利，目医为小道，鄙医为贱技，而学医者，半出于无聊之徒，为谋衣觅食计，只记药品数味、方书数卷，自诩知医，竞相夸耀，幸中则功归于己，偶失则罪嫁于人。更有忘本逐末，舍近图远，醉心欧化，慕西医以解剖为实验则惊为神奇，视中医以气化作真诠则嗤为陈腐。问其运气之加临、水土之异宜、性情之偏畸，则茫然拤舌。救人者转以杀人，目击流弊，能无感喟！际此医术支离之日，而欲求其贯三才之儒相，与之讲明医道，恒不数觏。观吾友蒋君璧山，积学士也，举泛堪舆星卜之书，无不通晓，而尤精于医。盖其得力于家学者深矣。近复涉猎西书，互相印证，衷中参〔2〕西，多所发明，临证处方，皆有法度可观。未申两岁冬春之交，伏瘟盛行，死亡枕藉。每见此病触发，医者贸然施治，诧为棘手。既不识其病因，更何论乎治法？蒋君慨然忧之，以谓世之人死于疾者少，而死于医者多，爰本当日得于实验者，笔之于书，名曰《伏瘟证治实验谈》，盖欲以救医者之失也。余观近世，市舶交通，种族复杂，感受异气，怪病丛生，病机日出不穷，即治疗亦杂糅不一。彼泥古者墨守成规；趋时者徒尚新法，削足就履，毁方为圆，吾未见其不立败也。盖伏气之病，已载于医经；而伏瘟之名，虽不概见，其精义散见于各书，非读书得间，不能钩玄而提要。今蒋君此编，论受病之原因，详治法之次第，亦犹叶氏论三时伏气，独阐不传之秘。援古证今，中西并贯，而伏瘟治法，毫无遗义。子舆氏曰：大匠诲人，必以规矩，不能使人巧。若蒋君者，殆得其巧矣。吾知是编一出，其裨益于世，曷有穷极。自维简陋，莫测高深，何敢妄赞一辞！见仁见智，惟格致之儒，自能神而明之。余每于萧斋岑寂，一灯荧然，展卷寻研，追维畴昔，深悔已往之多疏，用作将来之补救。世之人，其亦同抱此疚心否乎？是为序。

民国九年岁次庚申重九后八日　世愚弟翁汝梅雪畊氏拜撰〔3〕

〔1〕序：该序文前有"三三医书第二集总目"及"伏瘟证治实验谈提要"，删。
〔2〕参：原作"叅"，疑误，改之。
〔3〕民国……撰：该序文后有"补白"一小节，因与本书内容无关，故删。

例　言

　　一　己未之冬，庚申之春，伏瘟症状为自来医籍所未载，若不原始要终，发明治法，异日发生同样病态，何以率循治疗，此不可以不记也。

　　一　《内经》医理无不具备，后世医籍虽汗牛充栋，然皆各就所见以立言，故所见之外，仍多缺略。今此疫症为自来医籍所未载，仍不出《内经》之范围。故此部治法，悉遵《内经》，数典不忘祖也。

　　一　此部治法，悉临诊经验所得，必有确实征信者，方敢留存底稿，汇集成册，所以存实验也。

　　一　自欧风东渐，好异者崇尚西术，而鄙弃中医，并谓脏腑经络之有错，五行生克之无凭，不知西人只凭目见，以有形物质为征信，无形气化，多忽略而不讲，是故西人所知者，俱属形下之器，若形上之道，精深高远，非所知也。鄙人此部推阐病原、症状、诊断、治疗上之学理，悉本《灵》《素》圣经，原原有自，凿凿可征，并与治验上有交互之印证，无虚妄之歧谈，潜心研究，自知医学上之价值，中精密而西粗疏，中高深而西卑浅也。

　　一　西医血清之制造，必待临时而又难猝办，今春闻每人注射至愈，必需银数百两之多，价值太昂，而难施于贫病，如一时无觅，惟有坐视其死而已。若中药则随地可办，价又不贵，且针灸一术，并不须药，尤便于贫人。以利便言之，亦中胜于西者多矣。

目　　录

伏瘟证治实验谈

伏瘟证治实验谈[1]

临海蒋树杞璧山甫　著

绍兴裘吉生　刊行

病　原

伏瘟病原推本于时令说

己未秋冬之交，自寒露至冬至，三月不雨，两间燥烈之气，达于极点。人身一小天地，天地既燥，人处其间，亦未有不燥者。《经》云：秋之为病在肺。燥气上受，首先犯肺，肺病不已，逆传心包。此燥气之邪感于前，伏于上焦心肺之间，为发生疫症之本因也。自小寒以后，至庚申春之春分三月之间，恒雨恒风，昕夕不休，寒冽之气，逼人太甚。间或雷霆大震，阳气暴泄，肌腠不密，感邪更易。际此时间，倘能慎起居，时饱暖，节劳作，戒色欲，可永保健康之福，自无罹瘟疫之灾。一或不慎，邪必乘之，此冬寒之邪感于后，中于表层太阳之经，为发生疫症之续因也。如其人先感秋燥之邪，伏藏体内，再伤于寒，其病即发，此己未冬月发生疫症之原因也。如其人未伤于燥，而伤于寒，其寒邪亦伏留而不即发，至春重感于寒，其病亦即发，此庚申春月发生疫症之原因也。

己未冬月病原推本于运气说

《内经》：丑未之岁，太阴司天，太阳在泉。自秋分至立冬六十日，是谓五之气，主气、客气并属阳明，燥金司令，阳明本燥而标阳，适值天时久旱，燥令太过。《经》曰：秋伤于燥，冬生咳嗽。此秋燥伏气伤于肺金本脏之为病也。又自小雪至大

---

〔1〕伏瘟证治实验谈：其后有"三三医书第二集第二十一种"12字，删。

寒六十日，是为六之气，主气、客气并属太阳，寒水司令，适值下半年在泉之气又同为太阳，寒令太过，故是年冬月，天气寒冽异常。然太阳本寒而标阳，又有阳明燥气伏藏在内，燥金之下，火气承之，严寒之中伏藏火气，故是时冰雪之间，雷霆大震，非时不正之气，莫此为甚。凡夙有伏燥之人，兼感冬寒者，症见恶寒、背冷、头痛、项强，是太阳伤寒之本病也。初起呕吐，继则发热、口渴、谵语、便秘，是阳明伏燥之本病也。卫出上焦，荣出中焦；卫出于肺，荣通于心，阳明干涸，则荣卫之源绝。温邪犯肺，逆传心包，燥气亦然，此昏厥之原因也。《生气通天论》曰：秋伤于燥，上逆而咳，发为痿厥。《至真要大论》曰：燥淫所胜，木乃晚荣，筋骨内变，民病左胠。此气逆、咳嗽、筋挛、骨痹及半身不遂之原因也。

庚申春月病原推本于运气说

《内经》：寅申之岁，少阳司天，厥阴在泉。少阳本火而标阳，中见厥阴，标本同气。自大寒至惊蛰六十日，主气厥阴，风木司令，客气少阴，君火加临。岁运主客，木火同气，木从火化，火气太过。《至真要大论》曰：少阳之胜，热客于胃，烦心欲呕，谵妄消灼，草萎水涸。《六元正纪大论》曰：寅申之岁初之气温，病乃起。此岁气、时气为本病之原因也。《阴阳应象大论》曰：重阴必阳，重阳必阴。冬伤于寒，春必病温。去冬天气严寒，中人肤腠，郁久化热，消灼真阴；至春重感于寒，乃激之而发现，此伏气为本病之原因也。

症　状

一种肺金本脏之现症。初起恶寒，旋即发热，咳嗽，胸闷，喘急不得卧，痰多、嗌[1]燥，咯不得出，口渴不多饮，食思缺乏，头部有汗，大便或秘或泄。状甚危急，然死者不过十之二三。

一种太阳兼阳明之现症，分为二类。一类初起恶寒，呕吐，旋即发热，头痛，

---

〔1〕嗌：音 yì。咽喉。

身痛，项筋强硬，舌干口渴，目赤，胸闷，神昏谵语，脊部强直，不能转侧，手足乱动，食思缺乏，大便秘结，小便短少，两手脉浮部弦硬、沉部涩数。一类口噤不语，躯体、手足不知运动；或身体发热，目闭昏睡，不省人事；或身无寒热，目开，稍知人事，但不言语；或初起一二日两手俱无脉者。此二类最为危险，死者十之七八。

一种太阳、阳明、少阳三经合病者。初起恶寒，呕吐，旋即发热，项筋痉挛最甚，头部疼痛尤剧。有半日或一日即昏厥而死者；有昏厥复苏，潦缠一二旬或一二月而仍死者；有左右各半身不遂者，有能食粥一二碗，而躯体、手足痿痹不能起立者；有一二月后，精神仍然呆钝，或耳聋，或目盲，或语言无序者。此一种吾临海流行最广、最盛，亦最延长，死者亦最多数。

诊　断

定名为伏气瘟症，亦名痉瘟，亦名热疫，此皆就其症状之危险名之也。若质直言之，实系时感伤寒引动内伏之症也。或混称为冬温、为春温，皆未切当。

《内经》病机曰：诸气膹郁，皆属于肺；诸痿喘呕，皆属于上。喻嘉言以此二条，明指燥病而言。《生气通天论》曰：秋伤于燥，上逆而咳，发为痿厥。燥属金气，肺属金脏，同气相求，必从其类。故燥气为患，首先犯肺；肺气上逆，则生喘咳；肺气不宣，则肢体痿废。此己未冬月之病，原于伏燥之气伤及肺脏，而发为咳逆、痿厥也。

《五常政大论》曰：少阳司天，火气下临，肺气上从，咳、嚏、鼻塞，厥逆膈不通。火气下临，金从所制，肺逆不降，故咳、嚏诸症以起，此庚申春月之病，原于时感风温之邪，首先犯肺，而发为咳嗽也。

《六微旨大论》曰：阳明之上，燥气治之，中见太阴。去秋主客与天空三气皆燥，燥气太过，故不从中见湿化，而从标本。阳明本燥而标阳，燥阳合气，其化为火。仲景《伤寒论》以脾阴消烁为脾约，属太阳阳明证；以胃家实，属正阳阳明证；以胃中燥烦实，大便难，属少阳阳明证。此己未冬月之病，皆由此秋燥伏气之为祸也。

《六微旨大论》曰：少阳之上，火气治之，中见厥阴，标本同气，亦从火化。《伤寒论》曰：少阳之为病，口苦、咽干、目眩也。少阳经脉，始从两目锐眦，上抵颈角，下耳后，过颊车，循颈下腋，至季胁。故少阳经病有目赤、咽干、口噤、头痛、腰痛、不能食诸证。且春令主气为厥阴，风木岁气，中见亦同为厥阴风木。火乘风势，厥气上逆，故气上冲心，则昏厥不省；气上冲脑，则头如裂；木萎不荣，则筋骨痉挛，半身不遂。此庚申春月之病，皆由此岁时、主客三气加临之为患也。

仲景《伤寒论》有太阳、阳明、少阳三阳合病之证，为腹满，身重，难以转侧，口不仁而面垢，谵语，遗尿。如此症状，自冬及春，最属普通，是皆岁气与伏气合并为病之原因也。

《伤寒论》云：太阳之为病，脉浮，头项强痛而恶寒。太阳经脉起于目内眦，上额交巅，络脑下项，挟脊抵腰中。自冬及春，症状初起即恶寒，头痛如裂，项筋强硬，腰脊疼重不可转侧，此实太阳伤寒之证。但在己未冬月，为时令伤寒；在庚申春月，为伏气伤寒。病态虽同，而治法微有异也。

己未冬月，阳明为伏气之病，太阳为时感之病，少阳相火为燥金复气之病；庚申春月，太阳为时感与伏气之并病，少阳为主气之病，阳明为太阳传化及少阳制侮之病。自冬及春，三阳皆病，故所患亦大率皆同也。

与冬温春温风温三症异同辨

《经》云：秋伤于燥，冬生咳嗽。此伏燥化火，肺阴受伤，适遇冬失闭藏之令，天气大温，人处此阳扰之时，伏邪外泄，而发为温病，名曰"冬温"。又云：冬伤于寒，春必病温。此伏寒化热，少阴受伤，适值春阳上升之令，天气大泄，人处此气交之中，木火内燃，而发为温病，名曰"春温"。故仲景所云：发热而渴，不恶寒者，为温病是也。以其内已化热，故初病即渴；以邪非外感，故不恶寒。《素问》云：阴气先绝，阳气独发，此冬春二温发之原因也。至于风温之症，则又异是。风温，章虚谷谓四时皆有。当气候温暖之时，毛窍腠理开泄，偶感虚风贼邪，即时成病，是为风温。风为阳邪，故初起即发热而恶风；风为轻清之邪，故先伤表分，非热久内陷，必无昏厥之险也。今此症状初起，必恶寒，口不即渴，及鼻塞、头痛、项强者，实系当时感冒之症，亦即仲景伤寒之症也。但伤寒症必二日传阳明，始有发热、谵语、喘满而死之恶候；今此恶寒，三五点钟即发热，或身不甚热，遂致神昏、痉厥者，则明非纯系伤寒之症矣。盖此症所感之邪极为复杂，为从前医籍所不载，苟非明眼人当之，鲜有不目迷心乱、医药杂投而致死者。以故莫不众口一词曰瘟疫也，天灾也。殊不知为医者实难辞其咎也。

治　疗

秋燥本气属凉，谓之次寒，故《素问》有"燥淫于内，治以苦温，佐以甘辛，以苦下之"之说，此秋燥胜气之治法也。又云：燥金之下，火气承之，燥之对化为火。故《素问》又言：燥化于火，热反胜之，治以辛寒，佐以苦甘之说，此秋燥复气之治法也。二法截然不同，不相假借。如此己未冬月之症，乃系复气之为病，况邪气内伏，久必化火；阴液虚耗，亦生内热，当遵《素问》辛寒、苦甘及喻氏、叶氏辛凉、甘润诸治法，庶合正规。昧者咸以羌活、防风、桂枝、独活、川朴、枳壳诸苦温辛热之药投之，故多致气逆喘急而死。此一节论己未冬月症正治之法也。

仲景以发热而渴、不恶寒者，为伏寒化热之温病。既已化热，定必伤阴，故初病即渴、即不恶寒，此庚申春月之病，亦当遵《内经》治燥之例以治之。故仲景治太阳病发汗后大热不解、大渴饮水者，及三阳合病，腹满身重难以转侧、口不仁而面垢、谵语、遗尿者，并用白虎汤主之。石膏辛寒，辛能解肌，寒能降火，辛能升通，寒能沉降，并擅上下内外之能，故以为君；知母苦润，苦以泻火，润以滋燥，故以为佐；且用甘草、粳米稼穑作甘之味，调和于中宫，寒剂得之缓其沉寒，苦剂得之化其苦劣，能收滋阴之益，不受伤阴之害，即《素问》治以辛寒、佐以苦甘之旨，此圣人立法所以为善也。此一节论庚申春月症正治之法也。

当初起时期，恶寒、鼻塞、呕吐、舌白、头痛、项强，纯系外感风寒之症。其内伏之邪尚未发动，宜速用辛平发汗散寒诸剂，透澈[1]外邪，病可立愈。但为时无

---

〔1〕澈：同"彻"。

几，一转瞬而发热、口渴、舌红，既已引动其内伏之邪，表里化合，混合并发，当此时期，外寒而内热，外湿而内燥。徒攻其外，则真阴立涸；若滋其里，则邪去无期。宜以辛平解肌，甘凉安内，一举两得，庶可保全。自兹以往，外邪既随内伏而化热，燎原之势，无待踌躇，则救内应较攘外而弥急，宜治以辛凉甘寒，佐以微咸、微苦，用手经轻清之剂，大队并进，津液得复，邪气自除。至于足经咸苦重浊诸剂，咸在禁忌。咸性作泻，苦性降下，必伤其气；咸令人渴，苦从火化，必伤其液。燥病日久，元气、津液所存无几，若更以咸苦沉降之药，下其气，竭其液，其人尚有生理乎？惟舌苔黄浊、里结实甚者可暂之，非正治也。

或曰此症发现起因，既由伤寒为导线，传经见症，仍由太阳、阳明、少阳为转归，则仲景遗法具在，若麻黄汤、承气汤、小柴胡汤，子皆弃之而不用，何也？答曰：仲景《伤寒论》乃伤寒即发、按日传经之治法也，故仲景另以伤寒不即发、伏留化热者名曰"温病"，论中未出方剂。今此症由于伏气，与仲景所谓温病者同一类，故伤寒诸方，无所用之也。或曰：伏邪发动之后，其治法不遵《伤寒》既得闻命矣，若初起恶寒、头项强痛，纯系太阳表证，子何不用麻黄汤乎？答曰：初起时期，内伏虽未发动，然必要预防，当使潜消，不令暗长，乃为上策。麻黄、杏仁气分药，犹可用之；若桂枝，其色紫赤，其性入心、入血，能引助君火之气以游行于周身荣卫之间，今内伏虽未发动，倘骤入桂枝为导火线，则伏邪未有不随引而暴发者。鄙人每易以紫金锭辈与服，无不应手取效，盖紫金锭一面以麝香开散表邪，一面以朱砂凉镇心火，故收效如神也。

一种肺脏现症之治法

初起恶寒，咳嗽，头痛，鼻塞，脉浮紧者，宜杏苏散加减主之。

杏仁三钱　苏叶一钱　牛蒡子三钱　桔梗钱半　前胡钱半　淡豆豉三钱　葱白三支　生甘草一钱

此初感风寒，尚未触动内伏，急宜治以辛平苦甘之剂，发汗利气，一鼓荡平，不使留遗后患，是为得之。

初起恶寒发热，鼻塞咽干，痰黏不出，咳嗽喘急，倚息不得卧，脉浮候弦、沉候数者，宜仲景**麻杏石甘汤**主之。

麻黄_{钱半}　杏仁_{三钱}　石膏_{六钱}　炙甘草_{钱半}

水煎服。一二剂可愈。

此燥火内伏，寒邪外束，当遵仲景以辛泻肺之旨，用辛温散寒、辛寒清燥表里兼顾法。

数日后不恶寒，但身热或热不甚，头痛，口微渴，饮水后痰易咯出，喘急不得卧，脉弦数而涩者，宜吴鞠通辛凉轻剂**桑菊饮**主之。

桔梗_{钱半}　杏仁_{钱半}　苏薄荷_{钱半}　冬桑叶_{三钱}　杭菊花_{三钱}　连翘壳_{三钱}　淡芦根_{三钱}
麦冬_{四钱}　生甘草_{一钱}

舌苔白滑，唇齿干枯，燥在气分者，加石膏；舌尖绛赤，燥在荣分者，加玄参、丹皮、鲜生地；谵语者加广郁金，便秘者加瓜蒌皮，喉痛者加绿豆壳、山栀皮，服二三剂即愈。

日久无恶寒发热，但诸气膹郁，诸痿喘呕，脉虚数者，宜喻氏**清燥救肺汤**去阿胶加菊花主之。

石膏_{八钱}　冬桑叶_{三钱}　杭菊花_{三钱}　枇杷叶_{三钱}　麦冬_{六钱}　胡麻仁_{三钱}　京杏仁_{一钱}
北沙参_{钱半}　生甘草_{一钱}

痰多者加贝母三钱，便秘者加瓜蒌三钱。服三五剂即愈。

此表邪已去，内燥未清，去阿胶恐其滞也。

一种太阳阳明少阳三经现症之治法

初起期，恶寒，鼻塞，呕吐，舌苔白，头项强痛或喘闷昏厥者，宜紫金锭及诸葛行军散并主之。

紫金锭方（原缺）

紫金锭，每服一钱（约十块），口中嚼细或研末，开水送下。未愈再服，一日内接服二三次，无不神效。十岁内小儿减半，五岁内小儿再减半。

紫金锭，一名玉枢丹，亦名万病解毒丹，初起恶寒未发热时服之，百发百中，无一失者，真神方也。

诸葛行军散方（原缺）

诸葛行军散，每服一分，开水送下，未愈再服或加至一分半。一日内接服二三次，无不神效。小儿酌减。

（方论）此症纯为外感时期，寒邪外束，表气不通，宜用辛温诸剂，发汗透邪，和中利气。表邪得澈，里气得通，则伏邪亦可化为乌有，此初起期内第一要着也。若恶寒已罢、通体发热者，不可与也。

初起期，恶寒发热，呕恶，头痛，项筋拘急，舌白、尖红者，宜泄卫护荣汤主之。

泄卫护荣汤方

桔梗三钱　葛根三钱　苏薄荷钱半　橘红钱半　茅术钱半　秦艽钱半　广郁金钱半　米仁六钱　元参三钱　鲜生地三钱　金银花三钱　连翘三钱

服一二剂即愈。

（方论）风伤太阳，卫气不行于头，则必头痛；寒中经络，荣气不充于里，则必拘急；湿闭三焦，阳气不达于表，则必恶寒。呕恶者，胃有寒也；舌白者，表有寒也。阴邪外束，阳气不得外泄，必致内窜；表邪外激，内伏乘机发动，必致合化。身热、舌尖红者，此邪渐入荣，引动伏热，势将昏厥之兆。急用辛平之剂，泄卫以彻表邪；甘凉之剂，护荣而增阴液。养正攻邪，内外兼顾，冲锋急进，一鼓可以荡平，真神方也。

初起期，恶寒发热，项强筋急，头脑疼痛最为剧烈，口微渴，舌尖红者，宜疏风清脑饮主之。

疏风清脑饮方

杭菊花三钱　荷叶三钱　淡豆豉三钱　川藁本钱半　苏荷叶钱半　丹皮钱半　玄参二钱　晚蚕沙五钱　钩藤五钱　鲜银花藤七钱　葱白连须七支

水煎服。二三剂即愈。

（方论）足太阳经及督脉同起于目内眦，上额交巅，络脑间，下项挟脊，抵腰中。太阳为病，头痛，脊痛，腰如折，项似拔；督脉为病，脊强反折。治宜藁本、葱白，以疏达其经气。足厥阴经从目系出额，会督脉于巅顶，肝风煽动，邪火上炎，直冲犯脑，则脑痛而筋挛。治宜菊花、薄荷、丹皮、玄参，以疏火清火，豆豉、蚕砂以升清降浊，再加银花藤、钩藤，通脉络，解疫毒，使外袭之邪一齐达表，断无续后内陷之危矣。

中泛期，发热口渴，唇舌焦燥，头脑剧痛，颈、背痉挛，精神恍惚，谵语，惊妄，或昏沉不省者，宜救阴清心汤加至宝丹主之。

救阴清心汤方

鲜生地八钱　鲜石斛三钱　麦冬八钱　金银花六钱　玄参四钱　天竺黄三钱　淡竹叶二钱　龙齿三钱　广郁金三钱　远志钱半

加至宝丹一颗，磨冲服。

手指蠕动者，加羚羊角一钱，钩藤三钱；脉弱甚者，加西洋参一钱。轻则一剂，重则二剂即愈。百发百中，决无一失，真神方也。

（方论）伏邪化热，真阴亏耗，心神已处可危之地点；又复外邪内窜，逆犯心包，心君乏抵抗之能力，饱受惊惶，所以有恍惚、谵惊之状态。此时邪气方张，元气将绝，存亡呼吸之间，最危险、最张皇之时期也。急宜治以大剂辛凉甘寒，佐以微苦微咸、芳香灵异诸品，清热降火，育阴和阳，通神明，化秽浊，大队并进，庶可回天。切忌芩、连、知、柏苦劣沉寒诸药，伤阴劫液以化燥；三甲、驴胶足经咸寒诸药，引邪深入下焦，如水益深，如火益热，遂致不起，无可挽救，惜哉!

中泛期，又有发热神昏，沉睡无语，不知痛苦，不能转侧者，宜前方加九节蒲、生黄芪主之。

前救阴清心汤加至宝丹方，再加九节蒲钱半，生黄芪钱半。

（方论）此症阴伤而阳亦受因，用九节蒲、生黄芪以发动其心阳，服一剂即能言语。但未免有恍惚胡言之候，宜除去九节蒲、生黄芪，再服前方一剂，即可神清矣。

中泛期，又有舌润，身凉，脉弦迟或伏，眼或开或闭，口噤不能言，不知痛苦，不能转侧者，宜喻嘉言涤痰汤加减与之。

喻氏涤痰汤加减方

制南星三钱　明麻三钱　九节蒲三钱　广郁金三钱　茯神三钱　制半夏三钱　茅术钱半

橘红_{钱半} 生黄芪_{钱半} 枳实_{钱半} 炙甘草_{一钱} 京竹油_{一钟} 姜汁_{半钟} 苏合香丸_{一颗，磨冲服}
虚者加高丽参_{钱半}

水煎服。二三剂即愈。

（方论）此症风痰寒湿凝滞脉络，良由素性寒凉，伏邪未能化热，重感于邪，阳气痹困太甚，宜用辛香诸品，通阳利气，则风痰寒湿之邪，自能流通而无滞矣。

中泛期，身微热，口噤筋挛，四肢抽搐，口眼㖞斜，神识昏迷，脉弦滑，舌苔黄浊者，宜熄风安神汤主之。

熄风安神汤方

明麻_{三钱} 茯神_{三钱} 竺黄_{三钱} 钩藤_{三钱} 龙齿_{三钱} 姜竹茹_{三钱} 全蝎_{七条} 胆星_{钱半}
川连_{八分} 九节蒲_{钱半} 橘络_{钱半} 琥珀_{一钱，研冲} 辰砂_{八分，冲}

加金器一具。水煎服。一二剂即愈。

（方论）此风邪直中厥阴，引动伏火，风从火化，风火相煽，气升痰涌，阻滞窍络，故见症如是。宜急以熄风清火、宣窍通络、降气化痰治之，邪气廓清，而心君自泰矣。

中泛期，身热口渴，心烦喘闷，头疼，身重，舌苔焦黄、浊厚、垢腻，胃中痞实，不知饥，不大便者，宜调胃承气汤或凉膈散微下之。

调胃承气汤方

大黄_{三钱} 芒硝_{五钱} 炙甘草_{三钱}

水煎服。大便下即止。

（方论）此浊邪炽盛，盘踞中宫，以致上下脉络痞隔不通，不得不遵《内经》热淫、火淫之例，治以咸寒，佐以苦甘，通顺肠胃，则浊降清升，而诸症悉退矣。若舌虽焦黑，而苔薄不腻者，此伏气化火，无形燥热，此方不可与也，宜仿吴鞠通增液汤法，于应用方内重加麦冬、玄参，大便自下矣。

凉膈散方

桔梗_{钱半} 苏薄荷_{一钱} 淡竹叶_{三钱} 连翘_{三钱} 山栀_{一钱} 黄芩_{一钱} 大黄_{三钱} 芒硝_{二钱} 生甘草_{二钱} 生蜜_{一匙}

水煎服。

（方论）同前条。

终后期，心神清醒后，身热未清，口渴舌燥，头痛甚剧，项筋疼胀，身不转侧，身有汗，右关脉洪数者，白虎汤主之；身无汗，但头汗出，左关脉弦数者，宜养液通痹汤主之。

白虎汤方

生石膏八钱　知母二钱　白粳米一合　生甘草一钱

脉弱者，加西参一钱。

（方论）足阳明胃经脉，上耳前，循发际，至额颅。凡头前额痛者，乃由阳明悍气上冲，宜石膏、知母辛通苦降之剂，镇坠其上冲之悍气，抑令下降。然恐其沉降太过，致伤中气，特佐以粳米、甘草甘缓滋清之品，养胃和中，以剂其平，所以为主治阳明温热病之最大有力者也。

养液通痹汤方

苏薄荷钱半　杭菊花三钱　冬桑叶三钱　荷叶三钱　鲜生地五钱　鲜石斛钱半　麦冬四钱
金银花四钱　京玄参三钱　原蚕沙三钱　米仁六钱　草薢三钱　秦艽钱半

大便不通者，麦冬、玄参、银花可各加至五六钱。服一二剂即身凉、疼止，甚效。

（方论）此症头痛、项疼，为前、中、后三期必有之特征，大概前期多属太阳，中后二期多属阳明、厥阴。盖太阳主表，属外感伤寒症；阳明主中，属传里化热症；厥阴主里，属内风煽火症。太阳宜开，治以麻黄、羌活、藁本、薄荷之类；阳明主通降，治以白虎、增液、承气之类；厥阴宜阖，治以鲜生地、丹皮、骨皮、菊花、桑叶、蚕沙之类，选取加入，自有卓效。太阳、阳明症治，前条既详，兹不复赘。但厥阴治法，前人多用龟板、鳖甲、阿胶、牡蛎、地黄、白芍、五味、磁石酸收腻补、质重沉寒之物，今皆摒弃不用者，盖此症纯由五运六气在天轻清之邪伏化而成，继以肝风内起，煽动伏火，直犯上部清虚之体，震撼神经，重则必致昏厥，故治法亦宜仿此，而用微辛、微苦、微甘、微寒之剂，质轻味薄、气清性平之品，专入上部清虚之处，使之镇熄于无形，乃为善法。若厚重、黏腻之药，不达病所，非所治也。

终后期，神清身凉，躯体强直、重着、疼痛，不能转侧，脉弦硬而涩者，宜宣络通痹汤主之。

宣络通痹汤方

生黄芪三钱　当归尾三钱　赤芍药三钱　桂枝钱半　秦艽钱半　独活一钱　片姜黄钱半
炙甘草三钱

加韭汁半钟，冲服。三五剂即愈。

（方论）此痹症也，误服足经咸苦沉寒之药太过，以致风寒痰湿诸邪留滞经络，瘀不动而成，宜治以辛甘通阳、导气消痰、化瘀，而病自愈。

终后期，身微热，口微渴，头项微痛，四肢痿[1]废、不能起坐，脉数而微弱者，宜益冲养荣汤主之。

益冲养荣汤方

鲜生地四钱　麦冬六钱　天冬三钱　金石斛三钱　杭菊花三钱　金银花三钱　米仁六钱
桑寄生三钱　冬桑叶三钱　玄参三钱

筋骨疼痛者加萆薢、秦艽、通草；手指蠕动者加钩藤；臂痛者加嫩桑枝一尺。

（方论）此痿也。宜治以甘寒，佐以微辛，清肺气以益卫，滋胃液以养荣，饮食渐进，脉络自通，则病即霍然矣。

终后期，左半肢体痿痹者，燥伤肝血也。痹症属血瘀，宣络通痹汤亦治之（见前）；痿症属血虚，宜喻氏人参丸加减治之。

喻氏人参丸加减方

高丽参钱半　炙黄芪三钱　当归身二钱　尖生地三钱　麦冬四钱　茯神三钱　龙齿三钱
石菖蒲钱半　远志钱半　桂圆肉三钱　炙甘草三钱

终后期，右半肢体痿痹者，燥伤肺胃之液也。痹症属湿痰凝滞，脾气不行，喻氏涤痰汤加减亦治之（见前）；痿症属肺胃阴伤，益冲养荣汤亦治之（见前）。

终后期，身凉，进食，但觉四肢痿弱不能起立行走者，宜补荣通俞饮主之。

---

〔1〕痿：原作"委"，据文义改。

补荣通俞饮方

北沙参三钱　原淮药四钱　石莲肉五钱　生苡仁六钱　麦冬四钱　天冬三钱　霍山斛钱半
淡芦根三钱　生谷芽三钱　佩兰梗二钱　瓜蒌壳八分　佛手柑八分　生甘草八分

（方论）此症治不得法，缠绵一二月，虽幸诸症俱退，必致肢体痿弱，不能起立行走，此脏阴亏耗，不荣筋脉，故缓纵不收也。治法必以养阴为先，养阴必以纳谷为要。《内经·痿论》云：治痿独取阳明。阳明者，五脏六腑之海，主润宗筋，宗筋主束骨而利机关，故阳明虚则宗筋缓纵，带脉不引，故足痿不用也。宜各补其荣，而通其俞，调其虚实，和其顺逆，则病已矣。补荣者，补养五脏之阴也；通俞者，通利五脏之热也。荣出中焦，水谷入胃，取汁化赤而为血，以奉生身，行于经隧，故养阴之道，宜注意纳谷之渐多，胃液之渐足，则庶几矣。方中诸味，皆所以长胃液，助胃用，预期纳谷之地也。

终后期，身凉，进食，或二三月后尚然，精神呆钝，语言謇涩，步履困难，脉弦细而涩者，宜天王补心丹主之。

天王补心丹方

高丽参钱半　当归身三钱　小生地六钱　酸枣仁三钱　白茯神三钱　麦冬三钱　天冬三钱
丹参三钱　柏子仁钱半　远志钱半　桔梗钱半　玄参钱半　五味子一钱　加灯心一个

（方论）心液、脑汁久为燥火煎熬，伤耗已甚，故神经衰弱，知觉、运动俱处困难。陈修园曰：以生地黄补水，使水上交于心；以玄参、丹参、二冬泻火，使火下交于肾；又佐参、苓以和心气，当归以生心血，二仁以安心神，远志以宣其滞，五味以收其散，更假桔梗之浮为向导，荣气通于心，心得所养，则灵机自转，经脉自和，尚何疾病之有哉。

食复救治法

此症自初起至终愈，只宜食稀粥，大忌食饭，即复原后，亦宜逐渐增加，犯者病必即时回复。治法宜于应用方内加雄鼠粪以利肠胃即愈。雄鼠消化力最优，食物下咽，不移时即变粪而下出，故用治食复，其效果佳。《本草》云：猳鼠粪，甘，微寒，治伤寒劳复，发热。按：当是食复之误。犯酒食油腻烧炙之物者，加细茶叶可以解之。

劳复救治法

此症初愈，宜戒劳作，犯者其病即时回复。治法宜于应用方内加竹沥一匙，以清经络中之污热即愈。《本草》云：竹沥气味甘，大寒，疗风痹，止烦闷，消渴劳复是也。

喉痧症治概要

◎ 民国·丁甘仁 撰

提　要

　　《喉痧症治概要》为喉痧专著，丁甘仁（名泽周）撰，刊行于1927年。篇幅很小，不分卷。

　　全书分时疫烂喉痧麻正痧风痧红痧白喉总论、时疫喉痧门方、吹药、痧毒敷药、验案、录慈溪邵琴夫先生"喉痧有烂喉白喉之异论"、录元和金保三先生《烂喉痧痧辑要》说七部分。书中搜集了著名医家治疗喉痧的经验，结合作者数十年治疗喉痧的临证经验，对喉痧的病因、病理和治疗阐发甚详细。书中开宗明义，首先揭示了时疫喉痧的特点及其严重危害："凡痧麻种类甚多，有正痧，有风痧、红痧，惟时疫喉痧为最重，传染迅速，沿门阖境，竟有朝发而夕毙，夕发而朝亡者"。作者辨证喉痧，强调分清气、营为首务，分初、中、末三期，施表、清、下诸法，先后分治。指出"痧慎于始"，宜早为发散，不可早进寒凉，与白喉忌表不同，治疗此症"当表则表之，当清则清之，或用釜底抽薪法，亦急下存阴之意"。方药部分，介绍了丁氏自订内服方8首、吹药方4首、外贴药方1首、敷药方3首，俱从临证得来。另附11则时疫喉痧医案，均为丁氏亲治有效验案。

　　书后所录邵琴夫先生"喉痧有烂喉白喉之异论"，指出"喉痧应表，有汗则生，白喉忌表，误表则危"，确切病情，颇为精当。所录金保三《烂喉痧痧辑要》，又名《喉痧辑要》，系金保三根据顾玉峰《痧痧阐解》增删而成，成书于同治六年（1867年），有多种版本存世。金书包括叶天士先生烂喉痧医案、论症六则、论症续要六则、要方备查四节，扼要论述了诊治与护理时疫喉痧的要点。论中指出"痧子为本，咽喉咳嗽等形为末"，主张当此之时，需进表散开达之剂，寒凉清腻等药一味不可兼杂，使痧从汗透，若有一毫胸臆未清，便是痧症未透，不可早进寒凉遏伏，以致不治。

　　该书现存至少3种版本，即1927年孟河崇礼堂铅印本；1927年上海丁氏医室铅印本；《孟河丁氏医案》本等。本次校点取中国中医科学院图书馆藏1927年孟河崇礼堂铅印本为底本，以《孟河丁氏医案》附《喉痧症治概要》1931年文明书局铅印本为校本。

李 序[1]

考喉痧一症，古无是病，亦无是书也。张石顽《医通》，始列麻疹门，称手太阴、足阳明蕴热所致，其症之危，有甚于痘者，虽未明言疫喉、烂喉等症，要为喉痧书之滥觞。《叶香岩医案》，称雍正癸丑[2]以来，有烂喉痧，投以犀、羚、芩、连、栀、膏之类，辄至不治，进解肌散表，多有生者。此于烂喉痧症治，洵为精确。然又未闻有白喉之说也。至郑梅涧《重楼玉钥》，辨明白喉，立养阴清肺方，而喉科治法始备。是症多发于北省，旋蔓延南方，尤以沪上为甚，机厂林立，烟煤熏蒸，实足酝酿喉症。症发难治，怒焉堪悯。孟河丁甘仁先生，精岐黄，治喉症，效更如神。悬壶海上，三十余载，余与交最久知最深。去夏，先生归道山，冬，沪滨各医团、善堂，开会追悼，余略有演述，悼故人，亦叹医道之中衰也。先生著有《喉痧概要》一书，细别痧喉种类，察其在气在营，分初、中、末三期，施表、清、下诸法，集诸家之大成，作度人之金针，诚医林盛事也。今其令嗣仲英，将刊以行世，乞余序文，因略溯喉症之发源，并感近年喉症之盛行。先生逝矣，幸留是编，利济海内，是先生虽逝犹存也。

民国十六年丁卯孟冬　平书李钟珏谨序

---

〔1〕李序：原作"序"，为区别各序而改，以下各序同此。

〔2〕雍正癸丑：即公元 1733 年。

夏　序

　　时疫喉痧，危险之症也，蔓延传染，贻害无穷。其原因于时厉温邪，吸自口鼻，内应肺胃，故治法与白喉不同。白喉忌表，误汗则殆；疫喉宜表，有汗则生，固不可不审慎也。孟河丁甘仁先生，予金兰友也，学术湛深，经验宏富，于疫喉一门，研究有素，将其生平之学识，历年之经验，编成一书。是书大旨，辨证以分气、营为要务，治法以汗、清、下为先后，议论正确，用药审慎，考古证今，堪称全璧，拜读之下，深获我心。讵料先生于去年遽归道山，我道顿失一柱石，甚可痛也！今其哲嗣仲英谱侄，箕裘克绍，亦有声于时，不忍以先人之手泽，秘之枕中，拟付剞劂，以公诸世，固不第为后学之金针，亦病家之宝筏也。爰志数言，以牟其首。

　　　　　　民国十六年岁在丁卯重九　应堂弟夏绍庭序于椿萱草堂

张 序

　　名者，实之宾也，自来享盛名者，断无幸致，故曰"实至则名归"。孟河丁公甘仁，邃于医，行道沪上垂四十年，虽妇人孺子，咸知先生名。余于壬戌，执教鞭于中医专校，始识先生，与之谈论，和蔼可亲，一望而知为有道之士。无何，余以事离沪，凡六载，而先生遽归道山。今春，承哲嗣仲英君招，命诸少君承授医学。是年秋，仲英君将以令先翁所著《喉痧症治概要》付剞劂，问序于余。余曰，中国医学之所以日见其衰颓者，非学识之不足也，患在无统系，无统系则不能提纲而挈领，探本以寻源。周秦以降，医皆分科，泰西医学，分门尤细。后世将"内外"二字，一人概括之。夫人之精神有限，学识有限，而病之千变万化，顾可以数千年之学习，遽能统为之治哉。壬寅春，喉疫盛行，时医狃于白喉忌表，一味滋降寒凉，死者无数，而不知喉痧由于风火之郁于肺胃，痰热之积于阳明，宜辛凉疏解透毒化痰也。先生亟为校正，一面凭其心得，用方药以活人，一面厘订专书，训后学以正谬，其功岂浅鲜哉！忆余于乙卯岁，曾辑杨龙九《囊秘[1]喉书》，刊于《绍兴医报》，为社会所许。近阅斯篇，则专详喉痧，辨别详细，言言金玉，字字珠玑，先刊于《中医杂志》，已为社会重视，今订单本，我又知其必纸贵洛阳也。从兹先生之名，永不朽矣。要皆实至而名归，尔[2]后之学者，勉乎哉。

　　旹[3]在民国十有六年丁卯岁冬月　海虞后学张谔汝伟氏识于海上

---

〔1〕秘：原作"怭"。
〔2〕尔：原作"耳"，据文义改。
〔3〕旹：同"时"。

王　序

　　咽喉方寸之间，饮食由是而进，呼吸由是而转，一日不进食则饥，呼吸有窒碍则病起，古谓事之重要者曰扼其咽喉，喉之为义大矣哉。《经》云：咽主地气，喉主天气，咽通于胃，喉通于肺，咽喉为肺胃之门户。而肺胃又各有其气化，每逢气候乖常，风寒燥火之邪，袭于肺胃，酿成重险之喉痧，其势最紧急，其病易传染，因斯毙命者，不可胜计。推厥原由，皆因医者不明病源治法，以至于此。呜呼，人生实难，误死堪悲。医之存心，宜宏其恻隐之量，扩其济世之怀，好行其德，庶乎不愧为医。丁师甘仁精擅内外喉科，经其治愈疑难之症，奚啻万千，而于喉痧症治，有独到之秘。今哲嗣仲英君刊印师著《喉痧症治概要》一书，理法且详，功效神妙，已刊登《中医杂志》第一期，风行远近。今以单本发行，有裨于喉痧之治疗者，功德靡涯。我师济世之心，固可垂诸不朽，而仲英君扩充其济世之量，所谓"克绍箕裘"、"得传家学"云云，固不足以彰其美也。然吾尤有言者，著书难，读书亦不易，丁师之论喉痧，活法也，倘读者不善体会，以阴虚白喉为疫喉，以阳明实热为喉痧，施以清解之剂，若此者，似是而非，必致贻误苍生，丁师固不任其咎，且负仲英君刊是书之初旨矣。是为序。

民国十六年岁次丁卯秋月　门人皖歙王一仁拜撰

目　　录

喉痧症治概要

喉痧症治概要

孟河丁甘仁泽周　辑要

男元彦仲英　校正

时疫烂喉痧麻正痧风痧红痧白喉总论

时疫喉痧，由来久矣。壬寅春起，寒暖无常，天时不正，屡见盛行。予临诊二十余年，于此证略有心得，爰述其大概，与同志一商榷之。凡痧麻种类甚多，有正痧，有风痧、红痧，惟时疫喉痧为最重，传染迅速，沿门阖境，竟有朝发而夕毙，夕发而朝亡者，暴厉夭札，殊深浩叹。业是科者，当谨慎而细察，悉心而辨治焉。如幼时初次出疹，谓之"正痧"，因胎中有伏热，感时气而发，寒热咳嗽，烦闷泛恶，咽喉或痛或不痛，即有咽痛，亦不腐烂，此正痧之病形也。夏秋时之红痧、风痧，初起时寒热骨痛，胸闷呕恶，舌苔白腻，外热极重，而里热不盛，咽喉不痛，或咳嗽，或不咳嗽，此红痧、风痧之病情也。其病源良由夏受暑湿，秋感凉邪，郁于太阴、阳明。太阴者肺也，阳明者胃也，肺主皮毛，胃主肌肉，邪留皮毛肌肤[1]之间，则发为红痧、风痧。凡痧子初发时，必有寒热咳嗽，胸闷泛恶、骨痛等证。揆度[2]病因，盖外邪郁于腠理，遏于阳明，肺气不得宣通，胃气不得泄越也。必用疏散之剂，疏[3]表解郁，得汗则痧麻透，而诸症俱解。此治正痧、风痧、红痧之大略也。独称时疫烂喉痧痧者，何也？因此症发于夏秋者少，冬春者多，乃冬不藏精[4]，冬应寒而反

---

〔1〕皮毛肌肤：原作"皮毡毛肌"，据《孟河丁氏医案》八卷附《喉痧症治概要》1931年文明书局铅印本改。

〔2〕度：原作"厥"，据《孟河丁氏医案》八卷附《喉痧症治概要》1931年文明书局铅印本改。

〔3〕疏：原作"陈"，据《孟河丁氏医案》八卷附《喉痧症治概要》1931年文明书局铅印本改。

〔4〕精：原作"阳"，据《孟河丁氏医案》八卷附《喉痧症治概要》1931年文明书局铅印本改。

温，春犹寒嗦，春应温而反冷，《经》所谓非其时而有其气，酿成疫疠之邪也。邪从口鼻入于肺胃，咽喉为肺胃之门户，暴寒束于外，疫毒郁于内，蒸腾肺胃两经，厥少之火乘势上亢，于是发为烂喉痧疹。痧与疹略有分别。痧则成片，疹则成颗。其治法与白喉迥然不同。《白喉忌表》一书立滋阴清肺汤，原宗仲圣猪肤汤之遗意，由少阴伏热升腾，吸受疫疠之气，与内蕴伏热相应为患。若至音哑气喘，肺炎叶腐，危在旦夕间矣，滋阴清肺，尚恐不及，宜加珠黄、金汁，或救十中一二。苟与表散，引动伏火，增其炎焰之势，多致夭枉。此时疫喉痧，当与白喉分别清楚，不容稍混也。白喉固宜忌表，而时疫喉痧初起，则不可不速表，故先用汗法，次用清法，或用下法。须分初、中、末三层，在气在营，或气分多，或营分多。脉象无定，辨之宜确，一有不慎，毫厘千里。初则寒热，烦躁，呕恶，咽喉肿痛腐烂，舌苔或白如积粉，或薄腻而黄。脉或浮数，或郁数，甚则脉沉似伏。此时邪郁于气分，速当表散，轻则荆防败毒、清咽利膈汤去硝黄，重则麻杏石甘汤。如壮热口渴烦躁，咽喉肿痛腐烂，舌边尖红绛，中有黄苔，痧疹密布，甚则神昏谵语，此时疫邪化火，渐由气入营，即当生津清营解毒，佐使疏透，仍望邪从气分而解。轻则用黑膏汤、鲜石斛、豆豉之类，重则犀鼓汤、犀角地黄汤。必待舌色光红或焦燥，痧子布齐，气分之邪已透，当用大剂清营凉解，不可再行表散，此治时疫喉痧用药之次第也。假使早用寒凉，则邪遏在内，必致内陷神昏或泄泻等证，致成不救。如表散太过，则火炎愈炽，伤津劫液，引动肝风，发为痉厥等险象，仍当大剂清营凉解，或可挽回。先哲云：痧疹有汗则生，无汗则死。金针度人，二语尽之矣。故此症当表则表之，当清则清之，或用釜底抽薪法，亦急下存阴之意。谚云：救病如救火，走马看咽喉。用药贵乎迅速，万不可误时失机。此证有不治、难治数条，开列于下：

脉伏者不治；泄泻不止者不治；会厌腐去，声哑气急者不治；始终无汗者难治；痧疹遍体虽见，而头面不显者，难治。此皆时疫喉痧危险之症，其余用药得宜，虽重亦可挽回，此不过言其大略耳，其中变化条目甚多，非数言可尽。请诸君指教，匡我不逮，则幸甚矣。

时疫喉痧门方

解肌透痧汤（自订）

专治痧麻初起，恶寒发热，咽喉肿痛，妨于咽食，遍体酸痛，烦闷泛恶等证（痧麻见咳嗽为轻，无咳嗽为重）。

荆芥穗钱半　净蝉衣八分　嫩射干一钱　生甘草五分　粉葛根二钱　熟牛蒡二钱　轻马勃八分　苦桔梗一钱　前胡钱半　连翘壳二钱　炙僵蚕三钱　淡豆豉三钱　鲜竹茹二钱　紫背浮萍三钱

如呕恶甚，舌白腻，加玉枢丹四分冲服。

加减麻杏石甘汤（自订）

专治痧麻不透，憎寒发热，咽喉肿痛，或内关白腐，或咳嗽气逆之重证。

净麻黄四分　熟石膏四钱　象贝母三钱　鲜竹叶三十张　光杏仁三钱　射干八分　炙僵蚕三钱　白莱[1]菔汁一两　生甘草六分　连翘壳二钱　薄荷叶一钱　京元参钱半

加减升麻葛根汤（自订）

专治痧麻虽布，而头面鼻独无，身热泄泻，咽痛不腐之证。

川升麻五分　生甘草五分　连翘壳二钱　炙僵蚕三钱　粉葛根钱半　苦桔梗一钱　金银花三钱　干荷叶一角　薄荷叶八分　京赤芍二钱　净蝉衣八分　陈莱菔三钱

加减黑膏汤（自订）

专治疫邪不达，消烁阴液，痧麻布而不透，发热无汗，咽喉肿红燥痛白腐，口渴烦躁，舌红绛起刺，或舌黑糙无津之重证。

淡豆豉三钱　薄荷叶八分　连翘壳三钱　炙僵蚕三钱　鲜生地四钱　熟石膏四钱　京赤芍二钱　净蝉衣八分　鲜石斛四钱　生甘草六分　象贝母三钱　浮萍草三钱　鲜竹叶三十张　茅芦根各一两

凉营清气汤（自订）

专治痧麻虽布，壮热烦躁，渴欲冷饮，甚则谵语妄言，咽喉肿痛腐烂，脉洪数，

---

〔1〕莱：原作"萝"，据《孟河丁氏医案》八卷附《喉痧症治概要》1931年文明书局铅印本改。

舌红绛，或黑糙无津之重证。

犀角尖五分，磨冲　鲜石斛八钱　黑山栀二钱　牡丹皮二钱　鲜生地八钱　薄荷叶八分　川雅连五分　京赤芍二钱　京元参三钱　生石膏八钱　生甘草八分　连翘壳三钱　鲜竹叶三十张　茅芦根各一两　金汁一两，冲服

如痰多加竹沥一两冲服，珠黄散每日服二分。

加减滋阴清肺汤（自订）

专治疫喉、白喉，内外腐烂，身热苔黄，或舌质红绛，不可发表之证。

鲜生地六钱　细木通八分　薄荷叶八分　金银花三钱　京元参三钱　川雅连五分　冬桑叶三钱　连翘壳三钱　鲜石斛四钱　甘中黄八分　大贝母三钱　鲜竹叶三十张　活芦根一两，去节

如便闭，加生川军三钱，开水泡，绞汁冲服。

败毒汤（自订）

专治痧麻未曾透，项颈结成痧毒，肿硬疼痛，身热无汗之证。

荆芥穗钱半　薄荷叶一钱　连翘壳三钱　生蒲黄三钱　熟石膏四钱　炒牛蒡二钱　象贝母三钱　益母草三钱　生甘草六分　京赤芍三钱　炙僵蚕三钱　板蓝根钱半

如大便泄泻，去牛蒡、石膏，加葛根、黄芩、黄连。此肺胃疫毒，邪热移于大肠也。如初病泄泻，可仿喻氏逆流挽舟之法，荆防败毒加减；如挟食滞，可加楂、曲之类，亦不可执一而论。

加减竹叶石膏汤（自订）

专治痧麻之后，有汗身热不退，口干欲饮，或咽痛蒂坠，咳嗽痰多等证。

青竹叶三十张　桑叶皮各钱半　金银花三钱　鲜苇茎一两，去节　熟石膏三钱　光杏仁三钱　连翘壳三钱　白萝卜汁一两　生甘草六分　象贝母三钱　冬瓜子四钱

吹 药

玉钥匙　治一切喉症肿痛白腐，将此药吹之，能退炎消肿，唯阴虚白喉忌用。

西瓜霜五钱　西月石五钱　飞朱砂六分　僵蚕五分　冰片五分

研极细末。

金不换 功效较玉钥匙尤胜。治疫喉，生肌长肉。方如下。

玉钥匙料加 人中白三钱 青黛三钱 西黄三钱 珠粉三钱

加味珠黄散 治喉症立能消肿止疼，化毒生肌。

珠粉七分 西黄五分 琥珀七分 西瓜霜一钱

锡类散 治一切喉痧、喉疳，腐烂作痛，痰涎甚多，渴饮难下。此散吹入，能豁痰开肺，去腐生新。

象牙屑四分 壁钱三十个 西黄七厘 冰片五厘 青黛七分 人指甲七厘 珠粉四分

以上吹药，研细末，贮瓶，勿令出气。

外贴异功散 治喉症肿痛，用太乙膏上药少许，贴人迎穴，半日起泡，即揭去。

斑蝥四钱 血竭六分 乳香六分 没药六分 全蝎六分 元参六分 麝香三分 冰片三分

斑蝥去头、翅、足，用糯米拌炒，以米色微黄为度。除血竭外，合诸药共研细末，另研血竭，拌匀，瓷瓶收贮，勿令出气。

痧毒敷药

三黄二香散 清火解毒。用菜油调敷。

大黄二两 蒲黄一两 雄黄二钱 麝香三分 冰片三分

冲和膏 消肿止痛。用陈醋、白蜜调，炖温敷。

紫荆皮五两 独活三两 白芷三两 赤芍二两 石菖蒲两半

紫金锭（即玉枢丹） 消肿解毒。用陈酒磨敷。

山慈菇二两 川文蛤即五倍子，捶破洗刮内桴，二两 红大戟一两 当门子三钱 千金子二两

验　案

一、**陈右**　年三十余岁，住紫金桥。患喉痧六天，痧布隐隐，壮热，汗泄不多，口渴，咽喉腐烂，汤饮难进。数医不效，举室彷徨，邀余诊治。诊其脉洪数，视舌色前半红绛，中后薄腻而黄。余曰：此温疫之邪化热，半以入营伤津，半以蕴蒸气分。拟清营解毒、清气达邪之剂，犀角地黄汤合竹叶石膏汤，加荆芥、薄荷，复方治之，数剂而愈。

二、**王左**　年二十岁，本丹阳人，客居沪上。患烂喉痧痧甚重，痧疹虽布，壮热不退，烦躁不寐，汤饮难咽。且是新婚之后，阴液早伤，疫火充斥。合家老幼焦灼万分，延余诊治，病已七天。诊脉弦洪而数，舌红绛起刺。余曰：此温疫之邪化火入营，伤阴劫津，内风欲动，势将痰涌气喘，危在旦夕间矣。随用犀角地黄汤合竹叶石膏汤，加陈金汁、竹沥、珠黄散等药，数日而痊。

三、**夏童**　扬州人，居美租界陈大弄。患时疫喉痧五天，痧疹虽已密布，独头面鼻部俱无，俗云"白鼻痧"，最为凶险。曾经服过疏解药数帖，壮热如焚，烦躁谵语，起坐狂妄，如见鬼状。彼家以为有祟为患。余诊其脉实大而数，舌红唇焦，咽喉外内关均已腐烂，滴水难咽。余曰：此疫疠之邪化火，阳明腑热，熏蒸心包，逼乱神明，非鬼祟也。虽头面鼻部不见痧显，非升麻、葛根可治。随用犀角地黄汤合白虎汤，加硝、黄之品，一面生津清营，一面釜底抽薪。服后过数时，得大便，即能安睡，次日去硝、黄，照原方加金汁、竹沥、珠黄散，服数剂即热退神清，咽喉腐烂亦去，不数日而告痊矣。

四、**顾左**　年三十余岁，在沪南开设水果行。患喉痧七天，寒热无汗，痧麻布而隐约，咽喉肿痛，牙关拘紧，甚则梦语[1]如谵。诊其脉郁数不扬，视舌色薄腻而黄。余曰：此疫邪将欲内陷失表之症也。急进麻杏石甘汤，得畅汗，痧麻满布，热解神清，咽喉肿红亦退，数日而安。

五、**李右**　年四十余岁，南京人，住沪城老北门内。因侍他人之喉痧而随传染。发热五六天，痧麻布而不匀，咽喉肿痛，牙关拘紧。前数医意谓此妇素体阴亏，仅用

---

〔1〕梦语：原倒，据《孟河丁氏医案》八卷附《喉痧症治概要》1931年文明书局铅印本乙转。

元参、薄荷、桑、丹、茅芦根等，方药平淡，而咽关肿闭益甚，喉中痰声辘辘，滴水难下，殊属危急。余诊其脉，郁数不扬，舌不出关，苔薄腻黄。问其便，数日不行。余曰：此温疫之邪，为外寒所束，痰热交阻膈中，壅塞肺胃之间，危在旦夕。随投透痧解毒汤，加六神丸、凉膈散、竹沥、白莱菔汁等，解其表邪，通其腑气，一日两剂，服后得汗与便。外以香菜煎水，揩其肌肤，以去外束之寒。次日痧布，喉关渐开，数日而愈。

六、王右　喉痧一候，痧麻渐布，咽喉肿痛白腐，身热。口舌前半淡红，中后腻黄，脉濡数而滑，胸闷泛恶，烦躁懊侬。阅前方辛凉清解，尚属平稳，不过方中有元参、茅芦根等。据述服后胸闷泛恶，烦躁懊侬，更甚于前，颇觉难以名状。余曰：此痧麻未曾透足，疫疠之邪郁遏肺胃，不得宣泄于外，痰滞交阻中焦，浊垢不得下达之故。仍用透痧解邪，加涤痰导滞之品，如枳实、竹茹、玉枢丹。服二剂，始得痧点透至足心，呕恶烦躁随定，热退，喉腐亦渐渐脱去而愈。但元参、茅芦根小小寒凉，不可早用，若大寒、大凉之剂，可不慎之又慎乎？

七、叶女　住白克路。白喉四天，咽喉左右两关烂腐，蒂丁亦去其半，身热不壮。舌质淡红，中后薄黄，脉象濡数。四日之中，粒米未入。余曰：此疫疠之邪熏蒸肺胃，心肝之火内炽，用滋阴清肺汤，加川连、通草一剂，咽喉腐烂渐脱，反觉焮痛。余曰：此腐烂虽去，新肉未生，故焮痛也。仍用原方，加花粉、鲜石斛，因未大便，加生川军三钱，开水泡，绞汁冲服，得大便甚畅，胃热下行，白喉随愈。肺与大肠为表里，腑热下达，肺火亦从下降矣。

八、叶右　白喉六天，住澄衷学校。身热甚壮，咽喉腐烂，汤饮难进，烦闷口渴。连进辛凉清解，毫无应效。意谓此妇因侍其夫喉痧而得此疾，深恐其亦出痧麻，未敢骤用滋阴清降。讵[1]知发热更甚，烦躁不安，起坐如狂，甚则谵语妄言，咽喉满腐，蒂丁去其大半，舌灰黄，唇焦，脉洪数有力。一派炎炎之势，有痉厥之象。遂投大剂犀角地黄汤，合竹叶石膏汤。一日夜进四剂，即热退神清，咽喉腐烂亦脱，三四日即愈。此疫疠之邪，由口鼻而直入肺胃，疫邪化火，由气入营，伤津劫液，内风欲动，危险之至，得庆更生，亦可谓幸矣。可见有痧麻而喉不腐者，有之；有喉腐

---

〔1〕讵：原作"渠"，据《孟河丁氏医案》八卷附《喉痧症治概要》1931年文明书局铅印本改。

而不出痧麻者，亦有之矣。

九、傅左　住塘山路，年廿余岁。患喉痧八天，壮热无汗，微有畏寒，痧麻隐约，布而不显，面色紫暗，咽喉肿腐，滴水难咽，烦躁泛恶，日夜不安。傅氏数房，仅此一子，老母少妻，哭泣求救。余曰：症虽凶险，正气未败，尚可挽回。诊其脉郁数不扬，舌苔腻黄。阅前服之方，竟是滋阴清肺汤等类，随投透痧解毒汤加枳实、竹茹，一日夜服两剂，兼刺少商出血，开闭泄火。服药后，即得畅汗，痧麻渐布，面色转红，咽喉肿腐亦减。连进数剂，三四日即愈。喉痧之症，有汗则生，验之信然。

十、刘右　年廿余，美界靶子路。患喉痧四天，痧麻虽布，麻色紫暗，发热烦躁，梦语如谵，咽喉肿腐，不能咽饮。适值经临之际，前医以其热壮神糊，早投清凉，鲜生地、鲜石斛、茅芦根等。据述即腹中绞痛，少腹结块，大便溏泄，壮热即衰，痧点即隐，谵语撮空，牙关拘紧，痰多气粗。邀余往诊，其脉空数无神，亦不能视其舌色。余曰：此温疫之邪，已陷入三阴，血凝毒滞，残阳欲绝，无药可救。果于是晚而殁。早投寒凉，百无一生；过用疏散，尚可挽回，益信然也。

十一、周童　住中法学堂后面。患喉痧八天，痧虽布而未透足，热势不退，喉关肿腐，颈项左右肿硬疼痛，欲成痧毒，加之泄泻，苔黄，脉滑数，颇有内陷之象，拟葛根黄芩黄连汤。服后即得汗，热减，泄泻即止，而痧毒肿硬益甚，喉关肿腐不脱，汤饮难进。用败毒汤去牛蒡加元参，并外敷药，痧毒即消，咽喉肿腐亦去，数日而安。

余行道数十年，诊治烂喉痧麻之症，不下万余人，只仅录十数案于上，汗、清、下三法，皆在其中。《内经》云：知其要者，一言而终，不知其要者，流散无穷，信不诬也。

录慈溪邵琴夫先生
"喉痧有烂喉白喉之异论"

喉痧一证，皆因温疫之气，由口鼻吸入，直犯肺胃，流行经络，蕴而为患，上窜肺系（喉名肺系）则肿痛（外治异功散、外治蒜泥拔毒散，烂喉、白喉皆可按法施治），外达皮肤为痧疹。而医者治法，或从宣解"宣"字宜易"透"字。甘仁志，或从降化，往往有效有不效，虚实之间，不可不早辨也。试先就烂喉论之。其证多发于冬春之间，良由冬不藏阳，无冰少雪，温邪为寒所束，初起形寒头疼，胸闷鼻塞，喷嚏咳嗽，发热泛恶，脉来濡细，或现浮洪，浑身酸痛（火为寒郁，邪热由气分而达血分），咽喉赤肿（或旁见白点亦见之），宜乘势表散，取火郁发之之义。其有颈之两旁，肿出如瓮者，即俗所谓"喉痧袋"是也，宜加解毒退肿之品（僵蚕、赤芍、射干、马勃、生草、贝母、樱桃核、青棉[1]纱线，外用冲和赶毒散，方见外科，研末。用桂枝一钱，附子七分，煎水，入陈酒调涂其上，以手巾围裹。如嫌干燥作痛，可入蜂蜜同调即润），其有颜若渥丹，痧不出肌者，乃风寒外束，皮毛密闭也。亦有余处皆见，面部独否者，即俗呼为"白面痧"、"白鼻痧"也（阳气从上，头面愈多者吉），总宜发散开达，再加发表透邪之剂（西河柳、鲜芫荽、紫背萍，或煎汤熨之[2]，闷痧可用），俟其汗畅（是证有汗则生，无汗则死），痧透（粒细而红，密布无间），邪从外泄，胸闷渐舒，喉痛即轻。倘执《内经》诸痛属火，红肿为热，而用苦寒抑遏（清火适以动火），或佐辛凉疏散，以为双解之法，必致痧不透达，喉即腐烂，悬痈白腐，壮热呓语，肌肤无汗，齿鼻流血，舌缩唇焦，气促痰升，音哑口噤，惊痫泄泻，发痉发厥，邪从内窜，命归泉路。至于白喉，乃阴虚之体，适值燥气流行（阴被热灼），或多食辛辣，过食煎炒，热伏于胃（阳明有余，少阴不足），胃

---

〔1〕棉：原作"线"，据《孟河丁氏医案》八卷附《喉痧症治概要》1931年文明书局铅印本改。

〔2〕鲜芫荽、紫背萍，或煎汤熨之：原作"雄猪粪、紫背浮萍或麻黄、雄粪"，据《孟河丁氏医案》八卷附《喉痧症治概要》1931年文明书局铅印本改。

失降令，上逼于肺（肺之灼由于胃之蒸）。初起脉象浮紧（肺气虚损未形），发热（郁勃之火，全集肺胃），恶寒（火极似水），头疼背胀，神疲骨楚，喉中或极痛，或微痛，或不痛，而觉介介如哽状（此时热毒内盛，气化不宣）。有随发而白随现者，有至二三日而始现者（此证喉中一白，寒热自除），或白点、白条、白块，渐至满喉皆白如粉皮样者（乃肺虚见本象也）。此症多见于小儿，想雏年纯阳，阴气未足，肺更娇嫩也。且格外强躁，不令细视者，以心肺相通，肺热炽甚，心气不宁也。治法宜以滋清为主。若见胸脘胀闷者，佐以扫除其中；溲便闭塞者，佐以开导其下（客岁杨士章夫人患喉症，误表增剧，投以养阴清肺汤而痊，于此可见一斑。邵彭寿母甲午秋患喉症，投大承气汤而愈，此釜底抽薪法也），则或发痧疹（邪从外泄），或便黏痰（邪从下泄），可冀霍然。昧者妄投辛散，犹天气旱亢，非雨不润，扇之以风，则燥更甚，迫肺阴告竭，肾水亦涸，遂令鼻塞音哑，痰壅气喘，咽干无涎，白块自落，鼻孔流血，面唇皆青，恶候叠见，难为力矣。是故犹是风热（烂喉、白喉，总名喉痧），有因风而热者，风散则火自熄（烂喉所以宜外解也）；有因热而生风者，热退则风自灭（白喉[1]所以宜内清也）。古人治法，一则曰升阳散火，一则曰滋阴降火，岂两端其说，以生后人疑窦哉。外因、内因，不容混也。

琴夫茂才，邵大年先生之孙，痧痘圣手也，悉心医学，无微不至，在沪时常与余讨论，良深佩服。今读白喉、烂喉论，分析应表、忌表各治法，实为当世良医，洵为后起之秀。沪地人烟稠密，蕴郁之气必甚，非比北地亢燥之气，故患烂喉多而白喉少，若将白喉之方以治烂喉，贻害匪浅。至于果患白喉，理应清润，临诊亦不可不察耳。倘邵君在沪，定能挽回陋习，沪地人命，决不遭如此大劫也。

沪滨聋道人张骧云评

琴夫先生论喉痧应表，有汗则生，白喉忌表，误表则危之说，确切病情，洵医家不易良箴。余读其论，如见其人，诚儿科中之妙手也。谨录之，为后学之津梁。

孟河思补山房丁甘仁识

---

〔1〕喉：原作"烂"，据《孟河丁氏医案》八卷附《喉痧症治概要》1931年文明书局铅印本改。

录元和金保三先生《烂喉痧痧辑要》说

烂喉痧痧，至危之症也。寒暖非时，染成厉毒，一乡传染相同，即是天行之瘟疫也。与寻常咽喉，通行痧疹，俱迥然不同。 道光丙戌、己酉两年，吴下大盛，余亲友患者甚众。医者不能深察，杂用寒凉，目击死亡者夥矣。良由冬不藏阳，无冰少雪，温邪为寒所束，若乘势表散，邪从畅汗者得生，否则无有不殒命者。予亦患此症，赖陈君莘田，重为表汗，始得痧透而痊，由是潜究喉科痧症诸书，颇自致疑。后得《经验阐解》一编，不著撰人姓氏，寥寥数页，要言不烦，痧痧治法，另辟一途，足补喉科之未备。余于此症，固已深知灼见矣。因考古证今，删增《阐解》原文，备采要法，著为此编，非逞臆说也。实以阅历有年，方知此症，重在发表，不在治喉。其喉科自有全书，毋庸夹杂，若乃此症，四时皆有，随时活变，总之畅汗为第一义也。

叶天士先生烂喉痧医案

雍正癸丑年间以来，有烂喉痧一症，发于冬春之际，不分老幼，遍相传染。发则壮热烦渴，痧密肌红，宛如锦纹，咽喉疼痛肿烂，一团火热内炽。医家见其火热甚也，投以犀、羚、芩、连、栀、膏之类，辄至隐伏昏闭，或喉烂废食，延挨不治。或便泻内陷，转眼凶危，医者束手，病家委之于命。孰知初起之时，频进解肌散表，温毒外达，多有生者。《内经》所谓微者逆之，甚者从之。火热之甚，寒凉强遏，多致不救，良可慨也。

喉痧应表，如不透表，必致变端。读此案可知，凡遇烂喉痧痧，以得畅汗为第壹要义。

甘仁识

录《烂喉痧证经验阐解》

近年喉痧一症，日甚一日，且多殒命者，其故何也？只缘舍本求末，重于咽喉，忽于痧子，早进寒凉，遏伏厉邪之故耳。盖天有六气，俱能生杀万物，凡疾风暴雨，酷暑严寒，四时不正之气，即为厉气，人若感之，便能为害。迩年天道南行，冬不藏阳，每多温暖，及至春令，反有暴寒折伏，皆为非时不正之厉气，感触者蕴酿成病，所以其症发必一方，长幼男女相似，互为传染，与疠疫同。禀气旺者，虽感重邪，其发亦轻；禀气弱者，即感微邪，其发亦重。夫人肺主一身之气，肺主皮毛，脾主肌肉，肺开窍于喉鼻，鼻气通于天气，受邪之时，从口鼻而入于肺脾，而出于肌表。当厉毒发作之时，热淫之气，浮越于肺之经隧，所以必现咽喉肿痛、鼻塞喷嚏、咳嗽、胸闷呕恶、浑身酸痛等形，此非厉邪痧子为本，咽喉咳嗽等形为末乎？今医不究其受病之因，乃执《内经》诸痛属火，红肿为热，急进寒凉，甚至用犀、羚、石膏、金汁、黄连等味，稍兼辛凉表散，以为双解之法。体质强旺者，幸藉元气充足，或以敌邪致愈；禀单弱者，即变音哑喉腐，气促腹泻，齿鼻流血，舌缩唇焦，肤干无汗，发厥口噤种种险候。医家见之，犹曰病重药轻，更以寒凉倍进，必致痧毒内陷，燔灼愈腾，喉闭痰升，命归泉路。要知头面红肿焮赤，正痧毒外达之势，当此之时，须进表散开达之剂，寒凉清腻等药一味不可兼杂，使其痧从汗透，则其毒自然不留，其毒既泄，咽喉岂有不愈。所以先贤诸败毒散中，皆用表散，亦同此意命名也。余非业医者，因从前子母惨遭其害，爰是潜心医学，研究岁运司天，数年以来，稍悟一斑。凡有亲友患此症者，商治于余，皆以表散开达为主，直待痧回肿退，鼻有清涕，遍身作瘰脱皮，方进凉血清解之味，靡不应手速效。近见苏杭此症盛行，殒命者不少，予仰体上苍好生之德，敢将一得管见，布告四方，并非立异忌能，炫玉求售，唯冀医林高士，药业仁人，鉴余微忱，勿加讪詈，则患者幸甚，余亦幸甚。

此论透达，佚其姓字，诚高尚士也。所论痖痧发表清解等法，头头是道[1]，于此症经验宏富，已见一斑。沪上有某医，以喉科著名，遇喉症，无论喉痧、白喉，概

---

〔1〕等法，头头是道：原作"等是，法头头道"，倒，据《孟河丁氏医案》八卷附《喉痧症治概要》1931年文明书局铅印本改。

以银翘、金锁匙、挂金灯等品混统治之，更加石斛、沙参，吾不知其依据何法，若见此论，问心能无愧乎？

甘仁识

论　症

凡形寒壮热，咽喉肿痛，头痛，咳嗽胸闷，鼻塞呕恶，两目汪汪，手足指冷，脉来濡数，或现浮数，此即厉邪痧症。需进后方荆防葛根汤两三剂，俟其汗畅，痧点透至足心，舌有杨梅刺，方进辛凉清解之味。总之，痧慎于始，若有一毫胸闷未清，便是痧症未透，不可早进寒凉遏伏，以致不治。

凡痧症欲出未出之时，宜早为发散，以解其毒，则无余患。若不预解，使之尽出，或早投寒凉遏伏，多致毒蓄于中，或为壮热，日久枯瘁，或为惊痫，或为泻痢，或为腐烂，咳血，喘促，或作浮肿疳蚀而死。此虽一时戾气之染，然未有不由于人事之未尽也。

凡痧疹逡巡不出者，乃风寒外束，皮肤闭密也。宜荆防葛根汤主之，外用芫荽酒、苎麻蘸酒揩[1]之。恐露体冒风，亦可不必用。

咽喉如有肿痛腐烂者，宜用[2]玉钥匙散频频吹之。

凡形寒发热，面若装朱，痧不出肌，即现上吐下泻，腹痛如绞，甚至发厥口噤，目闭神昏，此乃内挟湿滞痧秽，外感戾毒，暴寒折伏，表里为病，阴阳不通，最属危候。每至朝发夕死，不能过两三日者。若投寒凉清解，有如操刀，急进藿香正气散，加煨葛根、牛蒡子、蝉衣、焦曲等味，一两剂，得畅汗，吐泻厥止痛停。痧得焮赤，扶过三日，庶无妨碍。但此症吐泻之后，津液大伤，必然发渴思冷，切勿与吞冷水、甘蔗、水梨一切寒凉之物，切忌，切忌。

凡热邪壅于肺，逆传于胞络，痧疹不得出，或已出而复没者，乃风寒所遏而然，若不早治，毒必内攻，以致喘急音哑而死。急用升麻葛根汤加荆芥、牛蒡子、桔梗、蝉蜕、樱桃核、浮萍草、枇杷叶等煎服，外用芫荽酒、苎麻蘸酒揩之。痧症复出，喘

---

〔1〕揩：原作"运"，据《孟河丁氏医案》八卷附《喉痧症治概要》1931年文明书局铅印本改。

〔2〕用：原作"合"，据《孟河丁氏医案》八卷附《喉痧症治概要》1931年文明书局铅印本改。

定，乃可无虞。倘体质单弱者，不能透达，需用透邪煎，或柴归饮发之。如进二汤，仍不焮赤者，急进托里举癍汤。

凡痧疹只怕不能出，若出得畅尽，其毒便解。故治痧疹者，贵慎于始。发热之时，当察时令寒热，酌而治之。倘时令严寒，即桂枝葛根汤或麻黄汤，俱可用，勿拘辛温迟疑。二汤内俱加入牛蒡子、蝉衣、桔梗发之。如果热火充炽，稍加生石膏三四钱亦可。倘时令平和，以荆防葛根汤加浮萍草发之，务使发得透畅，莫使其丝毫逗留，以致生变幻缠绵。痧后切忌大荤[1]海鲜、酸咸涩辣之物，以杜后患。切嘱。

论症[2]续要

凡服表散之剂，必得汗致足心，痧疹透，咽痛止，胸闷舒，方无余邪。若有痧汗少，或痧现即隐，症势最险。或痧后重感风邪，或食新鲜发物，必有余毒为患，俗称"痧尾"是也，痧膨、痧癫、痧痨，内外诸证百出，慎之。

凡服事之人，最为要紧，必须老成可靠者，终日终夜不得倦怠，人不可脱离，以被紧盖，出汗后，不可使露，致汗不畅。若任性贪凉，虽方药中病，亦难奏效。盖痧邪当发出之时，病人每闷不可耐，稍一反侧于被内，使露以为适意，痧点即隐，毒从内陷，适意乃速死之道也。

凡痧多属于肺，阳气从上，头面愈多者为吉。若余处见而面部不见者，名曰"白面痧"、"白鼻痧"，症最重，必多用升发之剂。 至于痦多属于脾，隐在皮肤之间，或成块如云头而突，多起于手足身背之上，发则多痒，或麻木，是兼湿痰之故，药宜佐以渗湿祛痰。有先见痦后见痧，亦有痦而不痧，痧而不痦，亦有喉腐不见痦痧者，表汗则一也。

凡喉痧由来已久，《纲目》云：天行喉痧，一乡相似，属运气之邪火，或寒药下之，酸药点之，郁其邪于内，不得出也。《正传》云：火性急速，发必暴悍，必以从治之法，甘、桔、荆、 防，加以温药为导，徐徐频与，不可顿服，切不可骤用寒凉

---

〔1〕荤：原作"晕"，据《孟河丁氏医案》八卷附《喉痧症治概要》1931年文明书局铅印本改。

〔2〕症：原作"正"，据《孟河丁氏医案》八卷附《喉痧症治概要》1931年文明书局铅印本改。

之药。缪仲淳曰：痧疹[1]不宜依症施治，唯当治肺，使痧疹发出，则了无余蕴矣。

凡神昏谵语，惟当透肺邪，不宜用寒凉，即使痧回脱皮，舌红唇燥，余火炽盛，只须轻清泄肺为主。是集后方药中所不载者，明眼人当深知意。

凡咽喉闭，毒气归心，胸前肿满，气烦促，下部洞泄不止者，死。若初起咽腐，呕吐清水，神昏谵语，目光上窜，脉涩伏，痰声如锯者，不治。又三四日内，津涸舌光，唇齿焦黑，鼻煽口张，目无神者，亦不治。

此以上所论，专为治瘄痧烂喉之症，凡遇白喉，一味不可用也。临证之际，须细辨之。

要方备查

荆防葛根汤

葛根一钱或一钱半　牛蒡子三钱　桔梗钱半　荆芥钱半　枳壳一钱　杏仁去皮尖，三钱，便溏者勿研　生甘草四分　土贝三钱，去心，研　炒防风钱半

加浮萍草三钱，防风、荆芥不炒亦可。

升麻葛根汤痧点隐隐不透者用之。

升麻五分　葛根钱半　赤芍钱半　荆芥钱半　牛蒡三钱　桔梗钱半　蝉衣一钱　樱桃核三钱　浮萍草二钱　生甘草四分

托里举瘢汤

升麻一钱，见点后不可用　柴胡五分　归身五分，泻者勿用　赤芍一钱，酒炒　浮萍三钱　水炙甘草五分

原方白芷一钱，制山甲一钱，当酌用之。

蝉衣、牛蒡、荆芥、象贝，随症可加。惟便溏泄者，去牛蒡为是。

透邪煎柴归饮与此相同，加柴胡。

防风　荆芥　升麻　炙草　蝉衣　牛蒡　归身　赤芍

藿香正气散茅术、厚朴，湿重舌白腻者用。

---

[1]痧疹：原作"痧症"，据《孟河丁氏医案》八卷附《喉痧症治概要》1931年文明书局铅印本改。

苏叶　藿梗　桔梗　陈皮　制茅术　厚朴　生甘草　牛蒡　茯苓　焦神曲　半夏曲　煨葛根

申字漱喉散

元明粉七两　雄黄三钱

上研细末，用二三钱，调入萝卜汁炖温一大碗，以毛笔蘸汁洗扫之，或漱喉，吐去老痰。如有杜牛膝打汁调和，更妙，但不可多咽，防作泻。

辰字探吐方

治牙关紧闭，吐药之最灵者。

真胆矾三钱，即石胆也。冬月用青鱼胆拌，阴干，研极细末，水调送下。此药入口，无有不呕者，一切喉肿乳蛾，吐出顽痰立松。如无青鱼胆制者，亦可用。

一字散

猪牙皂角七钱　雄黄二钱　生矾　藜芦各一钱　蝎尾七枚

上为末，吹少许入鼻，即吐痰。皂角捣烂，一味，醋调入喉四五匙，亦吐。

刺法

少商穴在大指内侧之端，去甲壳如韭菜许，左右同，以针刺出血，治喉闭。

委中穴在膝盖对后交界缝中，治同之。

急治法

凡喉症初起，一日内，头顶有红点一粒，急将银针挑破，挤出毒血，用姜水蘸桐油擦之，若过一周时，此点即隐。

跋

  吾乡多医家，利济之功，亘大江南北，世称孟河医派，犹古文有桐城、阳湖，绘事之传南宗、北宗，猗欤盛矣。先伯松溪公，学医于费晋卿前辈，得其传，惜享年不永，未展所抱。先严学医于圩塘马绍成先生，又从马培之先生游，内得先伯切磋，复私淑费、巢诸大家，博学广探，术益精深。视诊沪上垂四十年，活人无算，其生平事迹，妇孺亦乐道之，姑毋赘述。惟先严著作，如《药性辑要》、《脉学辑要》已刊行有年，兹刻先严《喉痧症治概要》，校雠既竟，聊记梗概于篇末。盖喉以纳气，咽以纳食，喉气通于天，咽气通于地，咽喉俱闭，天地之气并塞，此咽喉症之所宜重视，而斯篇之出，为不容缓也。

民国十六年丁卯孟冬月　次男元彦仲英谨跋

疫痉家庭自疗集

◎ 民国·严苍山 撰

提　要

　　《疫痉家庭自疗集》，又名《脑膜炎家庭自疗集》，疫痉专著，全书 2 卷。严苍山（云）撰于 1932 年。

　　1929 年，上海流脑猖獗，死者枕藉。作者时任职于四明医院，以治疫、治痉之法，合而疗之，并以疫痉名之，据称疗效卓著，当时"凡患脑膜炎者，竞送四明医院，沪埠一隅，奉为脑膜炎之唯一救星"。此后三四年中，疫痉每年都有流行，作者有感于无治此疫之专书，一人之力总有限，遂总结自身临证经验心得，撰成该书。因作者著书意在通俗，辞句明浅，"以便人手一编，家家知所自卫也"，故名《疫痉家庭自疗集》。"至其仍以脑膜炎标称者，假社会之所熟闻，以破其惑"，故又名《脑膜炎家庭自疗集》。书共 5 编。前 2 篇为卷上，后 3 篇为卷下。卷上是本书的重点，第 1 编分痉病与脑膜炎、痉病之稽古、痉病之猖獗、痉病与疫气、疫痉之惨史、疫痉之原因、疫痉之症状 7 节，广采前贤论疫论痉之名言，上溯疫病、痉病之源，论述近今流行疫痉之病名、病因、病状等内容。第 2 编为治法，分概言、疫痉偏寒者治法、疫痉热重者治法、疫痉神昏者治法、疫痉独头痛者治法和疫痉善后治法 6 部分，附录严氏疫痉万灵散。作者自拟治法，"每言一症，必列一方，一方之后，有服法，有加减法，有方解"，新定治疗疫痉效方 10 首。卷下之第 3 编选方，选择与疫痉有关的古今方剂 79 首，编末附评雷紧散方。第 4 编为医案，记录作者 7 则详细的医案。第 5 编预防概言，录古今防疫名言。该书是第一部以"疫痉"命名的疫病学专著，内容丰富，遣方用药颇多创新，对于今天的中医临床仍有参考价值。

　　该书现存 1932 年上海家庭医学顾问社铅印本，藏于上海图书馆、上海中医药大学图书馆、苏州中医医院图书馆、镇江市图书馆。今即取该版本为底本进行校点。书后附有严苍山先生诊例及家庭医药顾问社的有关情况，因与全书内容无关，删去。1998 年上海中医药大学出版社出版了严世芸等人主编的《内科名家严苍山学术经验集》，书中收录了《疫痉家庭自疗集》除序言以外的内容。本次校点时参考了该书。

题　字[1]

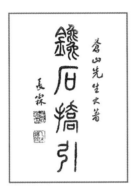

苍山先生大著　**镌石矫引**　长霖

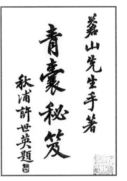

苍山先生手著　**青囊秘笈**　秋浦许世英题

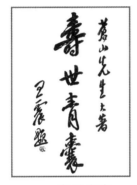

苍山先生大著　**寿世青囊**　王震题

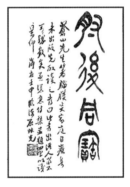

肘后同宝　苍山先生著《脑膜炎家庭自疗集》，未出版，先取读之，当曰：此书出，活人当不可胜数矣。亟怂恿付刊，并题四字，以识景仰。岁在壬申临海屈映光。

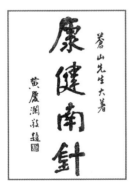

苍山先生大著　**康健南针**　黄庆澜敬题

---

〔1〕题字：原书之前有众多题字，今集中于此。

谢　序

仆老矣，不复能事笔墨，而门生故旧之以著述见示者，未尝不掀髯色喜也。严子苍山，卒业于中医专校，复从吾友丁甘仁先生游，时仆长专校，见其静穆冲远，好学不倦，许其有成，今果誉满医林矣。兹者持手著《脑膜炎家庭自疗集》请序。夫脑膜炎之名称，出自西医，而在中医，本谓之"痉病"，其治法与方药，中医且有独到之处，惜乎医界中，惑于流行传染之故，不能定其名，立其治，遂使社会人士，误为西医所擅长，中医无为焉，良可慨也。窃维世界潮流日变，人事日繁，疾病之发生，吾侪稽诸疾病史，尽多昔无而今有、似是而实非者，不为阐明，何以昭后？故东垣之制普济消毒饮，余师愚之制清瘟败毒饮，所以应一时之灾疢，垂千载以绳墨，非偶然也。苍山独能别具手眼，就目前之时疫，纂为专书，正其名曰"疫痉"，议论法则，胪列无遗，以视古人，殆无多让。至其仍以"脑膜炎"标称者，假社会之所熟闻，以破其惑，更见良工心苦焉。仆于垂老之年，获睹此书，曷胜欣快。爰书数语，以彰良著，而告吾党之识者。

中华民国二十一年六月　武进谢观利恒序

秦　序

年来时疫流行，西医以神昏头痛之属于脑，角弓反张之属于脊髓，于是因症立名，曰"脑膜炎、脊髓炎"，中医从而和之，亦曰"脑膜炎、脊髓炎"，不问究何因究何名也。余主任中医指导社，社友中有惶惑者，驰函垂询，余曰：传染之为疫，角弓反张之为痉，痉病不传染，传染者当称"疫痉"。又曰：天时不正，酝酿疫病，初挟风温，或风寒袭人，增进而化热，循脊而上入于脑，故始见外感形证，继见内热鸱张，或以纯属温邪者非。又曰：仲景治痉，以葛根汤、桂枝加瓜蒌汤为主方，疫痉不能外此。初期在于表，宜疏散，增进传于里，宜清降。惟其为疫，当参西昌逐解之法，爰立平疫解痉汤、疫痉解毒汤，散见《中医指导录》中，倦于笔墨，未能整理。会严子苍山，以手辑《脑膜炎家庭自疗集》索序，援古证今，所见颇多与余暗合。因慨然曰：万事不外乎理，疾病亦然。理之所至，有如道里，循理而行，其始或殊，其终归于一。事之嚣嚣然以脑膜炎为西医所发明，非中医所能治者，皆未深研其理耳。尤有进者，试检中西医学史，疾病之发生，每随时代而增变，古之所有，今反无之，古之所无，今反有之，不一而足。狭义以言，东垣之制普济消毒饮，师愚之制清瘟败毒饮；广义以言，金元诸家之或主泻火或主养阴，要皆应目前之恐慌，补古人之未备。然则今后潮流日异，人事日繁，疾病之变化，将与之而无涯，端赖好学之士，推陈出新，以资适应，脑膜炎倘仅嚆矢也。书此以质故人，愿共勉焉。

中华民国二十一年六月　　上海秦伯未序

蒋 序

病之突发也，必有其因，不明其因，而徒事纷扰，此天下之庸医也。病无论于今古，有古之所有，而今之所无者，有古之所无，而今之所有者，要在明察其因，始能识病。术无分乎中西，有中医所委为不治，而经西医治愈者，有西医所委为不治，而经中医治愈者，要在能愈其病，始为良工。如近数年来所流行之脑膜炎症，古无其病，西医所委为不治，而中医之有不明其因者，亦委为不治也。当病势猖獗之时，卫生行政当局，进行扑灭工作，不遗余力，卒亦无可奈何。而蔓延之广，几遍于大江南北。病者寒心，医者束手，横夭莫救，谈虎色变。岂果斯民之应罹浩劫也耶，抑亦未明其所以突发之因也软。宁海严子苍山，学问淹博，心思精细，时方主政于四明医院，目睹惨劫，怒焉忧怆，灵机默运，夙夜搜讨，由是彻悟病因，处方应变，果然著手成春。风声所播，凡患脑膜炎者，竞送四明医院。沪埠一隅，奉为脑膜炎之唯一救星。彼徒手纷扰者，宁非天下之庸医也耶。方是时也，不佞建议于神州医药总会，登报征求治疗方法，共计收到本外埠函件达千数百余件。约期公开讨论者经十数次，济济一堂，各逞辩论之锋，是时先生援引古今，根据经验，侃侃而谈，谠议卓识，咸为心折，斯诚研究医学之空前胜会也。讨论结果，以为斯症在中医名之曰"痉"，而其如徭役之传染则为"疫"，于是定其名为"疫痉"，并将审议结果及治疗要方，刊发于医界同志，以资参证。及乎次年，当斯疫症流行时期，在中医已有相当治疗，势亦就衰。固未尝非斯一会之微效，然究非全豹，中心时引以为憾。今者先生已将研究心得，及治疗经验，纂辑成书，书凡五编，首明其因，次溯其源，辨证以处治，选方以御变，附案以借镜，条理井然，诚为治脑膜炎之全豹也。其所以名为《疫痉家庭自疗集》者，则以先生从辞去院务后，创设家庭医药顾问社，以慈善之性质，拯人民于疾苦，入社者达数千户，一岁中经治就愈者，达数万人，盖徇其社员之请也。不佞以此书之出，不特救斯民于横夭，而余心中时引以为憾者，藉可从此释然矣。爰将所知梗概，弁诸简端，以告人之读是编者。

中华民国二十一年六月　蒋文芳序于沪上寄庐

许 序

　　壬申初夏，寇氛初销，莺歌未歇，迂道来海上，与老友严苍山，乱后重逢，把酒畅谈间，出其近辑《脑膜炎家庭自疗集》若干卷，嘱为之序。固辞不获，乃为之言曰：脑膜炎为 meningitis 之译名，现代中国之新医语也。在小儿为急慢惊风，在成人为痉病。仲景《金匮·痉病》篇云：痉病，身体强兀兀然，脉反沉者，瓜蒌桂枝汤主之。又云：无汗，小便反少，气上冲胸，口噤不得语，欲作刚痉，葛根汤主之。又云：痉病，胸满口噤，卧不着席，脚挛急，必齘齿，可与承气汤。脑膜炎之症，实滥觞于此，后贤迭有阐发，殆余师愚、王士雄辈，温疫、温热诸论出，治法始厘然可观。其病性之急者，突然恶寒、发热、头痛、眩晕、痉挛、呕吐，其次神昏；性之慢者，小儿多啼哭，吐乳，泄泻，时发热，痉挛，渐陷于昏睡状态；间有愈而发痴呆、音哑、跛行等后遗症。西医之治疗斯症也，不外耳后贴水蛭，内服规宁及碘化钾，如急性诸症而减退，再用滋养及强壮各剂。项部而强直，反复发作，用溴素加里，或沃度加里；昏睡衰弱，用樟脑橄榄油注射；谵语甚者，注射盐酸吗啡。所谓科学的西医，其伎俩果尽于此耶。今苍山取世界之旧病名，就其诊察之新经验，纂辑成书，文简法便，利于家庭之需要，人人所易知易行。我知所谓新医者，必将群起而掊击，必将反宣传于社会也。殊不知医学为应用科学之一，谓其驱策多数普通科学，以解决实际上特殊问题者。其有崇尚事实，不杂私意，审慎结论，不自是与怀疑，力求明晰，无隐晦与模棱，着意于事物相互间之关系，态度之正大如苍山者，可以读其书矣。

　　　　　　　中华民国二十一年五月　吴江许半龙于分湖之权庑

杨 序

《礼》云：大道之行也，天下为公。而振古以来，医称小道。夫医学系乎民族之强弱，国运之盛衰，人口之增减，医岂小道也耶。吾于此篇，兴感慨而加识别焉。孟子以独善其身之谓"穷"，兼善天下之谓"达"。试比例之，则草泽铃医，成规固守，私家传授，秘不公开者，小道也；其验方效法，得心应手，笔之于书，公之天下者，大道也。苍山先生，行道沪渎，任四明医院常驻医士，多历年所，每遇疑难重症，辄能引经据典，酌古准今，悉心治疗，以是成绩特优，活人无算。民十八年，西医所谓"脑膜脊髓炎"之症，盛行海上，中医治其头痛，治其项强，西医抽水疗之，注射疗之，而成绩皆鲜。独先生朝于斯，夕于斯，进与病谋，退与心谋，服膺于《素问》遗篇"刺法论"所谓"五疫之至，皆相染易，无问大小，病状相似"，与夫《金匮·痉湿暍》篇所谓"身热足寒，颈项强急，胸满口噤，卧不着席"等条，遂以治疫、治痉之法，合而疗之，并以"疫痉"名之，果然病无遁情，效捷桴鼓。汪讱庵曰：触类旁通，可应无穷之变，其斯之谓欤。比年以来，此症累有发现，先生以术治之，靡不应手而瘥。初拟以其经验学识，汇集成书，公诸天下，资大道之演进，澌小道之訾謷，而先生犹虑医道难言，容未尽善，反足以滋误病家，贻讥侪辈，因而搁未完篇者，四更裘葛。今以治法历试而不爽，同仁敦促而有加，乃成是编，付诸梨枣。吾知此书一出，中医界对脑膜炎证，得有定名，不使彼西医之名称独步，而患此者，得人手一篇，知所治疗，不致任庸愚之药石妄投，减疫痉死亡之率，利济人群，垂立言不朽之功，嘉惠终古。其神益世道医林，固不亚于仲景之圣，而侔于明之之贤，与夫又可、香严、师愚、梦隐也耶。襄尝就四明医院随先生实习，知之较谂，序以弁之。

中华民国二十一年仲夏　杨宗凯序

叶 序

病有千变，治法亦有千变，此不待医而知之也。顾医者之所苦，不苦于不知法，而苦于不知病。南北方土之不同，四时气候之或乖，古今生活之各殊，凡此种种，皆足以造病变于无穷，苟非独具只眼，鉴别来因，则虽检遍方书，枉为刻舟求剑耳。喻西昌之言曰，先议病后议药，旨哉言乎。然非有上乘功夫者，亦乌足以语此。严子苍山，余之老友也，以颖慧之姿，而攻活人之术。

尊翁志韶先生，乃吾浙名医，家传衣钵，固自不凡。自来沪上，卒业中医专校后，即任四明医院诊务，凡六阅寒暑，成绩斐然，顾犹未足显其学也。己巳春，沪上一隅，忽有痉病之疫，势若燎原，不可响迩，一时医者，议论纷纭，莫衷一是。苍山勤求古训，静察天时，独识其为痉之兼乎疫者，以是投剂辄效，所全活者更仆难数。余尝阅其治验，累累盈帙，每为欣赏弗置，顾苍山犹以为容未尽然。时适兼掌教于中国医学院，钻研之余，得教学之相长，而其见乃益确，法亦愈精。近鉴于是症犹在各地猖獗未已，不敢自秘，特详述其病因、真相、证候、变化，上据经旨，旁及各家，推陈出新，明其方治，纂为《疫痉家庭自疗集》，公诸于世，诚仁人之用心也。窃尝论之痉之为病，不自今始，《灵》《素》《金匮》诸书发其端，中行鞠通诸氏析其类，言之亦既详矣。独以近年之痉涉及疫疠，而为流行之病，其势特暴，遂致群情惶骇，莫明真相。甚矣，知病之难也。兹集一出，吾知是症之凶焰，从可大杀矣。嗟乎！轩岐之学，阐发无穷，疾疠之机，与时俱长求，所知以辅所行，来日方长，明其道不计其功，昔贤所尚，故人之所期于良友者，讵仅此一编而已耶。

中华民国廿一年六月　宁海叶韵风序

自　序

时代之推移无尽，即病类之演化无涯，病类之演化无涯，斯医术之发明亦无止境。苟不加以致知格物之功，为之推陈出新，而欲执今之病，以求备于古法，盖亦难矣。吾华医药，肇自轩岐，至汉张仲景，悯其宗族沦亡于伤寒者，十居其七，始著《伤寒论》，为中医之圣。以后代有名贤，著书行世。元泰和中，大头瘟盛行，医工遍阅方书，无与对症者，妄下之，比比至死，医家不以为过，病家不以为非，岂不悲哉！迨李东垣制普济消毒饮，辄奏奇效。崇祯壬午，瘟疫盛行，吴又可著《瘟疫论》以发明之。迨有清一代，南方叶天士出，始知北方治伤寒之法，不能治南方之温病，乃著《外感温热论》，遂与仲景抗手千古。他如余师愚所制清瘟败毒散，亦为治瘟之良方。壬戌年，上海霍乱盛行，死亡枕藉，王孟英氏著《霍乱论》行世，遂为治霍乱之南针。观以上圣如仲景，贤如东垣、又可、天士、师愚、孟英辈，均能因地制宜，酌古准今，发明治法，以应病变。其功德在人，不亦伟哉。洎乎民国所发现时病，不外温病、痧、痘、疟、痢、霍乱等，无特异之病，此均有前人成法可遵，应付裕如。讵知十八年岁在己巳，沪埠一隅，忽有痉病之疫，西医谓之脑膜炎，为祸之烈，杀人之众，远胜历代所患之疫疠。继且蔓延各地，此传彼染，死亡相继，朝不保夕。且若下有种子者然，每届春令则盛行，至夏则渐杀。如去岁尤盛行于嘉兴、海宁，今岁尤盛行于南京、北平、龙山等处。每岁杀人，数不胜计，甚于洪水猛兽。长此以往，此患不除，吾民将无噍类矣。夫以西医科学之昌明，中医人材之济济，均经悉心研究，各本所能，或披露报章，或投登杂志，或印就分赠，其实心救世，诚有足多者。惟按诸事实，疫痉之流行，仍自若也。盖恐法有未周，理未尽然。当十八年猖獗之时，予适在四明医院，送院病人，大都疫痉病也，病室几无暇榻。予肩此重任，应付无方，日夜忧思。既无古法可循，又无成方足录，忽思古人所谓咸门阖户者之为疫，项背强急者之为痉，今痉而为疫，古今罕见。然研求何以酝酿成疫，何以拘急成痉，后遂豁然以悟。始知十七年冬及十八年春，异常燠暖，如三春天气，二三月间，反奇寒逼人，宛若严冬，时令失常，戾气洊臻，此为酿疫之源。人身阳气，至春发泄于外，肌表渐松，血虚阳旺之人，感之寒束于表，热郁于里，筋脉血虚则干燥，得寒则拳急，此为痉急之源。于是乃用祛寒、解疫、透热、养血之品为主体，随症加减，无不得心应手，全活甚众。当初本欲立说问世，继思医道难言，容未尽善，反足害人，故此书搁未完编。庸讵知迄今四年，无岁无之，我医界仍无善法足以消弭，亦无专书公之于世，而予积年经验，益觉予从前治法之不谬。爰不揣鄙陋，将此书增改考订，一再而三，至今今春始得成帙。意在通俗，辞句明浅，故名《疫痉家庭自疗集》，以便人手一编，家家知所自卫也。于戏余何人斯，岂敢比拟先哲，自炫发明，不过一得之愚，有关救世宏旨，未许藏拙，勉付梨枣。倘蒙海内明达，博雅君子，赐以教正，俾成完璧，是岂仆之幸，抑亦社会之幸也。

中华民国二十一年季春

宁海严云苍山识于上海蒲柏路家庭医药顾问社

凡　例

　　—　中医之痉病，即西医之脑膜炎也。此病甫发，报纸宣传，互相骇告，无不以"脑膜炎"称之，是以社会对于脑膜炎，已有深刻印象，几妇孺皆知，亦犹伤寒、惊风之普遍。若谓"痉病"，则反茫然不解。兹为通俗起见，书签定名为"脑膜炎"，内容一概称"痉病"，或为"疫痉"，吾人只求实际，名称不妨从权也。

　　—　是书共计五编，分上下两卷。第一编溯疫症、痉症之源，并采取前贤论疫、论痉之名言，与夫近今流行疫痉之原因。第二编仆自拟治法，每言一症，必列一方，一方之后，有服法，有加减法，有方解。第三编选方，与本病无关者不录。第四编医案，系仆选自平日所经验者。第五编预防，录古今防疫名言，参以己意。

　　—　疫痉发时，来势甚速，大有延医不及之概，是书为普通起见，故措辞立意，皆取明浅，纲举目张，一见了然，苟能人手一编，对于时疫痉病，其预防与治疗，可按图以索骥，区区之忱，阅者鉴诸。

　　—　是病古今所未闻，治法古今未所见，故鄙著多凭经验，却有根据，非谓全属杜撰也。然自知学无止境，以后如有心得，再行续编。

　　—　是书购阅者，以后按法施治，有效与否，及有所疑问，希随时赐教为幸。

目 录

疫痉家庭自疗集卷上

疫痉家庭自疗集卷下

疫痉家庭自疗集卷上

宁海严云苍山　　著

及门赖达五　徐亦仁　岑冠华　潘谋孙　同校

第一编　通论

一　痉病与脑膜炎

西医之脑膜炎，即中医之痉病也，痉病发为时疫，故本书简称"疫痉"。予对于西医，未下彻底功夫，岂敢贸加评骘，不过社会民众，经报纸宣传，皆知有脑膜炎，不知有痉病，所以本书篇首，对于脑膜炎之于痉病，不可不比较及之。

西医脑膜炎，又称脑脊髓膜炎。脊髓通于脑，西医谓有病菌，从喉鼻腔传染，以致脑脊髓膜发炎。炎者，热也。治之或注射血清，或在脊柱上抽水，或在后脑穿刺，此外别无他法，死亡率亦极可怕，大有应付无方之概。

然西医谓脑脊髓膜炎，与中医病理，有暗合处。中医谓脑为脊之海，在头谓之脑，在诸骨中谓之髓。人身有一条经脉，谓之督脉，起于肾中，下至胞室，乃下行络阴器，循二阴之间，至尻，贯脊，历腰俞，上脑交巅，入囟会，入鼻柱，终于人中，与任脉交。又有一条经脉，谓之足太阳膀胱经脉，起于目内眦，上额交巅，下脑后，挟脊抵腰，入络肾，下属膀胱，循髀外，下至踝，终足小趾。可知督脉与太阳经脉，皆行脊与脑。而西医治此病，亦着重脊与脑，适与符合。不过中医治此病，专以太阳经为主，太阳经与督脉并行，因太阳经病，而牵涉督脉，非督脉本经之病。督脉主阳，寒束太阳经，则督脉之阳气，无所发泄，故内热益壮，必要时清督脉之药，少佐一二味而已。

西医治此病，只知专治脊与脑，讵此病变化多端，一日与二日不同，表寒重与内热重不同，神清与神昏不同。其他随机应变，不胜枚举，岂如西医治法之简单乎。

二　痉病之稽古

黄帝《灵枢·经筋》篇：足太阳之筋病，脊反折，项筋急，肩不举，腋支缺盆中扭痛，不可左右摇。又云：足少阴之筋病，主痫瘛及痉。在外者不能俯，在内者不能仰。故阳病者，腰反折不能俯，阴病者不能仰。又云：经筋之病，寒则反折，筋急；热则筋弛纵不收，阴痿不用。阳急则反折，阴急则俯不伸。

《素问·至真要大论》：诸痉项强，皆属于湿；诸暴强直，皆属于风。又"骨空论"云：督脉为病，脊强反折。又赫曦之纪上羽，其病痉。《经》云：厥阴在泉，客胜则大关不利，内为痉强拘急。

张仲景《金匮要略·痉湿暍病脉证》篇：太阳病，发热无汗，反恶寒者，名曰"刚痉"。太阳病，发热汗出，而不恶寒者，名曰"柔痉"。又云：太阳病，发汗太多，因致痉。夫风病下之则痉，复发汗，必拘急。又云：病者身热足寒，颈项强急，恶寒，时头热，面赤，目赤，独头动摇，卒口噤，背反张者，痉病也。又云：太阳病，其证备，身体强，兀兀然，脉反沉迟，此为痉，瓜蒌桂枝汤主之。太阳病，无汗，而小便反少，气上冲胸，口噤不得语，欲作刚痉，葛根汤主之。又云：痉为病，胸满，口噤，卧不着席，脚挛急，必齘齿，可与大承气汤。又云：夫风病下之则痉，复发汗必拘急。又云：痉病有灸疮，难治。

《巢氏病源》：太阳中风，重感寒湿则成痉。

《医门法律》：六淫之邪，至于成痉，乃病证之最多、最深、最恶、最易感人者。

《景岳全书》：痉之为病，强直反张病也。其病在筋脉，筋脉拘急，所以反张；其病在血液，血液枯燥，所以筋挛。

《张氏医通》：痉止属太阳，而不及他经者，何也？盖痉必反张，其病在背。背之经络，惟太阳、督脉耳。言太阳，则督在其中矣。又云：痉症甚多，而人多不识，盖凡以暴病，而见反张、戴眼、口噤、拘急之类，皆痉病也。产后血去过多致痉。

《温病条辨》：有寒痉，有风温痉，有温热痉，有暑痉，有湿痉，有燥痉，有内伤饮食痉，有客忤痉，有本脏自病痉。

薛立斋云：足三阴痉，俱手足厥冷，筋脉俱急，汗出不止，项强脉沉，太阴则四肢不收，少阴则闭目合面，厥阴则头摇口噤。

王海藏云：发汗太多，因致痉，身热，足寒，项强，恶寒，头热面肿，目赤，头摇，口噤，背反张者，太阳痉也。若头低视下，手足牵引，肘膝相构，阳明痉也。若一目或左右斜视，并一足一手搐搦者，少阳痉也。

综观以上各家论说，对于痉病，至详且备，兹归纳之，可分为二十种，分别如下：

（1）太阳痉病兼阳明、兼厥阴、兼督脉、兼少阴。

（2）阳明痉病。

（3）少阳痉病。

（4）太阴痉病。

（5）少阴痉病。

（6）厥阴痉病。

（7）督脉为痉。

以上言三阳经、三阴经与督脉为痉，是言痉病经脉之界限也。

（8）伤寒为痉。

（9）风温为痉。

（10）湿热为痉。

（11）暑邪为痉。

（12）湿邪为痉。

（13）燥邪为痉。

以上言六淫外感之邪为痉。

（14）内伤饮食痉惟小儿有之。

（15）客忤痉惟小儿有之。

（16）本脏自病痉。

以上言内伤致痉。

（17）误汗致痉。

（18）误下致痉。

（19）误灸致痉。

以上言误治致痉。

（20）产后亡血过多致痉。

以上言内伤致痉，亦有挟外感致痉，此皆言致痉之原因也。

各种痉病，分言之，种类甚多，合言之，无非内伤外感。一言以蔽之曰：阴虚血少而已。如中风之有此者，必以年力衰残，阴之败也；产妇之有此者，必以去血过多，冲任竭也；疮家之有此者，必以血随脓出，荣气涸也；温热之有此者，灼伤筋络故也；小儿之有此者，或以风热伤阴，世遂谓"急惊"，或以汗泻亡阴，世遂谓"慢惊"。凡此之类，总属阴虚之症，盖精血不亏，则虽有邪干，亦断无筋脉拘急之理。故治此病，虽欲驱邪，亦必兼顾其血也。

三　痉病之猖獗

以上所述，乃痉病之源流，非所言今之痉病。稽之古籍，痉病不过杂病中之一种，偶或患之，初无令人注意。纵小儿虽多痉病，俗谓之"惊风"，亦不知痉病为何物。不料今之痉病，竟一变为极可怕、极普通之流行疫病耶。时序变更，世风不古，疫疠之邪，亦与日俱增，在疾病史中，又多一新纪录矣。

民国十七年，痉病渐有发现。予时任上海四明医院诊务，初见之，未足为奇。孰知至十八年春，愈闹愈凶，愈流愈广，非特吾医院中送进病人，什九皆属痉病，即全市沿门阖户，罹此致命者，不可胜数。甚且朝发夕死，或致灭门。以是人民相顾骇愕，谈虎色变，社会顿成杌陧不安之象。当时中医界神州医学会，登报征求全国名医贡献治法，并召集全沪医界，公开讨论，本外埠提案达千余件。西医界及卫生局，对此病称为"脑膜炎"，在报上日有发表，讨论对付方法。凡讲究卫生者，皆以纱罩笼嘴，以防传染。实则传染之道路，不仅在口，鼻孔中亦可传染也。后至四五六月，天气渐热，病亦渐灭。自此次猖獗之后，似乎下有种子者然。十九年春，亦复发现颇多。二十年春，仍见流行，沿沪杭路一带，如嘉善、海宁等处，今年则龙山、汤山、北平等处，猖獗之状，不亚前年之海上，或更彼甚于此。呜呼！吾民何辜，处今之世，天灾人祸，均相逼而来，其将何以聊生也。

四　痉病与疫气

今之痉病，与普通痉病不同，已如上述。沿门阖境，大小相同，亦可谓之疫气痉病，简称之即为"疫痉"。考诸史籍，将疫气之源流，胪列于下，藉资印证，卑决吾治痉之方针也。

《周礼·天官·疾医职》：疾医，掌养万民之疾病，四时皆有疠疾。夏官方相氏，帅百隶而时傩，以索室驱疫。

《礼记·月令》：季春行夏令，则民多疾疫；孟夏行秋令，则其民大疫。

《太公六韬》：人主好重赋役，大宫室，多台游，则民多病瘟也。

《吕氏春秋》：孟春行秋令，则民多疫疾；季春行夏令，则民多疾疫；仲夏行秋令，则草木零落，果实早成，民殃于疫。

《时令论》：反时令则有大疫，风咳鼽嚏，虚寒疥疠之疾。

《史记》：天官书氏，为天根主疫。

《汉书·顺帝纪》：上干和气，疫疠为灾。

《论衡》：春秋之时，败绩之军，死者蔽草，尸且万数；饥馑之岁，饿殍满道，温气疫疠，千门灭户。

《魏志·文帝纪》：黄初四年，宛许大疫，死者万数。

《魏文帝与吴质书》：昔年疾疫，亲故多罹其灾。

曹植曰：建安二十二年，疠气盛行。家家有僵尸之痛，室室有号泣之哀。或阖门而僵，或覆族而丧，或以为疫者，鬼神所作。夫罹此者，悉被褐茹藿之子，荆室蓬户之人耳。若夫殿处鼎食之家，重貂累褥之门，若是者鲜焉。此乃阴阳失位，寒暑错时，是故生疫，而愚民悬符压之，殊可笑也。

《吴志》：建兴二年四月，诸葛恪围新城，大疫，死者大半。

《晋书·国帝纪》：咸宁元年十一月，京都死者十万人。

《十三国春秋》：晋泰始五年，大疫。上命医以驲马小车驰救疗。

《南史·宋武帝纪》：六月都下疫疠，使巡省给医药。

《唐书·冯盎传》：天下初定，创夷未复，大兵之余，疫疠方作。

《宋史·仁宗纪》：至和元年，春正月壬申，散通天犀和药，以疗民疫。

《金史·李广嗣传》：天德间，岁大疫，广平尤甚，贫者往往阖门卧病，广嗣携药与米粉遗之，全活者众。

《元史》：至大元年春，绍兴、广元、台州，疫死者，二万六千余人。

《元耶律楚材列传》：材从太祖下灵武，诸将争取子女金帛，材独取遗书及大黄。既而士卒病疫，惟得大黄辄愈。

《明史》：永乐六年正月，江西建昌、抚州，福建建宁、邵武，自去年至是日，疫死者七万八千四百余人。八年登州、宁海诸州县，自正月至六月，疫死者六千余人。邵武比岁大疫，至是年冬，死绝者二千户。

崇祯十六年，京师大疫，自二月至九月。

《叶拙斋笔记》：蜀遭献忠之乱，后瘟疫流行，有大头瘟，头发肿赤，大几如斗。又有马眼瘟，双眸黄大，森然挺露。又有马蹄瘟，自膝至胫，青肿如一，状似马蹄。三病患者，皆不救。

吴震芳《谈往》：崇祯十六年，八月至十月，京城内外，病疙瘩，贵贱长幼，呼病即亡，不留片刻。兵科曹良直古遗，正与客对谈，举茶打恭不起而殒。兵部朱希莱念祖，拜客急回入室而殂。宜兴吴彦升授温州通判，方欲登舟，一价先亡，一价为之买棺，久之不归，已卒于棺木店中。有同寓友鲍姓者，劝吴移寓。鲍负行李先去，旋入新迁。吴略后至，见鲍已殂于屋。吴又移出，明晨亦殂。又金吾钱普明，同客会饮，言未绝而亡。少停，夫人俾仆辈，一刻间殂十五人。又二客坐马而行，后先叙话，后人再问前人，已殒于马鞍，手犹扬鞭奋起。又一民家合门俱殂，其室多藏，偷儿二人，一俯于屋檐，一入房中，将衣饰叠包，递上在檐之手，包积于屋累累，下贼擎一包托起，上则俯接引之，上者死，下者亦死，手各执包以相牵。又一长班方齎银，蹲下不起而死。又一新婚家，合卺坐帐久不出，启帏视之，已殒于床之两头。沿街小户，收掩十之五六。凡楔杆之下更甚，街坊间乞儿为之绝影。有棺无棺，九门计数，已二十余万。大内亦然，天师张真人辑瑞入都出，春明不久，急追再入，谕其施符、喷咒、嗪经、清解，眠宿禁中，一月而死亡不减，发内帑四千，三千买棺，一千理药，竟不给。十月初，有闽人补选县佐者，晓解病由，看膝弯后有筋肿起，紫色无救，红则速刺出血，可无患，来就看者，日以万计。后霜雪渐繁，势亦渐杀矣。

清光绪十六年，冬间鼠疫盛行，疫将作，则鼠先死。人感疫气，辄起瘰疬，缓者三五日死，急者顷刻即死。因鼠穴于土中，受地气独早也。顾其死者，目必突而赤，顷刻有蛆，气极臭秽。移至他处，转面向风，勿触其气。尝有死鼠，朽腐箱内，妇女开箱，触其气，即晕跌死。有见死鼠甚巨，抚摩玩弄而后瘗之，归坐即死。有鼠将死而猫噬之，猫死，人食其猫，人死。高州城内瘗鼠处，牛龁其草，牛死，犬亦如是。

观以上所录，尚属挂一漏万，已觉人民厄于疫疬，从古迄今，无代无之。其述惨状之最详，而疫疬之最烈者，莫若"吴震芳《谈往》"一条。疫之为疬，可不畏哉。兹再将历代论疫之名言，择要选录于后。

黄帝《素问·六元正纪大论》曰：温疬大行，远近咸若。又"刺法论篇"：黄帝曰：余闻五疫之至，皆相染易，无问大小，病状相似。不施救疗，如何可得，不相移易者？岐伯曰：不相染者，正气存内，邪不可干。避其毒气，天牝从来，复得其往，气出于脑，即不邪干，气出于脑，即先想心。如日欲将，入于疫室，先想青气，自肝而出，左行于东，化作林木；次想白气，自肺而出，右行于西，化作戈甲；次想赤气，自心而出，南行于上，化作焰明；次想黑气，自肾而出，北行于下，化作水；次想黄气，自脾而出，存于中央，化作土。五气护身已毕，以想头上，如北斗之煌煌，然后可入于疫室。

张仲景《伤寒论》："阴阳大论"云：春气温和，夏气暑热，秋气清凉，冬气冷冽，此则四时正气之序也。冬时严寒，万类深藏，君子固密，则不伤于寒，触冒之者，乃名伤寒耳。其伤于四时之气，皆能为病，以伤寒为毒者，以其最成杀厉之气也。中而即病者，名曰伤寒，不即病者，寒毒藏于肌肤，至春变为温病，至夏变为暑病。暑病者，热极重于温也。是以辛苦之人，春夏多温热病，皆由冬时触寒所致，非时行之气也。凡时行者，春时应暖而反大寒，夏时应大热而反大凉，秋时应凉而反大热，冬时应寒而反大温，此非其时，而有其气，是以一岁之中，长幼之病，多相似者，此则时行之气也。夫欲候知四时正气为病，及时行疫气之法，皆当按斗历占之。

若更感异气，变为他病者，当依旧坏证病而治之。若脉阴阳俱盛，重盛于寒者，变为温疟；阳脉浮滑，阴脉濡弱者，更遇于风，变为风温；阳脉洪数，阴脉实大者，遇温热变为温毒，温毒为病最重也；阳脉濡弱，阴脉弦紧者，更遇温气，变为温疫。

《巢氏病源》"疫疠病条"曰：其病与时气温热等病相类，皆由一岁之内，节气不和，寒暑乖候，或有暴风疾雨，雾露不散，则民多疾疫。病无长少，率皆相似，如有鬼厉，故云疫疠病。

此病皆因岁时不和，温凉失节，人感乖候之气而生病，则病气转相染易，乃至灭门，延及外人，故须预服药以防之。

庞安时《伤寒总病论》：疫气之发，大则流行天下，次则一方，次则一乡，次则偏着一家。悉由气运郁发，有胜有伏，迁正退位之所致也。视斯疾者，其可不推运气而治之乎。

陈无择《三因方》：斯疾之召，或沟渠不泄，秽恶不修，熏蒸而成者，或地多死气，郁发而成者。

又曰：春发瘟疫，其症发热，腰痛强急，脚缩不伸，脐中欲折，目中生花，或洒洒憎[1]寒复热。

朱肱《活人书》：一岁之中得病，病无分长幼，率皆相似，此则时行瘟疫气，俗谓之"天行"是也。

《万氏家抄济世良方》：病疫之人，所出之汗，所出之便溺，无非恶毒之气。或有触犯者，从鼻而入，上至脑中，流行诸经之中，令人染病矣。

王肯堂《六科证治准绳》：时气者，乃天疫暴厉之气流行。凡四时之令不正，乃有此气。若人感之，则长幼相似，而病能传染于人。其作与伤寒相似，盖伤寒因寒而得之，此乃疫气，不可与寒同论。

吴又可《瘟疫论》曰：疫者，感天地之厉气，在气运有多寡，在方隅有盛衰。此气之来，无论老少强弱，触之者即病。邪从口鼻而入，则其所客，内不在脏腑，外

〔1〕憎：原作"增"，据文义改。

不在经络，舍于夹脊之内，去表不远，附近于胃，乃表里之分界，是为半表半里，即《针经》所谓"横连募原"是也。

又曰：今邪在募原者，正当胃经交关之所，故为半表半里。其热淫之气，浮越于某经，即见某经之证。如浮越于太阳，则有头痛、项痛、腰痛如折；如浮越于阳明，则有目痛、眉棱骨痛、鼻干；如浮越于少阳，则有胁痛、耳聋、寒热、呕而口苦。大概观之，邪越太阳居多，阳明次之，少阳又其次也。

又曰：邪之所着，有天受，有传染，所感虽殊，其病则一。凡人口鼻之气，通乎天地。本气充满，邪不易入，本气适逢亏欠，呼吸之间，外邪因而乘之。昔有三人，冒雾早行，空腹者死，饱食者病，饮酒者不病。疫邪所着，又何异耶？若其气来之厉，不论强弱，正气稍衰者，触之即病，则又不拘于此矣。其感之深者，中而即发，感之浅者，邪不胜正，未能顿发，或遇饥饱劳碌，忧思气怒，正气被伤，邪气始得张溢，营卫运行之势为之阻。

《医宗金鉴》：瘟疫一证，乃天地之厉气，流行沿门阖户，无论老少强弱，触之者即病。盖邪气自口鼻入，故传染之速，迅如风火。

秦皇士《伤寒大白》：《伤寒论》惟注温疫、寒疫，不知六气之不正者，皆能发疫也。故各随时气之不正者主治，则得之矣。总之时令应暖而反寒，散寒邪即是治疫；时令应寒而反温，清温热即是治疫；应燥而反湿，祛湿邪即是治疫；应湿而反燥，清燥火即是治疫。

《疫疹一得》余师愚曰：疫证初起，有似伤寒太阳阳明证者。然太阳阳明，头痛不至如破，而疫则头痛如劈，沉不能举。伤寒无汗，而疫则下身无汗，上身有汗，惟头汗更盛。头为诸阳之首，火性炎上，毒火盘踞于内，五液受其煎熬，热气上腾，如笼上熏蒸之露，故头汗独多也。

叶桂《医效秘传》：瘟疫者，浑身壮热，昏昏不爽，沿门阖境，递相传染，盛于春夏之间者是也。虽因时气而得，然所感者，皆由恶毒气而成，非若春寒、夏凉、秋热、冬温之类也。夫天地间之气，升于春，浮于夏，无不有恶毒者在焉，人在气中莫知也。若正气弱者，遂致传染，或病者身热，其气蒸蒸浮越于外。若正气虚者，亦与传染。然感天地之邪者，在春夏间，感病人之邪者，无分春夏也。

"论疫疠暴亡"：素庵曰：或问天地六淫之所感，即两间戾气之所钟，何以酿而成疫，何以传染若是之易，死亡若是之速，得毋有邪祟凭乎其间耶?余曰：非也。古人傩以逐疫，不过借以镇人心，顺民情耳，非真有所谓疫鬼也。其一触即殒者，皆缘人之呼吸，出入机关。司其职者，惟口与鼻。口鼻二部，最与脑经直接，盖鼻之气通于脑，口之气通于胃，亦通于脑。疫邪中人，顷刻震撼全脑，脑中血管爆裂，不待布现病象，而人已毙矣，此其所以传染也易，此其所以死亡也速。

"论治疫之要首重阳明并辨神经之昏不涉心包"：素庵曰：疫疠之气，自口鼻吸受，直入阳明。治疫之法，当以阳明为主。《经》云：阳明者，十二经脉之长。又曰：胃为五脏六腑之海，其清气上注于目，其悍气上冲头者，循咽喉上走空窍，循眼系入络脑。盖阳明乃一身纲领，为百病之传舍。医者能知治疫之重在阳明，即以阳明之药而愈阳明之病，不使阳明之邪鸱张变幻，方克称职。否则阳明之火，蒸腾入脑，神即昏矣。由是以推，则神经之昏，明明神经受热，究其神经之热，仍由阳明而来，即《经》所谓悍气上冲头者之明证也。且神昏之神，系神经之神，非心神之神，更无所谓心包之神也。一经道破，固尽人而知之矣。

历代疫症之源流，及论疫诸家，既已将大要摘录，兹复与痉病互相比较，考其异同，更使痉病昭然若揭矣。

痉病与疫症相同之点

疫气之发，大则流行天下，次则一方，次则一乡，病象人人相似，今痉病亦然，此相同者一也。疫症多头痛甚，痉病亦头痛甚，此相同者二也。疫症多卒暴而得，痉病亦如之，此相同者三也。疫症多流行于春夏，痉病亦发在春季，此相同者四也。

痉病与疫症不同之点

疫症乃天地之厉气，无论老少强弱，触之者即病；痉症患者，多属少壮，老年人绝无仅有，此不同者一也。疫症流行一时，时过即熄，断无每年流行一次者；痉病自十八年春起，至二十一年春尚见流行，一年一度，每至天气渐热，则此病亦渐杀，此不同者二也。疫症自古种类甚多，然后世患者，亦不脱此范围；今痉病为疫，古籍未之前闻，此不同者三也。疫症大都壮热渴饮，痉病多手足发冷，表热不壮，口不甚渴，此不同者四也。疫症类多烦扰发狂，痉病或神昏而睡，或头痛呼号，发狂者甚少，此不同者五也。疫症其死也速，痉病之死，有急性，有慢性，此不同者六也。疫症一起，即多神昏，痉病神昏与不神昏参半，此不同者七也。疫症之脉，或浮沉，或结促，或大，或小，乍然而变，本无一定；而痉病之脉，多沉细，或细紧，绝鲜洪大之脉，此不同者八也。疫症头上多汗，痉病大都无汗，此不同者九也。疫症多有恶气难近，痉病虽有浊气，亦尚可耐，轻者一如普通病人，此不同者十也。

五　疫痉之惨史

自民国十八年，疫痉开始以来，连年不绝，人民之罹此覆亡者，不知凡几。兹将目睹耳闻所得，及报纸中所记，撷拾一二，聊为本书惨史之一斑也。

王益之，宁波人，年廿三，商于沪。十八年春，疫痉流行，渠之戚染病甚剧，偶去探望，归辄头痛甚，店主畏其传染，遂送至四明医院，已不能言语，角弓反张，救治不及，一夜而毙，其戚亦毙。

报载有一人患脑膜炎，头痛甚，欲至医院诊治，至半途，倒闭人力车中。

又一家长子年十五，次子年十二，幼女只六龄，先后患脑膜炎，未二日竟死。

余友冯宗焕，年五十一，单生一子，年二十，未婚，卒然头痛昏厥，未及救治而死。

又有一人，正作方城之战，忽而头痛，随倒于地，项强齿痉，急邀其家人，抚之僵矣。

又有一人，适与友谈笑甚欢，忽呼头痛，急返家中，便一卧不起。

又有一家六口，次第患疫痉，未十日，年轻者皆相继没，仅余老父一人，痛不欲生，亦仰药而死，惨遭灭门。

上海对于此病，未曾切实调查，故无统计可言。兹就予在四明医院时比例所得，可作一大概报告。十八年，予在四明医院，自正月起至五月止，患此病到院疗治者，综计约二千人。上海大小医院共有一百余，以二千人比例所得，统算有二十余万。其死者以十分之一计算，则有二万余人。此仅就医院而论，其未至医院，罹疫灭亡者，尚不知凡几。十九年至二十一年之疫，仍未计也。噫！可怖也矣。

六　疫痉之原因

巢元方曰：一岁之内，节气不和，寒暑乖候，或有暴风疾雨，雾露不散，则民多疫疾，病无长少，率皆相似，如有鬼厉，故曰疫疠病也。观此即为本病发动之主要原因也。

十七年冬及十八年正月间，阳气不藏，霜雪稀少，燠暖异常，身穿棉夹，可以度岁，桃李反华，伏气之蝇蚋，皆蠢蠢欲动。至二三月间，转觉奇寒逼人，非围炉披裘，不足御寒，时令反常，戾气洊臻。照生理上而言，人身之阳气，至春则发泄于外，肌肉渐松，忽而寒暖不时，卧起失慎，肌腠失其启闭之职，遂感之而成病。此非时之寒，谓之寒疫也亦可。

更有一事，足以证明戾气之为害，不仅在人，而且害及五谷。因十七年冬，与十八年春，天时不正，田野间遂酿成害稻之虫，名曰螟虫。江浙两省，为害尤甚，遍地皆是，伤蚀禾稻，颗粒无存。灾荒之重，灾区之广，据父老言，为近百年所未有，诚浩劫也。

观此足见天时不正，可蕴酿为虫，与蕴酿成疫，同一理也。

然则十九年以后，霜雪甚繁，而疫痉不绝者，抑又何故？推其所因，厥有三害：一曰过暖，一曰煤毒，一曰人气。今人喜用鸭绒枕垫，及鸭绒被褥，毛绒围巾，非不轻软适体也。盖以高年火衰则相宜，少壮阳盛，则热毒由是而伏矣，其害一。近时煤油灯、煤球炉，及一切火炉煤灶，用者只图便利，殊不知毒由是而受矣，其害二。通商大埠，地窄人稠，往往一椽同住数家，一家聚卧一室，租则省矣。殊不知呼吸之间，空气不够输换，炭气由是而积矣。纪晓岚诗曰："万家烟火暖云蒸，销尽天山万古冰"，即此之谓也。其害三。更有房屋不洁，饮食不慎，皆为蕴酿疫病之媒，卫生者可不详究哉。

故疫痉之来路，大概可分为二条：十八年之开始流行，乃因天时所造成；十九年以后之来路，乃因人事所造成，其由内伏热毒，再感春寒所致则一也。

或谓十八年之疫痉，因天时所致，十九年以后之疫痉，因人事所造成，理固然矣。然则人事之致痉，原因不外过暖、煤毒、人气三因。考此三因，不自十九年以后所起。世界繁华，将近百年矣，何以十八年以前，未闻痉病为疫也，是何故欤？盖亦有说焉。尝考诸疾病史，如天痘始于后汉马援征武陵蛮所得，几为人人必患之病。设前无鼻苗，今无牛痘以抵制，则其害将甚于洪水猛兽也。然马援以前，未闻有天痘之病，何以后汉发现天痘，便流行不绝乎？可知疫病之发源，必有其端。疫之传染于人，其毒之重者，即时就发，轻者则伏藏至来岁始发，一发之后，互相传染，遂沿门阖境矣。

七　疫痉之症状

本病初起之形状，先则头痛甚，迥异普通头痛。重者头痛如劈，恶寒、发热、无汗，手足发冷麻木，项强硬，不能俯仰转动，背部反张，弯如弓形，两手屈而不伸，面红，目赤，圆痉，瞳神放大，或呕，或不呕，牙关紧，旋即神昏不省人事。其较轻者，神识似明似昧，呼号头痛，日夜不绝。急性者，数小时辄毙；慢性者，延至数日，治不得法，亦归于不救也。

本病之脉象，或浮紧，或细紧，或弦细，或沉细、沉弦，或弦细而涩，初起绝无见洪、大、滑、实、促、数之脉，至其寒化为热，又当别论矣。

本病之舌苔初起，多白而薄腻，或竟有薄白如常人。迨三四日后，舌泛薄黄而腻，再延再久，渐转厚腻。如化热内传，伤及阴液，则舌转干燥，亦有舌白如敷粉者，是疫毒干入募原矣。惟此病多因牙关痉急，舌不能伸长，故舌苔未能十分详审耳。

口有渴，有干，有不渴。大便有通，有不通。小便黄色。

罹此疫之年龄，小儿以三岁至五岁患者特多，大人则十五岁以下者，恒占百分之八十至九十，在三十五岁至四十岁者较少，五十岁以上者绝少。以性别论，则男多于女。

疫痉之症状，既如上述，然其所以如此者，不可不为一一解释之。

（一）寒热无汗　人身之足太阳经脉，其起点由于目内眦，上额交巅，下脑循项，挟脊抵腰，入络肾，下属膀胱，循髀外，下至踝，终足小趾。可知太阳经脉，为躯体之最表一层，为阳经脉中之最大最长者，无所不包，故名太阳经也。春日阳气升发，人体之肌表亦松，今天应温而反寒，寒邪骤束于表，汗孔遂闭，故无汗。太阳经脉受病，阳气不能护卫皮毛，故为恶寒也。太阳之里一层，就为阳明经脉。阳明主肌肉，《伤寒论》所谓阳明经病，不恶寒，反恶热。太阳之表，既为寒邪所闭，阳明之热气，无所发泄，悉奔凑于表。医理所谓寒郁生热，即物理所谓反动力作用，如冬日两手搏雪，始则寒极作痛，继则热极如火，与此病之发热，同一理也。

（二）头痛神昏　因太阳经脉行头，凡外感病，多有头痛，此其原由一也。又阳明经脉，亦从头走足。阳明之热气，既被太阳之寒邪所遏，无所发泄，热郁化火，火性炎上，循经直冲于头，则头痛，此其原因二也。又患痉病者，多属少壮年华，血虚肝旺之体，平人肝阳上升，尚有头痛，今肝阳化火，上冒巅顶，头未有不痛者，此其原因三也。余师愚谓普通头痛不至如破，惟疫气则头痛如劈，此其原因四也。督脉并太阳经脉行于头，督脉属阳，寒闭太阳经，督脉之阳气，亦升于头，故头痛，此其原因五也。有此五种原因，合并一时而发，故欲头痛之不如劈得乎。头痛甚则脑失其清明，故神昏糊语，然与邪入心包之神昏谵语者，迥然不同也。

（三）项强，背反张，四肢发冷，两腿屈而不伸　此亦有内外二因。太阳经脉既从头至足，已如上述，今所病亦皆太阳经脉之故。因寒邪拘急太阳经，以物理论，冷则缩，热则涨，今经脉受寒则挛急。如吾人春眠失慎，两腿受寒，则脚筋抽掣作痛，理无二致，此痉急之因于外也。凡患此病者，多属少壮，血虚阳旺之人。血虚者，其经脉多不润泽，况其外寒内热，热灼而阴血愈亏，经脉失养，则燥而短缩，有如绳子一条，以水浸之则伸长，以日晒之则干短，此痉急之因于内也。今外为寒束，内为热灼，则经脉自无不紧张矣。

或谓此等病状，全属督脉之故。考督脉起于肾，循背而终于人中。若仅属头痛、项强、背反张，尚有可说，今有两腿屈而不伸，可知与督脉无涉矣。

或谓此系厥阴肝经之故。虽肝主筋，固能动风发厥，要其动风，仅限于四肢，且必有搐搦瘈疭、握拳透爪之象。今惟四肢麻木发冷，两腿屈而不伸，未闻有两手瘈疭者。凡劫液动风，皆由渐而成，亦未闻有如此之速者。况项强背反张，亦与肝经无关乎。总之，此症初起全属太阳经之故，而牵涉到肝与督脉，非肝与督脉之本病也。

（四）少壮多于老年　此病少壮者多患之，老年人绝无仅见。考其所以然之故，少壮者，大都血虚阳旺之体，皮肤无皱纹，肌肉坚紧，筋脉在肌肉中，亦恰如弓弦紧张，一遇寒束于表，热灼于里，筋脉反致短缩为痉矣。至老年人，气血已衰，皮肤有皱纹，肌肉已松，筋脉宽缓，遇邪不致短缩。譬之琴弦，琴柱旋紧，则弹之有声，再旋再紧，则声音愈高，倘琴弦放宽，一时不易旋紧，声音亦不高也。是以此病幼年多于少年，少年多于壮年，壮年多于老年。因幼年为纯阳之体，阴愈亏而脉愈紧；少年、壮年，阳气渐次就衰；老年则阳气更衰，患者亦次第而减矣。故此病之传染与否，一视其阳气之盛衰为标准。设阳虚者，或痰湿之体，虽幼年少壮，亦不患此病。如一经说明，患此病者，其为血虚阳旺，益无疑贰矣。

（五）面红，目赤，圆痉，瞳神放大　表为寒束，火郁于内，火性炎上，头为诸阳之会，故头面色红，红为火色也。目为肝之窍，眼白属肺，黑眼为肝，瞳神属肾。内火上炎，必经于肺，肺火亦从而上升，故眼白红；热灼肝阴，肝之络脉燥涩，故黑眼圆痉；肾水亏，不能上注于目，故瞳神放大也。

（六）或呕或不呕　肝胃火逆则呕，不逆则不呕。

（七）牙关紧　阳明胃络，环于口唇。今风热内煽，则痰涎滞膈，筋脉燥急，则口噤矣。

（八）脉象沉、弦、细、紧、涩　病之根本由于血虚，故脉见细、弦、涩。其沉与紧者，皆由寒束于表，脉络不得宣达之故。

（九）舌苔　初起白者，邪未入里也。后渐黄或厚腻者，胃热上蒸也。舌渐干燥，则热灼阴伤。苔如敷粉者，疫毒客在募原也。

（十）二便　火郁甚，则肠燥。大便不通，小便赤者，热迫膀胱，气化不清也。

第二编　治法

概　言

疫痉之原因，已于第一编言之详矣，兹不再赘。惟凡治一病，先须辨证，辨证不错，用药始头头是道。予观十八年此病流行，以迄于今，社会人士，闻者色变，中西医界，各抒伟论。或谓此系温毒，开手即用清瘟败毒散；或谓此类中风，发散宜服小续命汤；或谓冬温伏藏于肾，至春并督脉而发，热毒上冲于脑，宜服犀角、羚羊等味。又有与小儿惊风同治，用全蝎、羌、独等辈；又有所谓雷击散方，用辛散、苦燥等品。议论纷纭，莫衷一是。要皆认症不确，模糊影响，以意用药，偶尔见效，便以为功，否则委诸天数，可悲也夫。

予此编所定治法，俱本经验所得，以理论为依归，列方由浅入深，随机应变，注释详明，意在通俗，家庭可以治疗，人人知所自卫，此予之初愿所在也。

大概初起治法，辛以散其表寒，苦以清其内热，养血以柔熄其肝。表寒重者，偏重辛散；内热重者，偏重清凉。惟白芍一味，可以始终应用，以其功能养血也。

妇人感患疫痉，治法与男子无二，惟经水适断适来，及崩、漏、胎前、产后，与男子稍有不同，予治法中，未列专条，兹于编首略述之。

（一）经水适来　女子经水适行，感受疫痉，乘势入于血室，入夜则发热谵语，少腹或胀或痛者，处方宜视其他症如何，于本编所定各种治法中，加以归尾、赤芍、柴胡、桃仁、丹皮、琥珀等行血泄肝之品。倘其轻者，仅发热而不谵语，腹不胀不痛，仅加一味柴胡，泄肝可矣。《经》云：无犯胃气及上二焦，勿以谵语为胃实，而妄攻之也。

（二）经水适断　经行适净，乍患疫痉，邪乘血室之空虚传入下焦，邪胜正亏，与上条之血实者不同。治宜养营清热，如全当归、酒白芍、黄芩、黑山栀、柴胡等，可酌量加入。

（三）经未当期而至　疫痉化热，内传营分，逼血妄行，致经未当期而至，此与经水适来，治法相同。

（四）新产后　产后血去过多，冲任空虚，与夫素善崩漏、经气久虚者，皆足引邪入室。治与经水适断同法。

（五）胎前　胎前感患疫痉，处方须时时顾到胎元，惟切不可妄用补法以闭邪。凡有胎者，其火多旺，其阴必虚，如与邪热逼胎，急清内热为主，重用黄芩、苎麻根、桑寄生等以护胎。倘大便秘结，宜急投三承气汤_{详第三篇选方中}，以逐去其邪，火毒消散，炎熇顿为清凉，气回而胎自固。当此症候，反见大黄为安胎之圣药。盖邪浅则在经，深则在腑，而胎系于脏，攻其经腑，则邪当其药，与脏无碍。否则逡巡误事，或反用补剂，火毒壅结，耗气灼胎，必致胎堕母危。是以古人有悬钟之喻，梁腐而钟未有不落者，此即《经》云"有故无殒，亦无殒也"之意耳。

至小儿，古称哑科，有病不能自述其苦，倘感患疫痉，医者但知其发热，而不知其有头痛、身痛也。但知其不思乳食，心腹膨胀，疑其内伤乳食，安知其疫邪传胃也。但见其呕逆下利，以小儿吐泻为常事，又安知其协热下利也。但知其项背强，两脚拘挛，医者群目谓急慢惊风，又焉知其为血虚感寒成痉也。是以认症先差，杂药乱投，开手辄用神曲、麦芽等以消食，灶心黄土、参、术等以治吐泻，用羌、独、全蝎、参、术、抱龙丸等以治急慢惊风，于是转治转剧。因见不啼不语，又将神门、眉心等处，乱灸乱挑，艾火灼阴，针刺出血，如火添油，如水益涸，枉死者不可胜数，殊深痛悯。凡遇疫气流行，大人可染，小儿岂独不可染耶。剡疫痉一症，小儿更较大人为多耶。此编所拟治法，不特大小可毋分别，即非疫痉，而普通所谓惊风者，亦可照治惊风之名，根本已错，予所著之《幼科讲义》中曾详辟之，颇有灵验。有小儿者，其注意焉。惟药之分两，大人与小人不同，可酌量加减之。

前人论治疫之法，各有见地，兹摘录如此，作此编他山之助。

刘松峰云：疫有三种，一曰瘟疫，二曰寒疫，三曰杂疫。杂疫之症，千奇百怪，寒热皆有。众人所患皆同，皆有疠气行乎其间，故往往以平素治法，治之不应，必洞悉三才之蕴，而深究乎脉症之微者，细心入理，一一体察，方能奏效。较之瘟疫，更难揣摩。盖治瘟疫，尚有一定治法，而治杂疫，竟无一定之方也。且其病有寒者，有热者，有表寒里热者，有表热里寒者，种种变幻，不可枚举。往往皆视为本病，而不知为疫多矣。故特表而出之。

《医学心悟》云：疫症来路两条，去路三条，治法五条，尽矣。何为来路两条？有在天者，如春应暖而反寒，此非其时而有其气，人受之从经络入，则为头痛、发热、咳嗽、发颐、大头之类。其在人有互相传染者，其邪则从口鼻入，憎寒、壮热、胸膈满闷、口吐黄涎之类。所谓来路二条者，此也。何为去路三条？在天之疫，从经络而入者，宜分寒热，用辛温辛凉之药，以散邪。在人之疫，从口鼻而入者，宜辛芳之药以逐秽，俾其仍从口鼻而出也。至于经络、口鼻所受之邪，传入脏腑，渐至潮热、谵语，腹满胀痛，是毒气归内，疏通肠胃，始解其毒，法当下之，其大便行者则清之。下后而余热不尽者，亦清之。所谓去路三条者，此也。何为治法五条？曰发散，曰解秽，曰清中，曰攻下，曰酌补，所谓治法五条者，此也。

疫病之后，复病尤易，有劳复者，有食复者，或感冒而复者，有余邪未清而复者，有调治失宜而复者。复病不一，大凡食复居多。语云：病从口入，信不诬也。其治法尤当量人虚实，随症化裁。

疫痉之后，遗患极多。有因此而丧明者，有因此而筋缩手足不用者，亦有因此而成痴呆者，至兼见遗精、盗汗，兼见健忘、怔忡等，不胜枚举。知医者须随机应变，并须参考《温热经纬》中"疫症条辨"，不知医者，当延名医调治，庶免贻误病机为要。

至尚有名女劳复、男劳复、阴易、阳易，皆病后入房所致，治法《温热经纬》中载之，本编不赘。

一　疫痉偏寒者治法

疫痉，头痛甚，卒口噤，项背强，或如弓反张，两腿屈而不伸，形寒发热，无汗，脉细、紧、弦或沉、紧。

（按）此条乃时疫痉病之提纲也。以后凡言疫痉，皆指此脉证而言。倘症象无一于此，即非此病，慎勿乱投药饵。至此病尚多见目红圆痉，面赤，呕吐，但非谓必然之症，故不列入提纲之中。

疫痉卒起，手足发冷，表寒重，热不壮，苔薄白者，仲景葛根汤主之。

葛根汤

粉葛根钱半　净麻黄六分　酒白芍二钱　川桂枝六分　清甘草八分　生姜一片　红枣二枚

（按）经方葛根汤，分两过重，不宜于今，故另定之，余仿此。

（服法）以水一碗半，煎八分，不泄气，乘热服，以得汗为度。

（方解）患痉病者，其血必虚，复因寒束于表，热郁于里，所谓太阳阳明合病，故用麻、桂、生姜，辛散太阳之表寒，葛根辛凉，以清透阳明经络之热，酒白芍以和荣养血而柔经脉，甘草、红枣，健运胃气而补药力。惟麻黄、姜、桂，如非寒邪真重者，切莫浪投，审慎为要。

疫痉一二日，寒不甚，身热者，葛根汤加减主之。

葛根汤加减方

粉葛根钱半　川桂枝六分　酒白芍二钱　淡豆豉三钱　清甘草八分　炒黄芩钱半　葱白三寸

（服法）如前法煎服。

（加减法）身重苔白者，加苍术一钱，茯苓三钱；兼呕吐者，制半夏、姜竹茹、姜汁炒川连、左金丸等，皆可随意加入。余仿此。又：此证多兼疫气，故玉枢丹每方皆可酌用。

（方解）热多寒少，麻黄、生姜嫌其辛温，故去之，易以豆豉、葱白之辛凉以发汗，葛根解肌，桂、芍和荣，黄芩清热，甘草以缓肝之急，得寒去阳气达，病自痊矣。

疫痉初起，苔白如敷粉，乍寒乍热者，此寒邪薄于太阳，疫气传入口鼻，治宜达原饮加减主之。

达原饮加减方

川厚朴八分　花槟榔钱半　石菖蒲一钱　小青皮钱半　清甘草八分　炒黄芩钱半　粉葛根钱半　川桂枝八分　酒白芍二钱　淡豆豉三钱　葱白三寸　玉枢丹八分,化服

（服法）水三碗，煎八分，勿泄气，乘热服，隔二时，再服二煎。

（方解）舌满罩雪白之苔，此疫毒客于募原，蒸发于上，至头痛甚，脚挛急，项背强，仍不离乎太阳，故用厚朴、青皮、菖蒲、槟榔，辛芳逐秽，燥湿理气，黄芩苦以清热，葛根、葱、豉透表发汗，桂、芍和荣，甘草调和诸药，妙在玉枢丹一味，专解疫气也。

（按）疫痉初起三方，皆不去桂枝之辛温者，因麻黄、豆豉等，只能祛卫分、气分之寒邪，而桂枝独能祛营分之寒邪。究之筋脉挛急，寒伤及营，凡初起内热不壮，

不能舍桂枝为治也。

疫痉二三日，服葛根汤不应，脉迟细，舌苔白，手足冷，其人血虚内寒者，宜当归四逆汤。

当归四逆汤

当归三钱　桂枝一钱　酒白芍三钱　北细辛八分　大枣三枚　潼木通八分

（服法）如前法煎服。

（加减法）内寒重者，加炒吴萸一钱，生姜四片。

（方解）有素体内寒血虚，复表感寒邪，以致成痉者，此表邪而兼厥阴。故用归、芍以养肝之血，舒肝之筋；桂枝辛甘发散，以祛表之寒；木通其性极通，善开关节，内通窍而外通营；细辛其性极辛，能达三阴，外温经而内散寒；大枣味甘以缓肝之急。如内寒重者，再加吴茱萸以温肝，生姜以散寒。

暑月贪凉，或天时不正，感寒成痉，头痛甚，项背强，寒热无汗，脉紧，苔薄腻而白，宜香薷葛根汤主之。

香薷葛根汤

西香薷后入一钱　粉葛根钱半　香青蒿钱半　川桂枝六分　酒白芍二钱　生甘草八分　石菖蒲八分　酒炒川连四分　生扁豆三钱　炒黄芩二钱　玉枢丹八分，化服

（服法）水二碗，先煎诸药，煎成一碗，再入香薷数沸，倾出，勿泄气，乘热将玉枢丹化下，被覆取汗。

（加减法）苔厚腻脘闷者，加川厚朴八分；表寒内热并重者，去桂枝；口干者，加天花粉。

（方解）疫痉流行，每至夏月，则其势渐衰，其病亦减，惟其尾气，间有遗留人间，再因天时不正，天应热而反寒，或贪凉高卧风前，其得病也。与春时疫痉同，惟其在夏。故用香薷以代麻黄，因香薷能祛夏日表分之寒邪，其气香，兼逐暑秽；粉葛根性辛凉，以散阳明之郁热；香青蒿既能泄肝阳，治头痛，亦能透热解暑；桂枝祛肌腠之寒；白芍和荣养血；甘草以缓筋之急；川连、黄芩苦泻内热。用玉枢丹、石菖蒲者，因疫痉究无疫不作也，二者取其能解疫耳。

二　疫痉热重者治法

疫痉，头痛甚，项背强，形寒壮热，大便数日未通，腹胀拒按，苔黄腻，脉弦数，表里俱实者，防风通圣散主之。

防风通圣散

酒炒川军钱半　净芒硝钱半，分冲　青防风钱半　荆芥穗钱半　麻黄八分　黑山栀钱半酒白芍钱半　净连翘钱半　炒川芎钱半　全当归钱半　薄荷一钱　炒白术一钱　白桔梗一钱黄芩二钱　生石膏三钱　生甘草钱半　滑石三钱　葱白二枚　生姜二片

（服法）共研末为散，布包，用水两碗煎服，被覆取汗。

（方解）麻黄、荆芥、薄荷、姜、葱发汗，散表分之寒；硝、黄通大便，滑石利小便，皆导火下行；石膏泻胃火；栀、芩、连翘清气分之热；白术助胃气；桔梗开肺气；归、芍、川芎能养血舒筋。独重用甘草者，一以和诸药之峻，一以缓肝脉之急。刘河间制此方，不啻为此病而设也。

（按）此方若以麻黄易葛根更妙。

疫痉，症象俱备，壮热口干，目红心烦者，葛根栀豉汤主之。呕逆者，加川连、竹茹。

新定葛根栀豉汤一[1]

粉葛根钱半　黑山栀二钱　淡豆豉三钱　天花粉二钱　薄荷叶一钱，后入　荆芥穗钱半甘菊花二钱　冬桑叶二钱　炒黄芩钱半　广郁金钱半　玉枢丹八分，化服

（服法）毋多煎，勿泄气，热服取汗。

（方解）表寒不重，故不用麻、桂，只用葱、豉、薄荷、荆芥、葛根，以辛凉发汗；壮热心烦，故用栀、芩，以清凉泻火；菊花、桑叶能泄风阳，明目，治头痛；再加广郁金以开邪外出，玉枢丹以解疫化痰。呕吐者，加川连、竹茹，以止呕降逆。

疫痉，表寒不去，肢冷脉细，内热甚炽，口渴心烦者，葛根栀豉汤，去薄荷，加桂、芍主之。

---

[1]一：原无此字，今为区别两个"新定葛根栀豉汤"而加。下方中的"二"同此。

新定葛根栀豉汤二

去薄荷叶　加川桂枝六分　酒白芍二钱

（服法）如前。

（方解）表寒重者，非用桂枝之辛温，无以祛其寒；非用白芍，无以和荣养血；去薄荷者，嫌其力薄也。

疫痉数日，壮热便秘者，调胃承气汤，加葛根、黄芩主之。

调胃承气加葛根黄芩汤

生川军二钱　净芒硝钱半，分冲　生甘草八分　粉葛根钱半　炒黄芩二钱

（服法）水二大碗，煎一小碗，芒硝分二次冲服。

（方解）此表里双解法也。用硝、黄通腑，以杀其上炎之势；用葛根发汗，以解其肌表之邪；再用甘草以缓硝、黄之峻，用黄芩以清气分之热。

疫痉，热盛，口渴，苔黄，脉弦数者，葛根白虎汤加芍药花粉主之。

葛根白虎加芍药花粉汤

粉葛根钱半　生石膏四钱　肥知母二钱　生甘草八分　生白芍二钱　天花粉二钱　陈粳米一两，包煎

（服法）水二碗，煎一碗，日热服二次。

（方解）此表寒不重，阳明热盛，灼筋而成痉，故用石膏以清阳明内热，用葛根以透阳明表热，知母、花粉以生津止渴，甘草、粳米以养胃和中，用白芍者，养血润筋也。

疫痉，服药后，汗漐漐然不解，痉急头痛如故，壮热口干者，葛根白虎汤加芍药花粉主之。

葛根白虎加芍药花粉汤　见前。

（服法）见前。

（方解）疫痉初起，本多无汗，服发汗药后，汗出而病如故，知皮毛之寒邪虽去，而阳明之肌热仍盛，故用葛根以透肌邪，石膏以清胃热，知母、花粉清润止渴，甘草能缓其痉急，粳米可养胃，白芍能养血。

三　疫痉神昏者治法

疫痉，项背强，头痛甚，神识似明似昧者，葛根栀豉汤加川连主之。

葛根栀豉汤　见前，加酒炒川连八分。

（服法）见前。

（加减法）如审其病，表寒重肢冷者，再加桂枝五分，酒白芍二钱。

（方解）葛根栀豉汤，方解详前。此病因头痛甚，则脑失其清明，似明似昧者，尚未至完全昏厥也。故于葛根栀豉汤中，加川连之苦以清热，酒炒者取炒则入血，酒性能行，引川连入巅顶，泻脑热也。

疫痉初起，先呼头痛如劈，旋昏仆不省人事，手厥冷，足蜷曲，项强背反张，脉弦细，或沉细数者，羚羊舒痉汤主之。

新定羚羊舒痉汤

羚羊角尖三分，用菊花露磨冲，或用片煎冲　粉葛根钱半　荆芥穗钱半　淡豆豉三钱　酒炒川连八分　生石膏三钱　甘菊花二钱　薄荷炭八分　广郁金钱半　川桂枝四分　生白芍二钱　玉枢丹八分，化服　葱白三寸

（服法）水三碗，煎一碗，勿泄气。羚羊磨汁，放碗中冲服。玉枢丹，先用开水送下。

（加减法）有痰声者，加鲜菖蒲一钱、鲜竹茹二钱；舌糙者，阴伤也，去桂枝，加天花粉三钱、京玄参三钱、鲜生地三钱；口气臭者，疫气盛也，去桂枝，加板蓝根六钱、甘中黄二钱。

（方解）肝阳胃热，并冲于头，盘旋于脑，故头痛如劈，昏仆不省人事，法用羚羊，为熄肝阳舒筋挛之要药，粉葛根散阳明之表，生石膏清阳明之里，菊花、薄荷能清头目之风阳，葱、豉解太阳之表，荆芥散血中之风。用桂枝者，因病初起，其四肢厥冷，寒邪束表，究非辛散不去；用白芍者，因其脚蜷，背强，筋脉短，究非养血不舒，再以川连泻火解毒，郁金凉血开邪。凡病能传染，必有疫气，惟玉枢丹能解疫如神。

疫痉，壮热神昏，起卧不安，舌焦糙无津者，犀羚解毒汤主之。

新定犀羚解毒汤

犀角尖三分，锉粉，金汁化服　羚羊角尖三分，锉粉，金汁化服　粉葛根钱半　鲜生地三钱，淡豆豉三钱打　鲜石斛三钱　肥知母三钱　生石膏四钱　京元参三钱　生白芍二钱　益元散三钱，荷叶包　玉枢丹八分，化服

（服法）水四碗，生地、石斛先煎至三碗，再加余药，煎至一碗，将犀角、羚羊、玉枢丹化服。牙噤不能开者，用筷拨开灌之。

（加减法）大便久秘者，加生川军二钱、玄明粉钱半；有呕吐者，加鲜竹茹二钱；口气臭者，加甘中黄二钱、板蓝根六钱；家道贫寒者，去犀角、羚羊，易神犀丹一粒，或紫雪丹四分，均用金汁一两化服；发癍疹者，加大青叶三钱、炒赤芍二钱。

（方解）此条病状，较前一条为尤重。上条初起，此条病久；上条表尚有寒，此条完全化热；上条只言神昏，此条则起卧不安；上条只言舌燥，此条则舌已焦糙；故用药亦视上条为重矣。羚羊凉肝舒筋，加犀角之泻热解毒，二者相得益彰。葛根汤解阳明肌表之邪，并能升津止渴；鲜生地、鲜石斛、知母、玄参，皆甘寒养阴之辈；生地用豆豉捣者，仿黑膏汤之意，取豆豉能走表，解太阳也；生石膏清胃；生白芍养血；益元散利小便，导热下行；玉枢丹解疫气，而化痰浊。

服犀羚解毒汤，神识略清，痉急略减，而舌黑齿垢，津不回者，天麻二甲煎主之。

新定天麻二甲煎

明天麻二钱　生龟板八钱　生鳖甲八钱　生石决八钱　生白芍三钱　大生地八钱　粉丹皮二钱　京玄参三钱　黛麦冬三钱　嫩钩藤三钱，后入　西洋参二钱，另煎冲

（服法）水三碗，浓煎一碗，纳钩藤，略煮服。

（加减法）小便短者，加建泽泻三钱；头痛痉急不减者，加羚羊角三分，锉粉化服；内热重者，加知母、黄柏各二钱，俱用盐水炒；内热重表不扬者，加青蒿一钱半。服此方津仍不回者，加清阿胶三钱，烊冲。

（方解）此条神识略清，故不用犀角；痉急略减，故不用羚羊；仅代以天麻、钩藤以熄风舒筋。舌黑齿垢，肾水枯涸，非鲜地、鲜斛甘寒可治，故用二甲咸寒，以补肾水，再用大生地、玄参、麦冬、西洋参等甘寒之品，以滋阴益水，养液清火；生白

芍味酸，与诸药相合，能化阴养液；粉丹皮能泻血中之郁热；生石决能镇头上之风阳。

四　疫痉独头痛者治法

病初起，辄头痛如劈，项微强，背不痉急，四肢柔和者，菊花达巅饮主之。

新定菊花达巅饮

甘菊花一钱　冬桑叶一钱　石决明六钱　苍耳子一钱，炒　薄荷叶八分　稆豆衣一钱　蔓荆子一钱　明天麻一钱　苦丁茶一钱　酒白芍二钱　嫩钩藤二钱，后入

（服法）水二碗，煎至八分，再放钩藤略沸服。

（方解）血虚之体，风阳上僭清空，故头痛甚，项微强，无寒热，兹不必治其表，只用桑、菊、丁茶清凉头目，苍耳、薄荷、蔓荆、稆豆衣、天麻、钩藤泄肝熄风，白芍能养肝经之血，石决明能凉肝经之热。此方分两独轻者，盖头目之病，匪轻清不能上浮也。

疫痉，诸恙已瘥，惟头痛不减，风热稽留清空，菊花达巅散主之。

新定菊花达巅散　见前。

（加减法）口渴者，加小生地三钱、天花粉二钱；内热未清者，加酒黄芩一钱、黑山栀一钱；挟痰者，加石菖蒲一钱、陈胆星八分。

疫痉，独头痛如劈，凄惨呼号，入夜更甚，内热口干，脉象弦数，苔薄黄。春日感受疫气，挟风火上旋清空，痛久必昏厥也。宜服羚羊熄风汤。

新定羚羊熄风汤

羚羊角尖三分，剉粉，菊花露先化服　甘菊花钱半　粉丹皮钱半　大生地三钱　薄荷炭八分　炒赤白芍各一钱　天花粉钱半　肥知母钱半　炒枯芩一钱　玉枢丹八分，化服　鲜菖蒲八分　苍耳子一钱　青蒿钱半

（服法）羚羊角粉用菊花露先化服，余药如法煎服。

（方解）羚羊角，性咸寒，为熄肝风要药，如不应，可由三分加至八分；青蒿、苍耳、薄荷、菊花，清泄头目风阳；生地、花粉、知母、白芍，滋阴养血。头痛者，其血必热，故用赤芍、丹皮以凉之。病能流行，必有疫气，故用玉枢丹以辟之，鲜菖

蒲佐玉枢丹，辟秽化痰。

头痛甚，身热口渴，目红如鸠，大便结，小便赤涩，脉弦数，苔黄，口苦，肝火内燔，风动火升，服羚羊熄风汤、菊花达巅散，不效，宜用龙胆泻肝汤加减。

加减龙胆泻肝汤

龙胆草二钱　胡黄连一钱　潼木通八分　软柴胡八分　车前子三钱,包　小生地三钱
生山栀二钱　炒黄芩二钱　炒赤芍二钱　生甘草八分　当归龙荟丸三钱,空心吞

（服法）龙荟丸，空心先服，药如法煎，分二次服。

（加减法）服药后，大便不通者，去龙荟丸，加生川军三钱、芒硝一钱半分冲；头痛不减者，加羚羊角三分，剉粉，化服，并可加玉枢丹以解疫。

（方解）君以龙胆草、胡黄连，大苦大寒，直泻肝火；佐以山栀、黄芩，清三焦之热。柴胡泄肝，赤芍凉血，生地养阴，潼木通利其小便，龙荟丸导其大腑。用生甘草者，能清热解毒，调和诸药也。

（按）疫痉独头痛治法，以上数方，仅略述其要，欲知其详，须于第三编选方中求之。

五　疫痉善后治法

凡疫痉愈后，其血虚，其胃气弱者，皆宜和荣苏脾汤主之。

新定和荣苏脾汤

酒炒当归三钱　酒白芍三钱　北沙参三钱　甜冬术三钱　淮山药三钱　炒扁豆三钱　炙甘草八分　白茯苓三钱　稆豆衣二钱　炒谷芽三钱　制首乌三钱　陈木瓜二钱

（服法）水三碗，煎一碗，共煎二次，分服。

（加减法）苔白口不渴者，以沙参易党参，加佩兰叶二钱、宋半夏三钱；口燥者，加金石斛三钱；脘闷者，加春砂仁八分，研吞。

（方解）痉病者，其血必虚，故用归、芍、首乌以养血；病后其脾必弱，胃纳多呆，故用参、术、山药、扁豆、甘草、谷芽，以健脾开胃，再加茯苓淡渗蕴湿，稆豆柔熄肝阳，木瓜味酸，能养血舒筋，亦能健脾。

疫痉后，其脉虚缓，舌苔白滑，见风若不胜衣者，此气血两虚也，宜加味建中

汤；脉虚细，口干者，加味炙甘草汤。

加味建中汤

炙黄芪三钱　酒白芍三钱　川桂枝八分　潞党参三钱　炙甘草八分　酒炒当归三钱
生姜四片　红枣三枚　饴糖五钱

（服法）如法煎服。

加减炙甘草汤

炙甘草一钱半　潞党参三钱　桂枝心各六分　酒白芍三钱　炒生地四钱　炒麦冬钱半
大麻仁三钱　阿胶珠三钱

（服法）如此煎服。

（加减法）大便薄者，去麻仁；夜不安寐者，以麻仁易柏子仁三钱，加朱茯神三
钱、夜交藤三钱；胃纳呆或呕吐者，去阿胶、麦冬、麻仁，加姜半夏三钱、春砂仁八
分，研吞，炒谷芽四钱。

（二方合解）加味黄芪建中汤，治中阳不振，气不卫外，故用黄芪、党参健脾
补气，桂、芍和荣卫，当归养血，饴糖、红枣、甘草，其味甘，专补脾土，生姜能温
中祛寒。至加味炙甘草汤，能滋阴养血，温阳复脉，麦冬、生地、阿胶、白芍滋养阴
血，炙草、党参健脾生脉，桂枝、桂心行血温经，姜、枣取其和荣，麻仁取其滑利，
阿胶炒者，虑其腻，碍胃纳也。总之，黄芪建中汤，偏温气中之阳，炙甘草汤，偏温
血中之阳，用得其当，各尽其妙。

疫痉后，他无所苦，惟头晕或痛者，肝阳未平熄也，治宜益肝体，损肝用，养血
泄肝汤主之。

新定养血泄肝汤

炒杭菊二钱　薄荷炭八分　生白芍二钱　稆豆衣三钱　煅石决五钱　明天麻一钱半
制首乌三钱　北沙参三钱　炒丹皮二钱　女贞子三钱　嫩钩藤三钱，后入　荷叶边一圈

（服法）如法煎服。

（加减法）纳不佳者，加淮山药三钱；口干者，加金石斛三钱、小生地三钱。

（方解）菊花、薄荷、天麻、钩藤、荷叶，善泄头目之风阳，为头晕要药，再加

丹皮以凉血，此所谓损肝之用也。白芍、首乌、稻豆衣、女贞子，滋阴养血，此所谓益肝之体也。煅石决用以镇肝，北沙参用以健脾。

疫痉后，胃纳如常，舌无腻苔，脉细口干者，乙癸十味饮主之。

新定乙癸十味饮

大生熟地各四钱　生白芍三钱　女贞子三钱　山萸肉二钱，盐水炒　清阿胶四钱，烊冲淮山药三钱　建泽泻三钱　粉丹皮三钱　当归身三钱，盐水炒　白茯苓三钱

（服法）上药如法浓煎，将阿胶另烊，放碗内冲，日服二次。

（方解）肝藏血，肾藏精，二脏乙癸同源，相依为命，精血虚而痉病作，痉病后则精血更虚。今纳佳，舌无腻苔，可知胃无浊邪；脉弦细，口干，可知精血尚虚。地、萸、苓、泽、丹、淮，此六味汤，为补肾圣药，再加阿胶、女贞、归、芍，以补养肝血，斯乙癸同治，两两相荣矣。

附录　严氏疫痉万灵散

前人治疫，各有专方，如普济消毒饮，以治大头瘟；清瘟败毒散，以治瘟疫；后学所宗，服者称便。惟疫痉一症，表寒而兼内热，血虚而夹疫气，病情错杂，须见症用药，定方不易。故本编治法，以葛根汤为主，偏寒偏热，可随症出入，后为便利病家起见，另拟疫痉万灵方，合就药散，凡患此病，赠服多效，未敢自秘，兹特附录此编之末，公之于世。惟服者，须照引加减，方克有效，否则反恐贻误病机也。

疫痉万灵散

粉葛根二两　荆芥穗二两　淡豆豉三两　薄荷一两　清甘草八钱　酒白芍三钱　甘菊花二两　香白芷六钱　酒黄芩二两

（制法）上药共杵碎为散，分十六服，每服约一两许，用布包，贮瓶中，勿泄气。

（服法）每用一包，再随症加入以后药，放冷水二碗，煎成一碗，盖紧勿泄气，乘热服，被覆取微汗。不汗者，再如法煎服一包，又不汗者，以三服为度。

（药引）每包药散煎时，引用葱白三寸同煎，再另备玉枢丹八分化服，孕妇忌用。表寒重者，加桂枝八分；表寒重，屡发不汗者，加桂枝、麻黄各八分；内热盛

者，加生石膏五钱、生山栀二钱，均先煎；口渴者，加肥知母三钱、天花粉三钱；头痛极，内热神昏者，加广郁金钱半、羚羊角尖四分，磨汁冲；有痰声者，加鲜竹茹二钱；大便数日不通者，加酒制川军三钱、玄明粉钱半分冲；小便短赤者，加潼木通八分；苔白滑腻，口不渴者，加石菖蒲八分。

（方解）此方药味，虽不出奇，却不可等闲视之。盖一方之中，而透热、散寒、清脑、养血、祛痰诸法俱备，如葛根、黄芩之透热清热，葱、豉、薄荷、荆芥、白芷之散寒，芍药之养血，菊花之清脑，甘草之和中缓痉，玉枢丹之祛疫，诚面面顾到。杵为散者，既取其逐病四散，又取其便于常备，以防不测也。至药引中随症所加诸味，尤为重要，仔细体认，不可疏忽。惟此方须病在一星期内者可服，一星期外或汗出后不瘥者，宜按照前定各种治法调治之。如有慈善家合就施送，功德无量。严苍山识。

疫痉家庭自疗集卷下

第三编　选方

概　言

时疫痉病，亘古未有，故其治法及方药，无可遵循。然病不外表、里、阴阳、寒、热、虚、实，治不外汗、吐、下、和、消、温、清、补。苟绳此大法以治病，则地无南北，时无古今，可无往而不相宜。倘必欲执死方以治活病，用古方以治今病，则无论所治何病，未有不见其枘凿也。今疫痉之构成，其主要原因，为疫气，为血虚，为内热外寒，其头痛甚，其项背强，脚挛急，循此选方，为吾第三编之南针。惟治病时加减出入，神而明之，存乎其人矣。

古方分两，不宜于今，故略而不录；时方分两，或仍其旧，或为另定，然皆须医者视其病情如何，临时再定，非谓即可为标准也。

葛根汤　主治头项强痛，背亦强，牵引兀兀然，脉浮无汗。

粉葛根　净麻黄　川桂枝　芍药　甘草　生姜　大枣

清热解毒汤　疫痉初起，此方能发表清里，扶正达邪。

川羌活　生白芍　人参代以北沙参　生石膏各钱半　黄芩酒炒　知母酒炒，各一钱　升麻六分　干根葛一钱　甘草六分　黄连酒炒，五分　生地黄钱半

《延年秘录》栀子汤　疫痉一二日，头痛项强，壮热心烦者，可服此汤。

干葛根二钱　淡豆豉三钱　生山栀二钱　生石膏四钱　葱白五寸

清燥救肺汤　疫痉项强，手足拘挛已愈，惟内热未清，咳嗽痰黄者，宜服此汤。

霜桑叶三钱　光杏仁二钱　麦门冬钱半　生石膏二钱　南沙参一钱，或北沙参　阿胶八分　胡麻仁一钱　枇杷叶二钱，去毛，包　甘草八分

生葛根饮　疫痉急救良方。

鲜葛根不拘多少

上捣绞取汁，极意饮之，去热毒气甚效。

桂枝加葛根汤　可治疫痉太阳寒邪未罢，阳明内热方盛。口渴者，加天花粉。

粉葛根　桂枝　芍药　甘草　生姜　大枣

小柴胡汤　可治疫痉，忽转寒热如疟者宜之。

软柴胡　黄芩　人参可代以党参或北沙参　制半夏　甘草　大枣　生姜

四逆散　治四肢痉厥，内热烦盛。

软柴胡　枳实　芍药　甘草

当归四逆汤　治气血虚寒，复感寒邪，致手足厥冷，或抽搐为痉，脉细欲绝。

当归　桂枝　芍药　细辛　甘草　通草

内有久寒者，加吴萸、生姜。

小陷胸汤　如遇疫痉，痰热结于胸膈，心中烦满者，可服此汤。

酒炒川连　姜半夏　酒炒全瓜蒌

麻黄升麻汤　此方药味驳杂，治厥阴伤寒，未必其当，今借治疫痉，表寒内热，口干血虚者，最为相宜。

净麻黄　绿升麻　当归　知母　黄芩　葳蕤即玉竹　生石膏　白术　生姜　芍药　天门冬　桂枝　茯苓　甘草

白虎汤附方四　治阳明症，汗出，渴欲饮水，脉洪大浮滑，不恶寒，反恶热。

生石膏　肥知母　生甘草　陈粳米

加桂枝者，名桂枝白虎汤，治骨楚形寒壮热；加葛根者，名葛根白虎汤，治热壮渴饮，项强形寒不解；加人参者，名人参白虎汤，治壮热汗多，口渴少气；加苍术者，名苍术白虎汤，治壮热自汗，渴不甚，脘闷，苔黄滑，胃有蕴湿也。

大承气汤　《金匮》治痉为病，胸满口噤，卧不着席，即角弓反张之意。脚挛急，必齘齿，加羌活，名三化汤，表里双解。

生川军　川厚朴　炒枳实　净芒硝

小承气汤　较大承气力稍逊，不欲猛攻者可用。

生川军　川厚朴　炒枳实

调胃承气汤　如疫痉上中焦不痞满，仅大便数日不通，少腹胀痛拒按者，可服此汤。

生川军　净芒硝　生甘草

桃仁承气汤　治疫痉血结胸中，手不可近，或中焦蓄血，寒热胸满，漱水不欲咽，善忘，昏迷如狂者。此方治败血留经，通女人月事。

桃仁泥　生川军　净芒硝　桂枝　甘草

大柴胡汤　治热结在内，往来寒热，大便不通。

软柴胡　黄芩　姜半夏　芍药　枳实　生川军　生姜　红枣

葛根黄芩黄连汤　治阳明表邪不解，挟热下利。

粉葛根　生甘草　黄芩　川连

防风通圣散　治表寒内热，三焦皆实。

防风　川芎　当归　芍药　大黄　薄荷　麻黄　连翘　石膏　芒硝分冲　黄芩
桔梗　滑石　甘草　荆芥　白术　栀子　生姜

陶氏黄龙汤　大便久秘，体虚不任攻下，而又不得不下者，可服此方。

生川军　净芒硝　生甘草　川厚朴　炒枳实　当归　人参或党参、沙参　桔梗
生姜

当归龙荟丸　治肝经实火，大便秘结，小便涩滞，目红口干。

当归　龙胆草　胡黄连　黄芩　栀子各一两　大黄　芦荟　青黛各五钱　木香或钱半
麝香五分，另研

药肆中有卖。

更衣丸　治津液不足，大便不通。

真朱砂五钱，研细粉　芦荟七钱，研细

滴好酒少许和丸，每服一钱二分，好酒下。可向药肆中购买。

川芎石膏汤　此汤药味夹杂，然功能撤表清里，扶正达邪，略与加减，用治痉

病初起偏热者甚当。

川芎　芍药　当归　山栀　黄芩　川军　菊花　人参北沙参代　白术各五钱　滑石四两寒水石二两　甘草三两　桔梗二两　砂仁一两　石膏　防风　连翘　薄荷各一两

华佗愈风散　疗疫痉脊背身反如弓，急救如神。并治妇人产后中风口噤，手足瘈疭。

荆芥三钱

略炒为末，用豆淋酒调服，妇人用童便调服。

（按）豆淋酒法：黑大豆二升，熬令声绝，酒二升，纳铛中急搅，以绢滤取清，顿服取汗。

紫萍一粒丹　治一切疫痉风邪，累经效验。

紫背浮萍七月间取，不拘多少，晒干

上为末，炼蜜丸，弹子大。每服一丸，豆淋酒嚼下。

葛根续命汤　治疫痉初起。

葛根二钱　桂枝一钱　黄芩钱半

凉膈散　治面赤，胸中烦热。

连翘四两　川军酒浸　芒硝　甘草各二两　黄芩酒炒　薄荷　栀子

为粗末，每服三五钱，加竹叶七片，水一碗半，煎一碗去滓，入生白蜜一匙，微煎汤服。近药肆中皆备之。

普济消毒饮　此东垣方，为大头瘟而设，疫痉头痛甚者，亦可加减用之。

黄芩三钱　川连钱半　玄参二钱　生甘草一钱　桔梗一钱　柴胡一钱　橘红钱半　大力子三钱，打　板蓝根三钱　马勃一钱　连翘一钱　薄荷一钱　僵蚕八分　升麻七分

大定风珠方　疫痉久缠，真阴受伤，或因过汗，或因妄攻，神倦瘈疭，脉气虚弱，舌绛苔少，时时欲脱者，此方主之。苔腻者勿投。

生白芍六钱　清阿胶三钱　生龟板六钱　干地黄六钱　大麻仁二钱　五味子五分　生牡蛎四钱　麦冬三钱，连心　炙甘草一钱　鸡子黄二枚，搅冲　鳖甲四钱

小定风珠　治同前，惟力稍逊，病轻脉细而劲者宜之。

鸡子黄一枚，搅冲　真阿胶二钱　生龟板六钱　童便一杯，分冲　淡菜三钱

大黄汤　疫痉五六日不解，头痛壮热，四肢烦疼，不得饮食。

生川军三钱　　川黄连一钱　　川黄柏三钱　　栀子三钱　　淡豆豉三钱　　葱白五寸

茅根汤　治疫痉壮热，饮水暴冷哕者方。

茅根一两　　葛根二钱

前胡汤　疫痉，壮热头痛，咳嗽胸闷者，宜服此汤。

前胡八分　　升麻八分　　川贝母六分　　紫菀六分　　生石膏钱半　　杏仁钱半　　麦冬八分　　竹叶一钱　　甘草三分

紫金锭一名玉枢丹　　解时疫百毒，功效具载各书，兹不赘。

文蛤　　大戟　　慈菇　　续随子　　麝香

如法为锭。药肆中皆备之。

薛氏雄黄饮　治热邪极盛，三焦相火相煽，内窜心包，逼乱神明，闭塞络脉，口鼻皆燥，服紫雪、至宝不应者，用此方开之。

明雄黄一钱，研细末　　净牙硝六钱，二者入铜勺内微火溶化，拨匀，加[1]水时急滤清者于碗，粗渣不用　　犀角三钱　　潼木通一钱　　梗通草三钱　　陈雨水十碗，如无，雪水亦可

（服法）先取出雨水一碗，煎木通、通草，倾入其余九碗冷水内，每服一碗，磨入犀角二三分，与制雄黄挑入二三厘，冷服，时时进之，能于三日内，将雨水各药服完，必吐出清痰数碗而愈。

（按）疫痉患于冬末及三春者多，然间有于盛夏之时，感受阴凉，卒然昏厥，人疑为暑厥与痧气，实则其头痛、项背强，脚挛急，仍系感疫痉之尾气所致，与中暑等症，大相径庭也。倘服鄙定之香薷葛根汤后，表寒虽去，而内热转盛，神昏痉厥，服紫雪等辈勿应，则非用此方不可矣。

麻杏石甘汤　治表寒不去，内热已盛，肺气郁勃，喘息气粗。

麻黄　　杏仁　　甘草　　石膏

犀角丸　治风痉病，目直，卒中，口噤，背张如弓，卧摇动，手足搐搦，或口吐痰涎，不省人事。

犀角半两，剉粉　　赤石脂三两　　朴硝二两　　白僵蚕一两　　薄荷叶一两

---

〔1〕加：原作"如"，据文义改。

上为末，面糊为丸，如桐子大。每服二十丸，至三十丸，温水下，日三服，不计时。

半夏泻心汤　治心下痞满，呕而发热。

姜半夏　黄芩　干姜　人参代以党参、北沙参　川连　大枣　甘草

至宝丹　治热极神昏，邪入心包，舌色干光，或紫绛而焦黑者宜之。

乌犀角　生玳瑁　琥珀　朱砂　雄黄　西牛黄　龙脑　麝香　安息香　金箔　银箔

此方如法为丸，蜡护。用金汁或竹沥化服，每服一粒至二粒。药肆中均备。

紫雪丹　治邪入心包，神昏谵语，热极动风，手足瘈疭，痉急。

黄金　寒水石　磁石　石膏　滑石　羚羊角　犀角　青木香　沉香　丁香　玄参　升麻　甘草　朴硝　硝石　朱砂　麝香

如法合成。每服三四分至一钱，用金汁或竹沥化服。药肆中可买。

万氏牛黄清心丸　治邪入心包，神识昏迷。

西牛黄　朱砂　川连　黄芩　山栀

如法合为丸药，蜡壳护。每服轻者一丸，重者二三丸。药肆中皆有出售。凉开水或银花露调服。

安宫牛黄丸　治同前，然力较清心丸为胜。

前方加　雄黄　犀角　真珠　冰片　麝香

服法同前。

神犀丹　治疫气暑热诸病，邪不即解，耗液伤营，逆传内陷，痉厥昏狂，谵语发瘈等症。

乌犀角尖　石菖蒲　黄芩　鲜生地　银花　连翘　板蓝根　粪清即金汁　香豉　玄参　花粉　紫草

如法为丸，每粒重三钱，蜡护。凉开水或银花露化服，日服二粒。

清瘟败毒饮　凡一切火热，表里俱感，狂躁心烦，口干咽痛，火热干呕，错语不眠，吐血衄血，热甚发瘈，不论始终，以此为主方。

生石膏大剂六两至八两，中剂二两至四两，小剂八钱至一两二钱　小生地大剂六钱至一两，中剂三钱至五钱，小剂二钱至四钱　乌犀角磨冲，大剂六钱至八钱，中剂三钱至四钱，小剂二钱至四钱　真川连大剂四钱至六钱，中剂二钱至四钱，小剂一钱至一钱半　山栀二钱　桔梗一钱　黄芩二钱　知母三钱

赤芍二钱　玄参三钱　甘草八分　连翘二钱　丹皮二钱　鲜竹叶三十片

（按）此方治各种瘟疫均效，惟治疫痉初起则杀人。盖痉病系血虚之体，表感寒邪，内郁阳热，非全属疫气为患，如不发表清里是务，骤进大苦大寒，内热甚者，水愈泼而火愈炎，直冒巅顶，头痛剧则昏厥立至；其内热轻者，水一至而火顿熄，阳气式微，内外如冰，四肢厥逆。予目睹时医误投增剧者，不知凡几也。独有痉病日久，表寒已从热化，大渴引饮，此方如神。

竹叶石膏汤　可治疫痉后，大热甫去，津液已伤，用以清胃养阴，搜理余邪。

鲜竹叶　生石膏　宋半夏　人参代北沙参　甘草　麦门冬　粳米

炙甘草汤　一名复脉汤。痉病后，血中虚且寒者，服此方甚宜。

炙甘草　干地黄　麦门冬　人参可代以党参　桂枝或用桂心　阿胶　麻仁　生姜　大枣

黄芪建中汤　治中阳不振，气不卫外，四肢酸软。此方乃偏温其气中之阳者。

黄芪　桂枝　甘草　大枣　芍药　生姜　饴糖

黄连阿胶汤　可治疫痉后，阴虚水火不交，心烦不得卧。

川黄连　黄芩　白芍药　鸡子黄搅冲　阿胶烊冲

百合知母汤　治疫痉后，恍恍惚惚，默默然，如寒无寒，如热无热，口苦小便赤，此遗热在肺也。《金匮》名百合病，此方与以下二方可选服之。

百合　知母

百合鸡子黄汤　同上。

百合先煎　鸡子黄搅冲

百合地黄汤　同上。

百合　生地黄汁后入

左金丸　治肝经实火，胁痛呕逆。

川黄连六两，炒　吴茱萸一两，汤泡

上为末，作丸。每服一钱，开水下。药肆中均备之。

加味逍遥散　治肝家血虚火旺，头痛目眩，颊赤口苦，头痛烦渴，抑郁不乐，两胁作痛寒热，妇人经水不调。

当归　芍药　白术　茯苓　甘草　柴胡　丹皮　山栀各一钱

玉女煎 疫痉向痊之后，惟内热未清，口干喜饮，两脚牵掣，或酸痛乏力者，可服此方。

生石膏五钱　大生地五钱　麦冬二钱　知母二钱　淮牛膝二钱

温胆汤 治虚烦惊悸，日夜不寐，吐痰呕酸。

鲜竹茹二钱　炒枳实钱半　制半夏钱半　橘红钱半　清甘草六分　白茯苓三钱

生脉散 治疫痉后，热退阴伤，口干脉虚自汗，咳嗽无痰。

人参可代以党参、北沙参　五味子三分至五分，盐水炒　剖麦冬二钱

天王补心丹 疫痉后，心虚神不宁，健忘怔忡，每服三钱。朱灯心煎汤，临卧下。

柏子仁　酸枣仁　天麦门冬　远志　五味子　茯苓　人参代以党参或北沙参　丹参　元参　桔梗

如法为丸。药肆中皆备之。

杞菊地黄丸 疫痉后，头尚晕，或不时作痛，阴虚口干者，可服此丸。淡盐汤空心送下四钱，日二次。

大生熟地　淮山药　山萸肉　白茯苓　粉丹皮　建泽泻　枸杞子　甘菊花

如法为丸。药肆皆备之。

归芍地黄丸 疫痉之后，血虚口干者，此方主之。

前方去杞、菊，加当归、芍药。

二至丸 疫痉后，肝肾虚有热者宜之。每服七十丸，空心淡盐汤送下。

女贞子　旱莲草

如法为丸。药肆中多有之。

青蒿鳖甲饮 可治疫痉后，肝阳未平，阴虚口干。

香青蒿钱半　肥知母二钱　鳖甲六钱　桑叶二钱　粉丹皮二钱　天花粉二钱

资生丸 病后脾胃薄弱，不思纳食，或大便溏泄，或脾虚呕吐，用此方调之。每服三钱，开水下。

白术　苡米　人参　橘红　山楂　神曲　山药　麦冬　茯苓　芡实　川连　豆蔻　泽泻　桔梗　藿香　甘草　莲子肉　白扁豆

药肆中可以购服。

凝神散 病后用以敛胃气，清凉肌表，主虚热妙方。

人参二钱，代以北沙参　甜冬术钱半　茯苓三钱　淮山药三钱　炒扁豆三钱　肥知母二钱
大生地三钱　炙甘草八分　地骨皮三钱　淡竹叶钱半　麦冬三钱　粳米一撮　姜三片　枣二枚

头痛壮热方 治一切疫病，头痛壮热。

生葛根打汁，一大碗　淡豆豉五钱

法用豆豉，纳葛根汁中，煎至六分去滓，不计时候，分为二服，有汗即差。未得汗，即再服。若心中热，加栀子仁十枚，纳葛根汁中同煎，去滓服之。

清空膏 专治风热头痛。

川羌活一两　青防风一两　柴胡七钱　川芎五钱　炙甘草一两五钱　川黄连一两
黄芩三两，半炒半酒浸

上为细末，每服二钱，热茶调如膏子，抄在口内，少用白汤送下。

元珠茶调散 治风热上攻头目、头痛不可忍者方。

川芎一两　荆芥四钱　薄荷三钱　白芷五钱　片黄芩二两，酒拌炒，再拌，再炒，如是三次，
不可令焦　细芽茶三钱

上为细末。每服二钱，茶清调，食后服。

许学士荆芥散 治风热头痛。

生石膏六钱　荆芥四钱

上为细末。每服二钱，茶清调服。

石膏散 经验。治风热头痛。

生石膏二两　川芎一两　生甘草五钱

上为末。每服一钱，葱白、好茶同煎汤调下，食后日二服。

羚羊角汤 治热毒风上冲头痛，目眩耳内虚鸣。

羚羊角三分至八分，磨冲　甘菊花三钱　防风钱半　藁本一钱　玄参二钱　黄芩二钱　石
菖蒲一钱　杏仁二钱　炙甘草八分

小清空膏 治热厥头痛。

黄芩五钱，酒拌匀，晒干为末

茶清调服。

热厥头痛方 热气在头，以风引之，则热弥盛，而痛益甚。大黄寒泻热，得酒则能上行泻脑热，昔人所谓"鸟巢高巅，射而去之"是也。茶性清上，故诸头痛药中，多加用之。

川军_{五钱，酒炒三次，为细末}

茶清调服。

尤氏头痛煎 此方治头痛烦热，喜见风寒，稍近烟火，则痛复作。或便秘不通者，加酒炒大黄一钱半，往往取效。

生地_{三钱} 知母_{酒炒} 黄芩_{酒炒，各一钱} 薄荷 黑山栀 甘菊花 甘草 荆芥_{各五分} 红花_{三分}

搐鼻散 风热挟湿者，头痛昏重，用此法取嚏开窍。

青黛 生石膏 芒硝 广郁金 薄荷 牙皂

上等分为细末，搐鼻。

泻青丸 此方治肝厥头痛，能疏风养血，药中升降并用，补泻兼施。

当归 龙胆草 川芎 栀子 川大黄_{酒炒} 羌活 防风

上为末，炼蜜为丸。每服二三钱，服时用竹叶汤同砂糖温化下一丸。

尤氏补血定痛方 治头痛自鱼尾上攻，乃血虚之故，此方颇效。

大生地_{二钱} 当归_{一钱} 蔓荆_{五分} 黄芩_{一钱，酒炒} 白芍_{一钱，酒炒} 炙甘草_{三分} 川芎_{五分} 甘菊花_{七分}

芎犀丸 此方兼祛风清热之长，而得参、胶、芍，安定气血，虽虚人亦可用之，安内攘外，并行不悖也。亦治偏头风。

川芎 朱砂_{水飞，内一两为衣} 生石膏 龙脑_{各四两} 人参 茯苓 炙甘草 细辛_{各二两} 生犀角 生山栀_{各一两} 麦冬_{三两} 阿胶珠_{一两半}

上为细末，蜜丸弹子大。每服一丸，食后细嚼，茶酒任下。

尤氏消风散热方 治头痛而起核块，或头中如雷之鸣。

薄荷_{七分} 连翘 黄芩 黑山栀 犀角 荆芥 牛蒡_{各一钱} 桔梗 甘草_{各五分}

疫痉外治法 背如弓，四肢挛急，内以服药，再用外熨，以活血祛寒，见效较速。

老生姜整块一枚　蘸烧酒擦背脊，见有紫泡，以针挑破，挤出恶血，良。

（又方）麸皮　食盐各四两　同炒热，布包，更换熨，四肢痉急。

附：评雷击散方

牙皂三钱半　北细辛三钱半　朱砂二钱半　广藿香二钱　枯矾二钱半　白芷一钱　桔梗二钱　防风二钱　广木香二钱　贯众二钱　陈皮二钱　法半夏曲二钱　生甘草二钱　明雄黄二钱半　麻黄二钱　薄荷二钱

共研细末，每瓶一钱三分。以三分吹鼻孔，再以一钱开水冲服。服后或吐或汗者生，如三小时内不见效，以葱头三枚煎汤，再服一钱，以汗吐为度。孕妇五分，以苎麻根汤送下。如未见效，三小时后，再服五分。

（评曰）《验方新编》载有此方，有人曾在报上发表，为治脑膜炎之神方，慈善家且配合药散，广为施送。讵录此方者，果何所据，足以救治此病耶？夫以细辛、麻黄、白芷之辛温，雄黄之辛热，陈皮、夏曲、木香、藿香之芳香苦燥，牙皂、枯矾之化痰取嚏，内无一味清火之药，即防风、薄荷、朱砂、贯众、甘草、桔梗，或安神，或解表，或解毒，虽云免乎辛燥，然亦不能谓之苦寒也。总观此方意旨，无非取其祛寒、燥湿、化痰、开窍。肥人中风，痰湿重者，尚属可服，至瘦人中风有火者，即非所宜。刿痉病系夹疫气，夹血虚，夹风阳郁火，既不因痰，又不因湿，误服此方，必致风阳化火，直冒巅顶，不昏厥者，必厥矣。痉急较缓者，则更甚矣。口不干者，必致燥渴矣。恐雷击散之祸，较不服药为尤烈也。虽录此方者，当时纯禀济世之心，情或可原，不过未经考验，遽尔采用，反以害人，未免责其孟浪耳。

并录海宁徐启文君来函二通，足证雷击散之不验。君服务上海市商会与新声通讯社。原函录下。

（第一函）

苍山先生大鉴：

读十二日新闻报附刊，大著对于现时流行病脑膜炎，详述病理及治法，具征济世之苦心，无任钦仰。敝乡海宁在去冬曾有此病之发生，甚为剧烈，迄于春季仍未稍息。虽经浙省防疫队前往注射疫针，仍时闻有传染者，殊属可怖。刻有乡人来沪，带

来丹方一纸，名曰雷击散，兹录陈于后，质之高明，未悉可以应用否。敢乞先生拨庸冗裁答为幸。顺颂

道安。

徐启文顿二十年四月十四日

（第二函）

苍山先生大鉴：

顷承惠翰对于痉病治法，示我周详，感何如之。

大函述及雷击散之不当，甚佩，卓见。昨有友自敝乡来，据云此方试验亦无效，果反不如辟瘟丹之稳妥。盖不出先生之所料。即寒湿重者服之不见效，而血虚阳旺之人，服之则大碍。然乡僻之区，终鲜名医，不幸而罹此，因不知医理而丧生者，人恒委诸天命而已。

先生医术深湛，且以平日经验所得，著成《脑膜炎治疗集》，其造福人群，何啻橘井当年，为我华医争国际之光荣，永著不朽之令名。愿大著早日完成，从速付梓，以惠无告之苦，匪独文所馨香祷祝者已也。此复即颂

著安。

徐启文顿四月廿日

第四编 医案

概 言

疫痉一症，从古未之前闻，前人既无治法，遑论医案。兹予著是书，恐人以为徒托空言，有理想而不切实用。故谨将鄙人所经治验案，录存数则，足见余所拟治法，可两相印证，而有所根据也。

予曩在上海四明医院，十八年年适值疫痉流行，指所按，目所触，耳所闻，大都疫痉病也。予治案本不只此，因院中经治各病，诊方堆积，几如小丘，一时整理不

易，故略采数案，聊见一斑。

前人医案，凡诊一病，以连诊二三次为最多，鲜有自始至终，诊至数十次不辍者。予在医院中诊病，病人安心求治，生死全权，付诸院中医士，不若在外病人之朝秦暮楚，故予所存医案，有始有终，每一病可录案十数诊也。

予自十八年秋,为创办家庭医药顾问社，辞去四明医院后，迄今疫痉，每年不绝，予所诊治亦多，兹亦并录数案。

医院中诊案姓名、年龄、籍贯，皆照录以存其真。

潘益成 四十一岁，慈溪人。

一诊 项强，背反张，苔白、脉紧。此即近时流行之疫气痉病也，因血虚感寒之故。宜葛根汤加减主之。

川桂枝八分 光杏仁三钱 淡豆豉三钱 粉葛根一钱半 酒白芍三钱 清甘草八分 葱白三寸

二诊 痉病之作也，因素体血虚，近感春寒戾气，寒邪束表，不得内入，阳气内郁，不得外泄。夫寒之伤人也，太阳经先受邪，太阳经脉起于目内眦，上额交巅，络脑中，下项，行身之背，而止于足。今头项强痛，背反张如弓，目圆痉，两足屈而不伸，皆因血不荣经，经脉得寒而挛急也。阳气郁久化火，上冒巅顶，故神识昏迷，此西医所谓脑膜炎者此也。昨仿仲师葛根汤方加减，寒不得去，阳不得达，病势危重，须防一厥不返。

川桂枝六分 石菖蒲一钱 光杏仁三钱 粉葛根一钱半 淡豆豉三钱 酒白芍二钱 广郁金钱半 生甘草八分 玉枢丹一粒,化服

三诊 迭投剂，病不为药衰，昏迷痉急如故，表寒不去，内热炽盛，此病与温病迥别，而其治法亦宜别出心裁也。兹与辛温以散表寒，苦寒以清内热。能否弋获，盍觇其后。

粉葛根一钱 川桂枝六分 光杏仁二钱 炒黄芩钱半 天花粉二钱 石菖蒲一钱 广郁金钱半 酒白芍二钱 鲜竹茹二钱 神犀丹一粒 银花露一两,化服

四诊 人已清醒，痉亦减轻，药之中肯，彰彰明矣。能得循序渐佳，不难出波涛而登彼岸也。

川桂枝六分　粉葛根一钱　石菖蒲一钱　生甘草八分　酒白芍二钱　炒黄芩钱半　天花粉二钱　光杏仁三钱　神犀丹一粒　银花露一两,化服

五诊　病已向痊,前方出入再进。

原方去神犀丹　加当归一钱

六诊　痊已全愈,胃纳尚未大佳,兹于苏脾之中,仍与和荣养血者,不忘本病也。

川桂枝八分　酒白芍二钱　当归身三钱　北沙参三钱　清甘草八分　怀山药三钱　炒扁豆三钱　陈木瓜二钱　炒谷芽三钱

七诊　纳增神爽,告痊有日矣。

原方去桂枝加佩兰二钱。

连服四剂痊去。

胡阿外　十七岁,宁波人。

一诊　头痛寒热起因,卒然昏痉,手足拘紧,项背强急。童年血虚,感邪成痉,势防厥变,姑与葛根汤方加减,进服以占动静。

川桂枝六分　炒黄芩钱半　甘菊花二钱　粉葛根一钱半　生甘草一钱　冬桑叶二钱　酒白芍二钱　光杏仁三钱　广郁金钱半　淡豆豉三钱　葱白三寸　玉枢丹一粒,化服

二诊　今春流行痉病,阖境骚然,谈虎色变。揣其病因,不外血虚阳旺之体,复感寒邪所致。初起治法,宜辛以散其表寒,苦以清其内热,养血以柔熄其肝,如此获效者颇多。昨仍宗此意进治,得神识较清,痉急略减。前方已中肯綮,还宜守径直追。

粉葛根一钱半　甘菊花二钱　生甘草八分　大白芍二钱　冬桑叶二钱　淡豆豉三钱　天花粉二钱　炒黄芩钱半　葱白三寸　竹茹一钱　玉枢丹一粒,化服

三诊　痉急已愈,神识亦清,惟头痛未瘥,风阳上僭之故。再与散之养之。

酒白芍二钱　冬桑叶二钱　清甘草八分　炒川芎钱半　蔓荆子钱半　香白芷六分　甘菊花二钱　嫩钩藤三钱,后入　黑芝麻一两　荷叶边一圈　玉枢丹一粒,化服

四诊　头痛已愈,内热转盛,肺胃有余邪伏匿。与清凉方。

甘菊花二钱　连翘二钱　杏仁三钱　冬桑叶二钱　黑山栀二钱　银花二钱　炒枯芩钱半

生甘草_{八分}　天花粉_{二钱}　滑石_{三钱}

五诊　热未清，咳嗽甚，邪在气分。再与宣肺清胃，当自愈也。

甘菊花_{二钱}　大贝母_{三钱}　桑白皮_{钱半}　炒枯芩_{二钱}　枇杷叶_{包，三钱}　黑山栀_{钱半}
光杏仁_{三钱}　桑叶_{二钱}　天花粉_{二钱}　生甘草_{八分}

六诊　热已净退，嗽未全愈。

原方去桑白皮

七诊　诸恙悉除，所未全愈者咳嗽耳。再与清肃上焦。

光杏仁_{三钱}　冬桑叶_{二钱}　北沙参_{三钱}　川象贝_{各钱半}　枇杷叶_{包，三钱}　川石斛_{三钱}
生甘草_{八分}　白桔梗_{一钱}

八诊　原方加熟牛蒡_{三钱}

连服三剂痊去。

叶明发　十九岁，慈溪人。

一诊　头痛寒热起因，忽而神昏不省人事，起卧不安，项背强，肢冷脉滑无力，牙噤舌不见。症属痉病，系寒疫挟痰湿上蒙，不可与热入心包者同日语也。近来流行颇多，治仿达原饮法加减，辛芳并进。

川桂枝_{一钱}　淡豆豉_{三钱}　清甘草_{八分}　粉葛根_{钱半}　石菖蒲_{一钱}　广郁金_{钱半}　酒白芍_{二钱}　酒炒常山_{钱半}　花槟榔_{钱半}

（按）服一剂，神已清，坚欲回家调养，予深以未获全功为憾。

王家来　三十五岁，定海人。

一诊　卒然发热头痛，辄神昏不省人事，项背强，手足痉急，脉象弦紧，此即时疫痉病也。形瘦色苍，素体营阴不足，肝火有余。今寒束于表，热盛于里，不用辛，无以散表寒；不用苦，无以泻内热；不用酸，无以养其肝也。

淡豆豉_{三钱}　炒黄芩_{钱半}　鲜竹茹_{二钱}　广郁金_{钱半}　川贝母_{研后入，二钱}　薄荷叶_{八分}
鲜菖蒲_{一钱}　黑山栀_{二钱}　生白芍_{二钱}　荆芥穗_{钱半}　玉枢丹_{一粒，化服}

二诊　神识转清，舌焦糙无津，头痛项强，手足痉急。既已伤阴，当与温病化热内传同治，拟熄风养阴方。

羚羊角_{磨冲，四分}　京玄参_{三钱}　冬桑叶_{三钱}　潼木通_{八分}　肥知母_{三钱}　大白芍_{三钱}

鲜生地四钱　淡豆豉三钱,打　鲜石斛四钱　甘菊花三钱　生甘草一钱

三诊　阴液素虚,感邪成痉,昨投甘寒养阴,羚羊熄风,项强渐瘥,口舌亦略见回润。惟病势披猖,前途荆棘尚多,未可遽引为乐观也。再与效方损益,冀其化险入夷。

鲜生地六钱　淡豆豉三钱,打　甘菊花三钱　天花粉三钱　鲜石菖蒲一钱　鲜石斛四钱
京元参三钱　冬桑叶二钱　清阿胶烊冲,三钱　广郁金钱半　肥知母三钱　大白芍三钱

四诊　今晨舌复焦糙而黑,津液不回,此肾液干枯也。非甘寒诸品所能治,拟咸寒滋肾,益水之源。

生鳖甲八钱　生龟板八钱　大白芍二钱　玄参三钱　清阿胶烊冲,四钱　天花粉三钱
肥知母三钱　大生地八钱　生牡蛎八钱　朱麦冬三钱

五诊　昨方连进二服,津液仍未大回,神识又时明时昧,两手掀动,病已阴液枯涸,风火内旋,痉厥之险,必致复作。甘咸养阴,芳香开窍,冀挽危机,数日未更衣,并与曲突徙薪。

京元参二钱　鲜石斛四钱　元明粉二钱,分冲　肥知母三钱　生甘草一钱　小生地四钱
黛麦冬三钱　生川军三钱　炒黄芩二钱　紫雪丹四分　金汁一两,化服

六诊　昨与甘寒养阴,紫雪开窍,硝、黄通腑,腑气固通,而神识仍未清明,舌苔焦糙无津,水枯石烂,拯救无功,殊为棘手。

乌犀角尖四分,金汁磨冲　羚羊角尖四分,竹沥磨冲　西洋参一钱,另煎冲　生鳖甲六钱　黛麦冬三钱　清阿胶烊冲,三钱　京玄参三钱　生龟板六钱　大白芍二钱　鲜石菖蒲二钱　肥知母二钱　生牡蛎六钱　大生地六钱

七诊　病势危笃,朝不保夕。昨投犀、羚等辈,背城借一,竟得神识较清,津液略回,不毋一线生望也。乘此效机,鼓勇前进。

犀角尖三分,磨冲　羚羊角尖三分,磨冲　朱麦冬三钱　玄参三钱　肥知母三钱　大生地六钱
鲜菖蒲一钱　清阿胶三钱　嫩白薇钱半　生鳖甲六钱　香青蒿钱半

八诊　原方去犀角尖。

九诊　迭与大剂滋阴,得云行雨施,津回热退,神识清明,知饥索食,已得春气益然矣。惟病势甫退,伏匿余邪,尚防乘机再起,务须坚壁清野,以免后患。

鲜沙参六钱　鲜菖蒲一钱　生石膏八钱　大百合六钱　玄参三钱　肥知母三钱　生甘草一钱
鲜竹叶卅片　黛麦冬三钱　生龟板六钱　生鳖甲六钱　生扁豆三钱　潼木通一钱

十诊　唇舌焦黑，均已剥落，津回舌润，脉来濡滑带数，知饥索食，胃气亦醒，病已出波涛而登彼岸，殊足庆也。再与甘养肺胃，搜索余邪，以免冷灰重燃。

南北沙参各二钱　生扁豆三钱　生白芍二钱　大百合三钱　金石斛三钱　京玄参三钱
大生地六钱　炙甘草八分　肥知母三钱　生石膏六钱　黛麦冬三钱　建莲肉十粒

十一诊　原方加生龟板八钱　生鳖甲八钱　淮山药三钱

十二诊　痉病退后，津回舌润，惟脉象尚带数意，余烬尚未尽熄，故调养之道，再宜甘凉，不宜温燥。

南北沙参各二钱　生石膏四钱　肥知母三钱　京玄参三钱　大生地六钱　剖麦冬三钱
炙鳖甲六钱　炙龟板六钱　建泽泻三钱　淮山药三钱　生扁豆三钱　金石斛三钱　炙甘草八分
建莲肉十粒

十三诊　此病视津液之干润为进退，是以仲景治伤寒，亦以存津液为第一义。今津液已回，舌生薄苔，病固脱险，而肺胃之余热，尚未廓清，用药仍不能舍甘凉为治也。

鲜沙参四钱　鲜竹叶卅片　剖麦冬三钱　金石斛三钱　京玄参三钱　大百合三钱　嫩白薇钱半　青蒿梗钱半　肥知母三钱　小生地六钱　生鳖甲八钱　鲜枇杷叶去毛，包，三钱　生白芍二钱

十四诊　大病之后，正气未复，形色黄瘦，幸胃纳已佳，精神日爽，康复之期，当不远矣。

北沙参三钱　生白芍二钱　淮山药三钱　炙甘草八分　甜冬术三钱　金石斛三钱　大生地八钱　柏子仁三钱　当归身钱半，盐水炒　冬桑叶二钱　建莲肉十粒

服三剂痉去。

吕金氏　三十四岁，绍兴人。

一诊　脉紧，头痛项强，形寒发热，此时疫痉病也。但头痛甚，防厥。

粉葛根钱半　淡豆豉三钱　广郁金钱半　薄荷八分　甘草八分　光杏仁三钱　炒黄芩三钱
茯苓三钱　葱白三寸

二诊　头痛寒热，呕吐殊甚，先与疏邪降逆方。

姜汁炒川连五分　茯苓三钱　大豆黄卷三钱　酒白芍三钱　姜竹茹二钱　甘菊花二钱 广郁金二钱　冬桑叶二钱　玉枢丹一粒，化服

三诊　身热头痛，项强不可转侧，大便秘结，夜有谵语，仍防痉厥。

生石膏六钱　广郁金钱半　粉葛根钱半　菊花二钱　番泻叶二钱　炒黄芩钱半　肥知母三钱 大豆黄卷三钱　炒川连五分　连翘壳二钱

四诊　升之、散之、通之、达之，大便得下，头痛骨楚已减，项强亦差，病有就瘥之意。再与搜索余邪，以防卷土重来。

粉葛根钱半　炒黄芩钱半　广郁金钱半　甘菊花二钱　生石膏五钱　冬桑叶二钱　白茯苓三钱　天花粉二钱

五诊　项强愈，头痛复作。兹专与升散风火。

生石膏六钱　夏枯草二钱　焦山栀二钱　香白芷五分　连翘壳二钱　大川芎一钱　冬桑叶二钱　肥知母三钱　天花粉三钱　绿升麻六分　甘菊花二钱

六诊　脉数口干，头痛如劈，胃火挟风阳上旋，宜与柔熄为主。

甘菊花二钱　小生地五钱　肥知母三钱　粉丹皮二钱　天花粉三钱　生石决一两　羚羊角四分，磨冲　明天麻二钱，盐水炒　荷叶边一圈

七诊　痉病愈后，而头痛未瘥，脉弦细带数。血虚肝阳素旺，复挟风火上旋，昨投养血柔肝、清熄风阳，头痛略瘥，兹更与进步求之。

羚羊角三分，磨冲　冬桑叶二钱　苦丁茶三钱　明天麻二钱，盐水炒　生川芎一钱　香青蒿钱半　生甘草八分　炒杭菊三钱　碧玉散包，三钱　生石决一两　生石膏六钱　白芷六分，打

八诊　忽又数日未更衣，腹胀身热，胃火挟风阳上冲，头痛殊剧。兹与釜底抽薪法，即上病下取之意也。

生川军三钱　炒黄芩钱半　天花粉三钱　玄明粉二钱，冲　香青蒿钱半　甘菊花二钱 生甘草八分　肥知母三钱　炒枳实二钱　粉丹皮二钱

九诊　大便得通，头痛仍不稍减，身热不清。肝阳胃火并冲于上，处方仍宜清胃泄肝，二者兼顾。

粉葛根一钱半　生石膏六钱　肥知母三钱　生石决壹两　鲜竹叶钱半　甘菊花二钱　夏

枯草二钱　荷叶边一圈

十诊　凡患痉病者，必其素体血虚阳旺，图治以来，项强虽愈，而头痛迄不少减，大便苦秘，口干身热。肝阳胃火，并冲于上，徒与清火而不养血，非其治也。

全当归三钱, 盐水炒　生鳖甲八钱　女贞子三钱　炒杭菊三钱　生牡蛎壹两　薄荷炭八分　肥知母三钱　炒丹皮二钱　生石决壹两　旱莲草二钱　大生地四钱　清阿胶三钱, 烊冲　大白芍二钱

十一诊　头痛昼轻夜剧，夜为阴分，阴虚故夜甚也。其热不退，其病不愈，热在阴分，凉营为主。

香青蒿钱半　大生地四钱　甘菊花二钱　炒薄荷八分　清阿胶三钱, 烊冲　炒丹皮二钱　冬桑叶三钱　天花粉二钱　生鳖甲八钱　黑山栀二钱　盐水炒知柏各二钱

十二诊　头痛微见轻松，原方加减再进。

原方加炒川连六分

十三诊　不更衣者，又将七日矣。火毒内闭，头痛更甚，再与承气通腑，并宜龙胆泻肝，双管齐下。

龙胆草二钱　胡黄连钱半　软柴胡一钱　小生地六钱　黑山栀三钱　炒黄芩二钱　潼木通八分　生川军三钱　净芒硝二钱, 分冲　生甘草八分　北沙参三钱

十四诊　导阳明之积，泻厥阴之火，便得通，头痛略见轻松。不必更弦，再与龙胆泻肝，冀火不从上逆，则病可愈。惟其脉象渐细，养血之品，亦宜佐入也。

当归身三钱, 盐水炒　大白芍二钱　龙胆草二钱　胡黄连钱半　软柴胡八分　小生地六钱　潼木通八分　黑山栀二钱　冬桑叶二钱　炒黄芩钱半

十五诊　原方服后，再接服逍遥散方，数剂而愈。

屈幼

一诊　小儿血虚阳旺，感受春寒，拘束太阳经脉，肝火与阳明之热，无从发泄，以致筋脉挛急，项背强，脚拘紧，肝阳化火上冒，头痛神昏，病已一候之久。日来虽略轻松，然尚未化险入夷也。六七日未更衣，口干喜饮，阴未复，火未清，兹与曲突徙薪，以夺其上炎之势。

软柴胡六分　香青蒿一钱　薄荷叶八分　天花粉二钱　冬桑叶钱半　黑山栀钱半　炒黄

芩半钱　生甘草八分　玄明粉分冲，一钱　生川军钱半　生白芍二钱　甘菊花二钱

二诊　小儿血虚，感寒成痉，头痛项强，背反张。六七日以来，寒已化热，大便不通，昨仿大柴胡意加减，便得畅下，身热亦退，头痛项强均差，惟脉细神萎，正气大虚矣。亟与养血柔肝，和中苏脾，以防反复。

酒炒当归二钱　酒白芍三钱　炒杭菊三钱　炒扁豆三钱　淮山药三钱　炙甘草八分　煅石决六钱　姜竹茹二钱　石菖蒲八分　稻豆衣二钱　明天麻钱半　北沙参三钱

三诊　痉病先与导下，以泻其火，继以养血，以图其本。纳渐增，神渐爽，惟调养复元，尚须时日耳。

北沙参三钱　炒冬术钱半　淮山药三钱　女贞子三钱　生首乌三钱　冬桑叶二钱　嫩钩藤三钱，后入　酒炒当归三钱　生白芍二钱　光杏仁三钱　黑山栀钱半　稻豆衣二钱　炒杭菊三钱

四诊　病已去，所未复者正气耳。血虚成痉，调补之道，宜偏重养血为主。

北沙参三钱　生首乌二钱　生白芍三钱　盐水炒当归一钱　山栀皮钱半　黑芝麻壹两　淮山药三钱　炒杭菊二钱　甜冬术二钱　稻豆衣二钱　小生地二钱　生谷芽四钱　女贞子三钱

五诊　血虚感寒成痉，即西医所谓脑膜炎也。经治以来，病已化险入夷，惟欲完全复元，尚有待耳。再与柔肝养血以调之。

北沙参三钱　冬桑叶二钱　炒杭菊二钱　女贞子二钱　稻豆衣二钱　生白芍二钱　小生地二钱　粉丹皮二钱　盐水炒当归二钱　淮山药三钱　甜冬术二钱　建莲肉十粒

邱长兴　十七岁，宁波人。

一诊　目圆痉，神识似明似昧，四肢颈项，难以转侧，不知痛处，彻昼彻夜，呼号不寐，脉细而迟，苔白滑。荣血既弱，阳气亦虚，感受寒邪，遂尔成痉。阅前方清凉刚燥，遍投无效，兹宗当归四逆法加减。

远志肉一钱　陈广皮钱半　柏子仁二钱　石菖蒲一钱　川桂枝一钱　炒川芎二钱　姜半夏二钱　抱茯神三钱　当归身四钱　酒白芍三钱　潼木通一钱　北细辛八分

二诊　进当归四逆加减，温经养血，昨夜颇得安寐，效机已见，再守原径出入，进展一筹。

川桂枝一钱　清甘草一钱　当归身四钱　炒川芎二钱　北细辛八分　酒白芍三钱　潼木

通一钱　生姜四片　大枣五枚

三诊　血虚则筋脉失养，血寒则筋脉挛急，此痉病之所由作也。血非补不充，非温不行，当归四逆汤，深合此旨，盍多服以冀应手。

潼木通一钱　酒白芍三钱　当归身三钱　炒吴萸八分　川桂枝八分　清甘草钱半　炒川芎钱半　淡干姜一钱　北细辛六分　生姜四片　红枣四个

四诊　大便五六日不解，腹中痛。宜前方加以温通。

原方加备急丸三粒，吞

五诊　大便虽通，腹痛未差，苔仍白，脉仍迟，四肢拘紧不舒，胃纳久呆，形神萎瘁。终属气血虚寒，中阳失运。不用峻剂温阳，则阴邪迷漫，永无天日矣。

潞党参三钱　酒白芍二钱　熟附片钱半　广木香一钱　淮山药三钱，土炒　淡干姜一钱　白豆蔻一钱，研吞　炒扁豆三钱　炒白术钱半　清甘草八分　酒炒当归三钱

六诊　服热药，口不干，脉仍迟细，腹痛转差，病宜温补，了无疑贰。惟阳虚则阴不生，气亏则血不长，矧痉病多属血虚，故温阳必兼养血，小便自遗，佐以固涩。

紫安桂八分　台乌药钱半　炒川芎二钱　煅龙骨三钱　广术香一钱　炒白术二钱　当归身二钱　党参二钱　熟附片钱半　酒白芍二钱　炙甘草二钱　煅牡蛎六钱

七诊　腹痛渐愈，四股渐见柔和，惟时有呕恶，前方加味主之。

原方加姜半夏三钱　陈广皮钱半

八诊　肾开窍于二便，肾虚则气不固，摄纳无权，以致膀胱不约，小便自遗。证属下元虚极，急宜固涩。

煅牡蛎六钱　炒白芍二钱　紫安桂六分，冲　炙远志一钱　白茯苓三钱　煅龙骨三钱　熟附片一钱　当归身二钱　炙甘草一钱

九诊　肝之营血虚则为痉急，肾之阳气虚则为遗尿，苔白，脉沉细，非益肝固肾，不为功也。

煅牡蛎八钱　覆盆子三钱　山萸肉三钱　桑螵蛸三钱，酒炒　煅龙骨三钱　桂枝心各八分　五味子八分　炒川芎二钱　酒白芍二钱　当归身三钱　熟附片二钱　肉苁蓉二钱　菟丝子酒炒，三钱

十诊　遗尿已止，痉急略差，项强，腹痛，服药则呕吐。阳气虚甚，中寒未除，

仍宜大剂温热，以破阴凝。

炒吴萸一钱　炒白术二钱　煅牡蛎六钱　制半夏三钱　白蔻仁八分,研吞　当归身三钱
党参三钱　熟附片三钱　淡干姜钱半　酒白芍二钱　桂枝心各八分

十一诊　热之不热，是无火也。宜大补元阳，以消阴翳。

炒吴萸一钱,姜汁炒　川连三分,拌　大砂仁研冲,八分　桂枝心各八分　熟附片三钱
酒白芍二钱　白蔻仁研吞,八分　制半夏三钱　潞党参三钱　淡干姜钱半　陈广皮二钱
生姜六片

十二诊　呕吐略减，脉象渐振，命火有来复之机矣。

潞党参三钱　当归身三钱　炒乌梅一钱　广木香一钱　炒吴萸钱半　炒川芎二钱　沉香
粉吞,六分　公丁香一钱　土炒白术三钱　熟附片三钱　清黄芪三钱

十三诊　命火一复，顿觉生气勃然，腹痛、痉急、恶心等患，均已次第告痊，胃
纳渐佳。形神之复元，指日可待矣。

当归身三钱　潞党参三钱　炙甘草一钱　酒白芍二钱　炒白术三钱　淡干姜钱半　熟附
片三钱　广木香八分　制半夏三钱　生姜六片　红枣四枚

十四诊　原方加炙黄芪二钱，连进三服。

十五诊　形神大佳，渐能学步，补养气血之方，宜多服以善其后。

炙黄芪三钱　潞党参三钱　酒炒当归三钱　酒白芍二钱　炒白术三钱　炙甘草八分　紫
安桂八分,研吞　陈广皮钱半　白茯苓三钱　补骨脂三钱,酒炒

第五编　预防

概　言

《经》云：正气存内，邪不可干。又云：风雨寒热，不得虚邪，不能独伤人。
又云：邪之所凑，其气必虚。凡此皆言人身，苟不失其固有之健康，则贼风异气，自
然无隙可乘，所以却病之方，当以预事保养为第一要着，而在疫疠流行之时，尤关紧

要。因疫疠为害之烈，远过于四时六气也。《经》云：圣人不治已病治未病，不治已乱治未乱，夫病已成而后药之，乱已成而后治之，譬犹渴而掘井，斗而铸兵，不亦晚乎？此即圣人预防疾病之明训也。兹录预防法，以殿卷末，幸社会各界，其注意焉。

预防法普通可分下之数种：

（一）清洁法与摄生法；

（二）隔离法与消毒法；

（三）药饵法。

甲　清洁法与摄生法

清洁为预防疾病之第一法门。公众清洁，可免阖境之病；家庭清洁，可免一门之病；个人清洁，可免一身之病。是以道无堆污，沟无积潦，野有绿[1]荫，是公众之卫生也。多开窗户，远其厨厕，地无纤尘，是家庭之卫生也；衣常浣洗，身勤沐浴，留意涕唾，是个人之卫生也。至摄生之法，饮食必求其熟，生冷者不食，肥腻者不食，陈腐者不食，勿饮过量之酒，勿醉后入房，勿酒后当风，勿操劳过度，早寐早起，多吸新鲜空气，多运动以疏通血脉。探访病人，切勿枵腹而往，须饱饭，或酒后，以免疫气乘腹中之空虚，而从口鼻传入也。

疫痉因天时不正，寒客太阳，太阳经行于背，故春日宁暖毋寒，遇暴热即脱衣也。尤其小儿换衣时，须紧护其背。

乙　隔离法与消毒法

凡患疫痉之人，或送医院，俾与家庭隔离，否则一家中，亦须分别卧处，只派一人专司服侍之职。服侍者，各种须特别注意，以免传染。病人之溺与汗，最为传染之由，倘有触染，即须洗涤消毒。

对病人说话，切不可与其口鼻相对。因病者之疫气，从口鼻而出，受者之疫气，亦从口鼻而入也。

---

〔1〕绿：原作"缘"，疑误，据文义改。

凡病人所食之食器，所御之衣服等，皆须用沸汤泡洗，并不可与无病者混用。除病人外，无病者不可在病室内食物。

手触病人之后，即须洗涤，并不可遽拿食物。

吾人指甲最易藏污，未接近病人之前，先将指甲剪去。

病人用过之物件，其不值钱者，可毁弃之，或用火烧毁之。

病人所用之物，有不能用沸汤等消毒者，宜曝诸日下以消毒。

病人之便桶、尿壶，以及痰盂等，均须洒以市上所卖之臭药水。

每日扫地，以臭药水代水以喷洒之。

用茵陈、大黄各八两，红枣二斤，共烧烟，在病室中熏之，可辟疫消毒，而免传染。

丙　药饵预防法

凡感患时疫痉病者，其血必虚，其阳必旺，故此病流行时，预防之道，服药宜养血，或泄肝阳为主。兹列数方于后。

稆豆衣三钱　制首乌三钱　甘菊花三钱　薄荷炭八分，荷叶包　代茶

菊花　茶叶，泡浓，令有苦味，代茶。

黑芝麻　不论多少，或用盐炒配饭，或炒过磨粉，放糖少许，可不时食之。

绿豆煮粥　阖家每日各服一碗，可以解毒，免传疫气。

二至丸　每服四钱，日两次，空心淡盐汤下，不可间断。

归芍地黄丸　每服四钱，日两次，空心淡盐汤下，不可间断。

杞菊地黄丸　每服四钱，日两次，空心淡盐汤下，不可间断。

以上三方，详前选方中，可向药肆中买之。

青橄榄　日食十数枚，能清火解毒，泡茶服亦可。

白莱菔　日生食一二枚，甚好，煮食亦可。

以上数法，皆仆研究所得，平日行之有验者。兹再录普通防疫法于后。

黑豆　投水缸中，可免染疫；又贯众壹两，白矾壹两，放水缸内亦效。

通气散　玄胡索钱半　皂角　川芎各一钱　藜芦五分　踯躅花二分半

共为细末，用纸捻蘸药末，吹鼻中取嚏，日三五次，可以免疫。

立春后，庚子日，煎蔓菁汁（即诸葛菜），不拘多少，举家温服，可免时疫。

六月六日，采马齿苋，晒干收藏，于元旦日煮熟，盐、醋腌食，可免时疫。

凡入病家，用香油调雄黄、苍术末涂鼻，既出，用纸条刺鼻孔取嚏，再饮雄黄酒一杯，即不传染。

凡疫疠之家，自生臭气，所谓伤寒无种，气味相传者是也。当取光明雄黄，不拘多少，细研，五更洗面后，及临卧，以笔点鼻孔内两旁陷中，则疫气不能入。虽与病人同床，亦不相传也。

辟瘟粉　可以辟疫。法用川芎、白芷、藁本各等分，研细末，和米粉中，用以粉身。

治时疫不相传方　法用新布袋盛黑大豆一升，放井中一宿取出，服七粒。

雷丸　大黄各四两　飞金箔三十张　朱砂三钱，水飞　生明矾一两

共研末，以水为丸，每服二钱，可免时疫，屡试如神。

凡疫气从口鼻而入，闻之即上泥丸，散入百脉，转相传染。若仓卒无药，以香油抹鼻端，及以纸捻刺鼻，嚏之为佳。